図解 やさしくわかる 言語聴覚障害

編著
小嶋 知幸
武蔵野大学人間科学部 特任教授
市川高次脳機能障害相談室 主宰

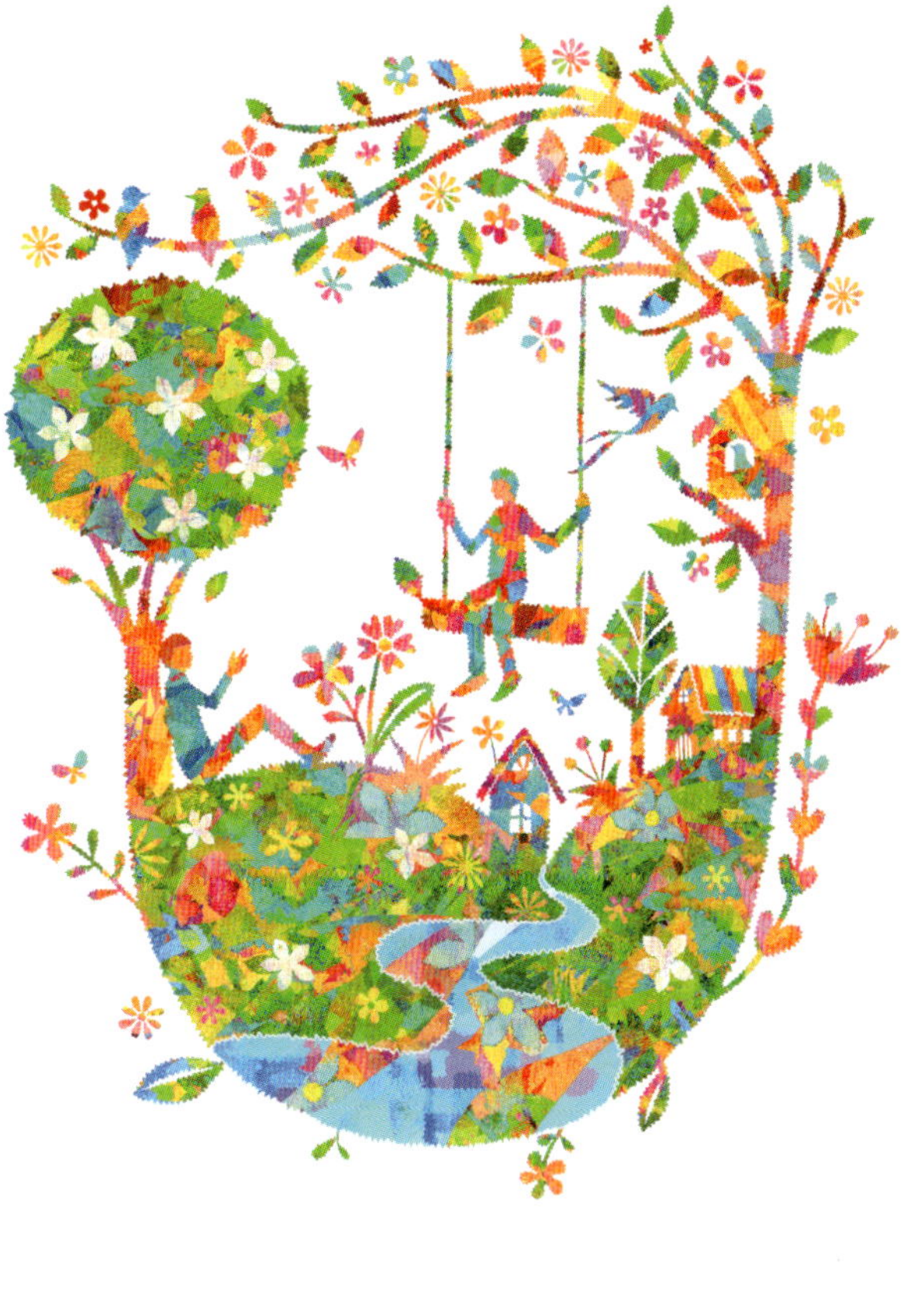

ナツメ社

ことばの回路

音声言語コミュニケーションのしくみ

音声によるコミュニケーションの回路を「スピーチ・チェーン」といい、耳から音声信号が取り込まれ、脳でさまざまな処理が行われ、声帯・舌・唇などから音声信号が発信されます。

人間は、**ことば（言語）**を使って意思を伝え合う動物です。人間以外にも、記号を使って仲間とコミュニケーションする能力を持つ動物はいますが、言語にみられるような複雑な文法規則を自由に使いこなすのは人間だけです。

言語の形式は限定されたものではなく、文字でも手話でも、相手の感覚器官に届くものであれば、何でもかまいません。そういう意味では、音声（正確には音韻）も、ことばを具体化するための「形式」の1つにすぎないのです。

ただし、音声は、「離れている相手にも届く」「微妙な変化を加えられる」「手足の運動を妨げない」などの性質を備えています。それらの点が便利だったため、世界中の人類の間で、広く使用されるようになったと推察できます。それでは、音声言語を例に、言語コミュニケーションのしくみをみていきましょう。音声によるコミュニケーションの回路（模式図）を**スピーチ・チェーン**といい、3段階に分けて考えることができます。

スピーチ・チェーンの3つの段階

スピーチ・チェーンのそれぞれの段階では、耳・脳・発声発語器官が重要な役割を果たします。

第1段階　ことばの入口…耳

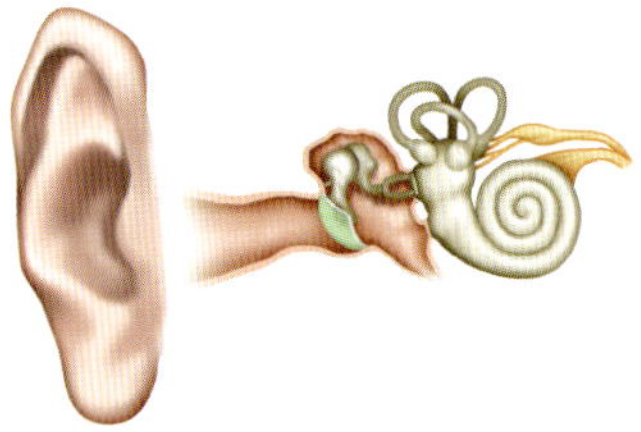

相手が音声という形式で発したメッセージが集められ、入ってくる。スピーチ・チェーンの始まり

↓

第2段階　ことばの処理…脳

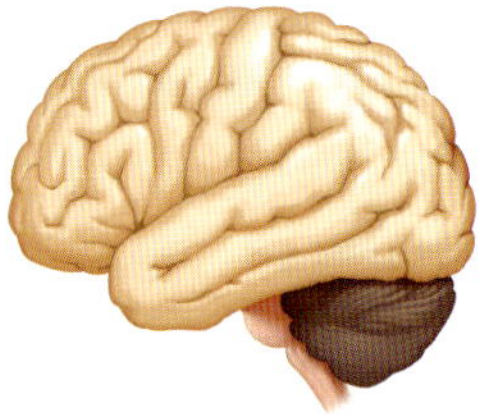

音声に込められたメッセージの解読や吟味、長期保存を行う。さらに、受け取ったメッセージに対する応答メッセージを作成する。自分がコミュニケーションの出発点になる場合もある

↓

第3段階　ことばの出口…発声発語器官（声帯・舌・唇など）

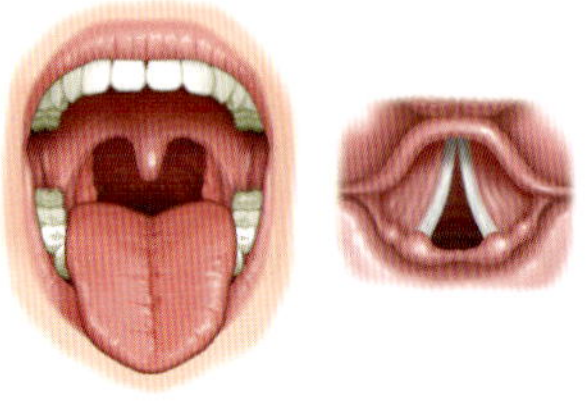

音声形式に変換された応答メッセージを発信する。その応答メッセージは、相手のスピーチ・チェーンの第1段階に入っていく

スピーチ・チェーンのしくみ

2人の人物の音声によることばのキャッチボールのプロセスは、下のように模式化できます。

音声メッセージを受け取り、応答メッセージを発信することで、スピーチ・チェーンは続きます。

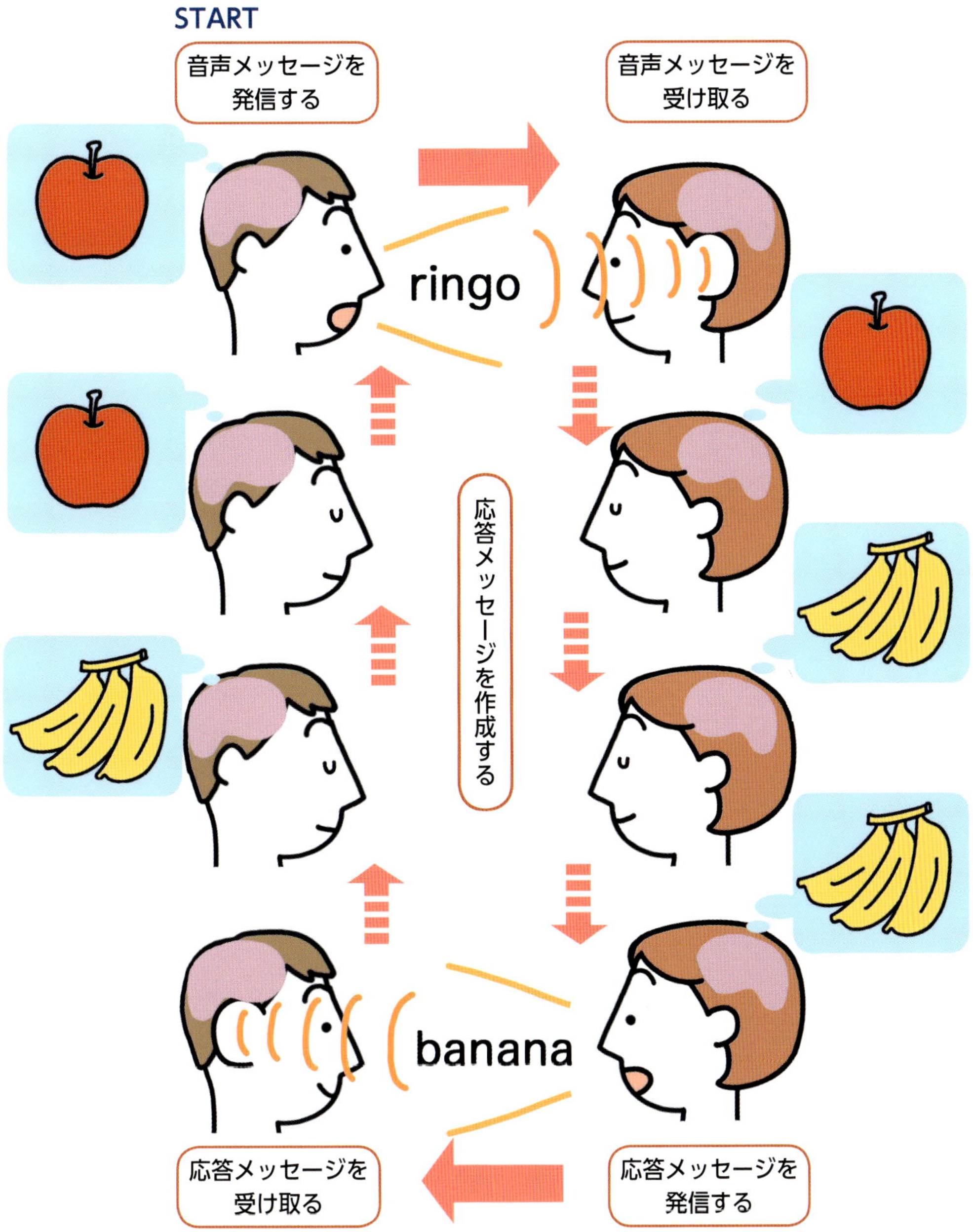

ことばの入口

「聴こえ」のしくみ

スピーチ・チェーンの第１段階であることばの入口は、耳です。耳から入った音声がどのように大脳まで伝わるのか、そのプロセスをみていきましょう。

「聴こえ」のプロセス

耳に入ってきた音声は、空気の振動として外耳道・中耳を経て内耳に伝わり、内耳の蝸牛内で電気活動となって蝸牛神経（聴神経）に伝わっていきます。

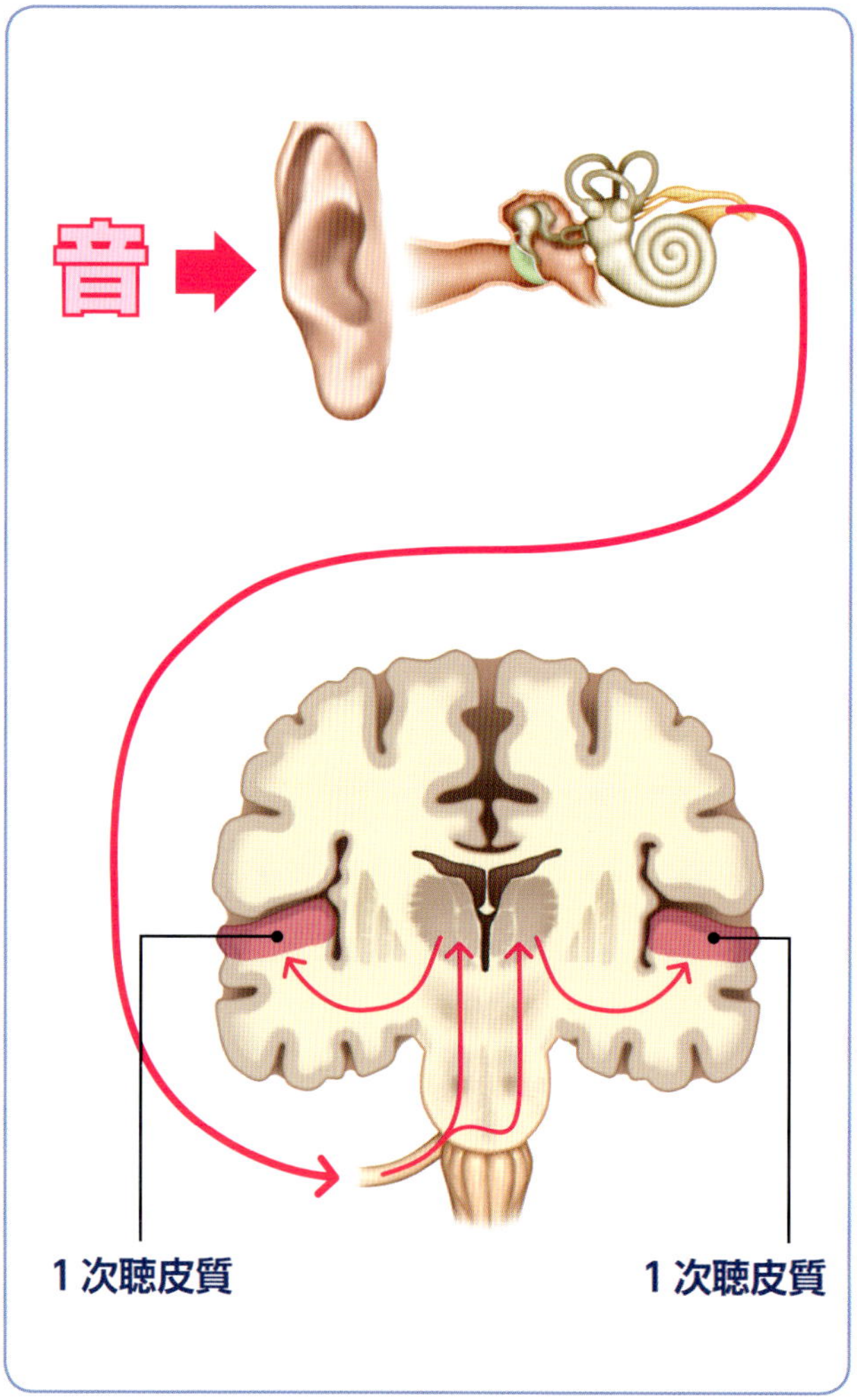

音声は、**耳介→外耳道→中耳→内耳→聴神経（蝸牛《かぎゅう》神経）**という経路を伝わっていきます。まず、耳に集められた音声は、空気の振動として外耳道を通り、**鼓膜**に伝えられます。鼓膜の内側が中耳で**鼓室**とも呼ばれ、空気の入った空洞になっています。中耳には**耳小骨**という3つの小さな骨があり、鼓膜の空気振動を効率よく内耳に伝えます。

内耳は頭蓋骨《とうがいこつ》の中に埋まっている複雑な形の器官で、前方の**蝸牛**と後方の**半規管**からなり、聴こえに関与するのは蝸牛です。蝸牛の内部はリンパ液で満たされ、耳小骨の働きによって、鼓膜の空気振動がこのリンパ液を振動させます。さらに、蝸牛の中には**コルチ器**という器官があり、リンパ液の振動が、コルチ器にある有毛細胞を揺らすと、電位が発生し、**蝸牛神経（聴神経）**に伝わります。

聴神経まで伝わった音声は、いくつかの中継地点を経て、最終的に大脳の側頭葉にある**1次聴皮質（ヘッシェル回）**に到達します。

耳のしくみ

耳は・外耳・中耳・内耳という３つの部分に分けられます。
内耳の中で「聴こえ」に重要なのは蝸牛《かぎゅう》です。

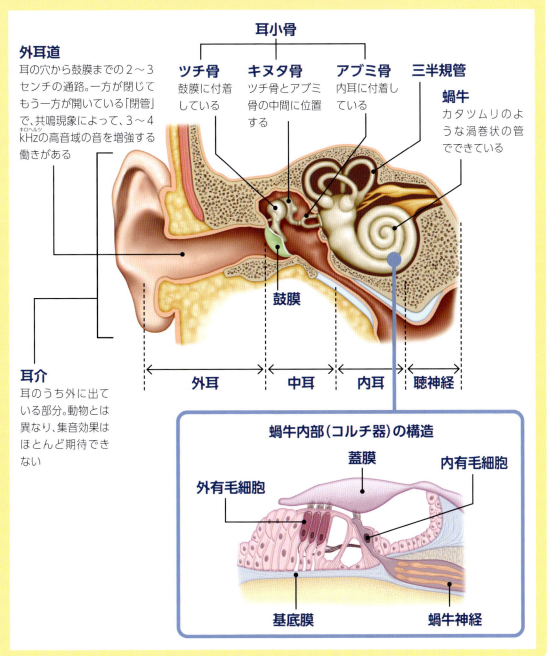

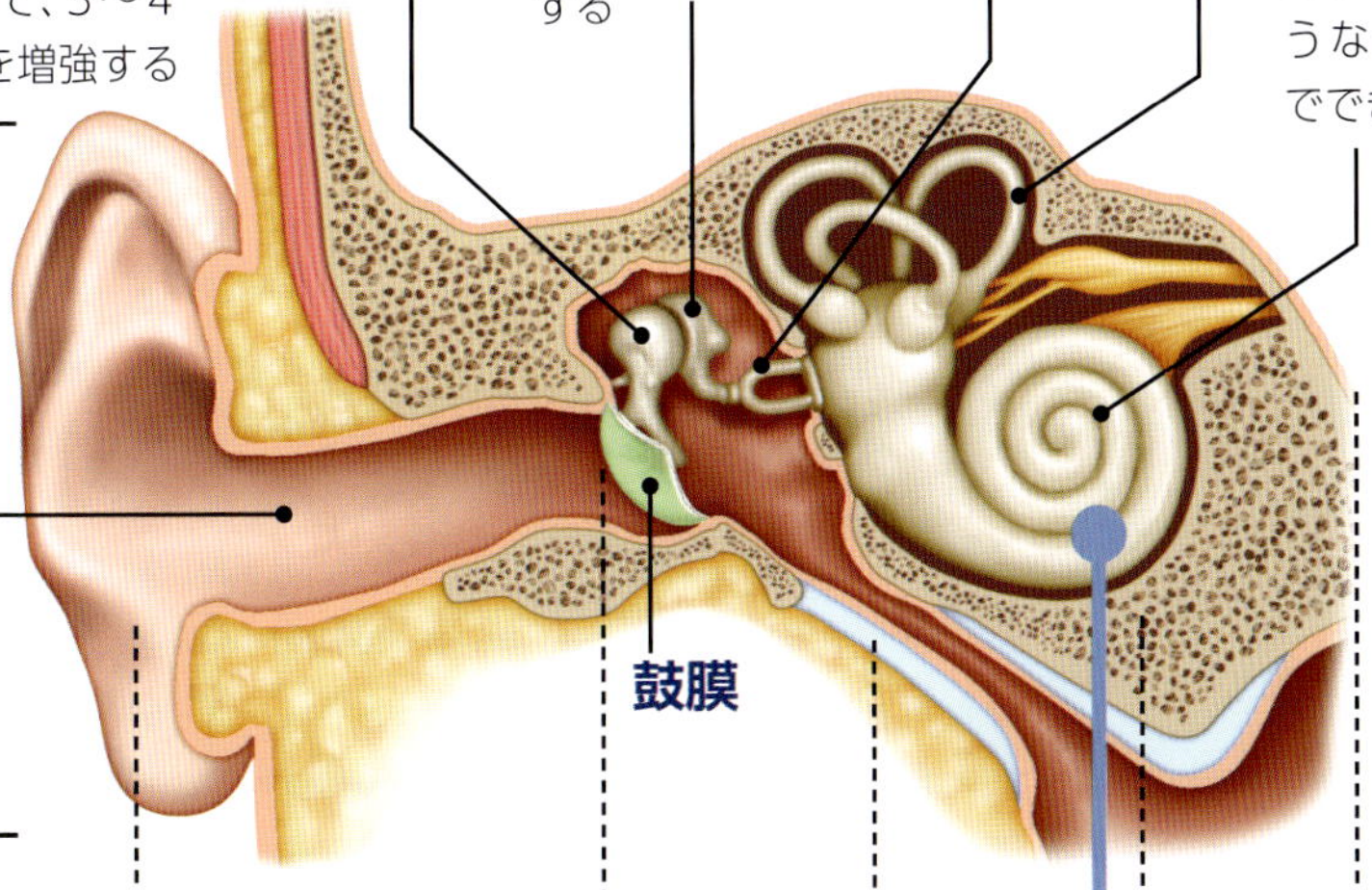

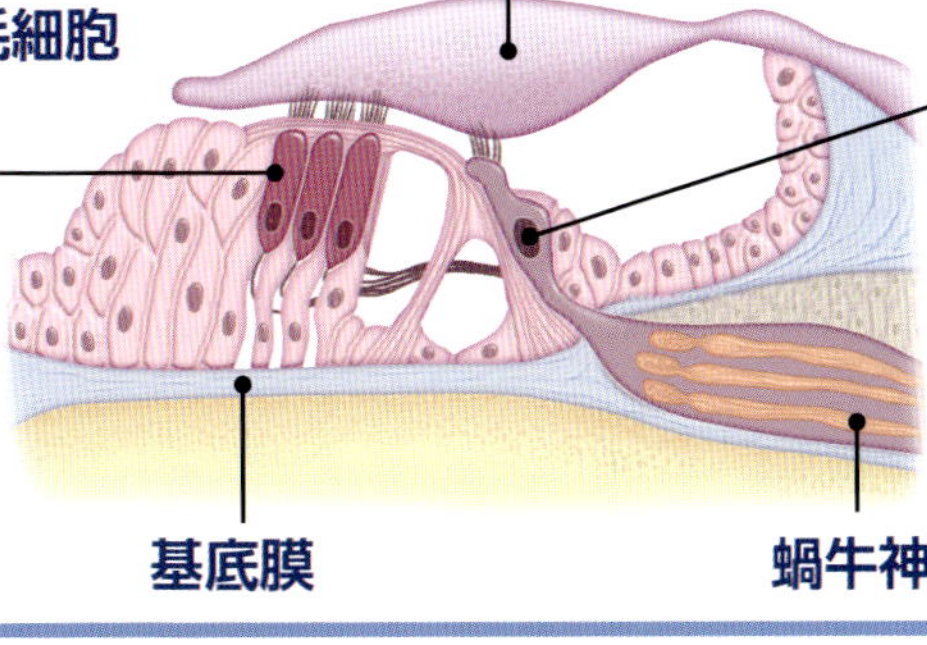

ことばのコントロールセンター

脳のしくみ

スピーチ・チェーンの第２段階は、ことばの入口と出口をつなぐコミュニケーションの中枢です。最も重要なこの段階を受け持つ大脳のしくみを、みていきましょう。

音声言語の処理のプロセス

音声が大脳の側頭葉にある1次聴皮質に到達したあとは、脳内でさらなる分析が行われます。

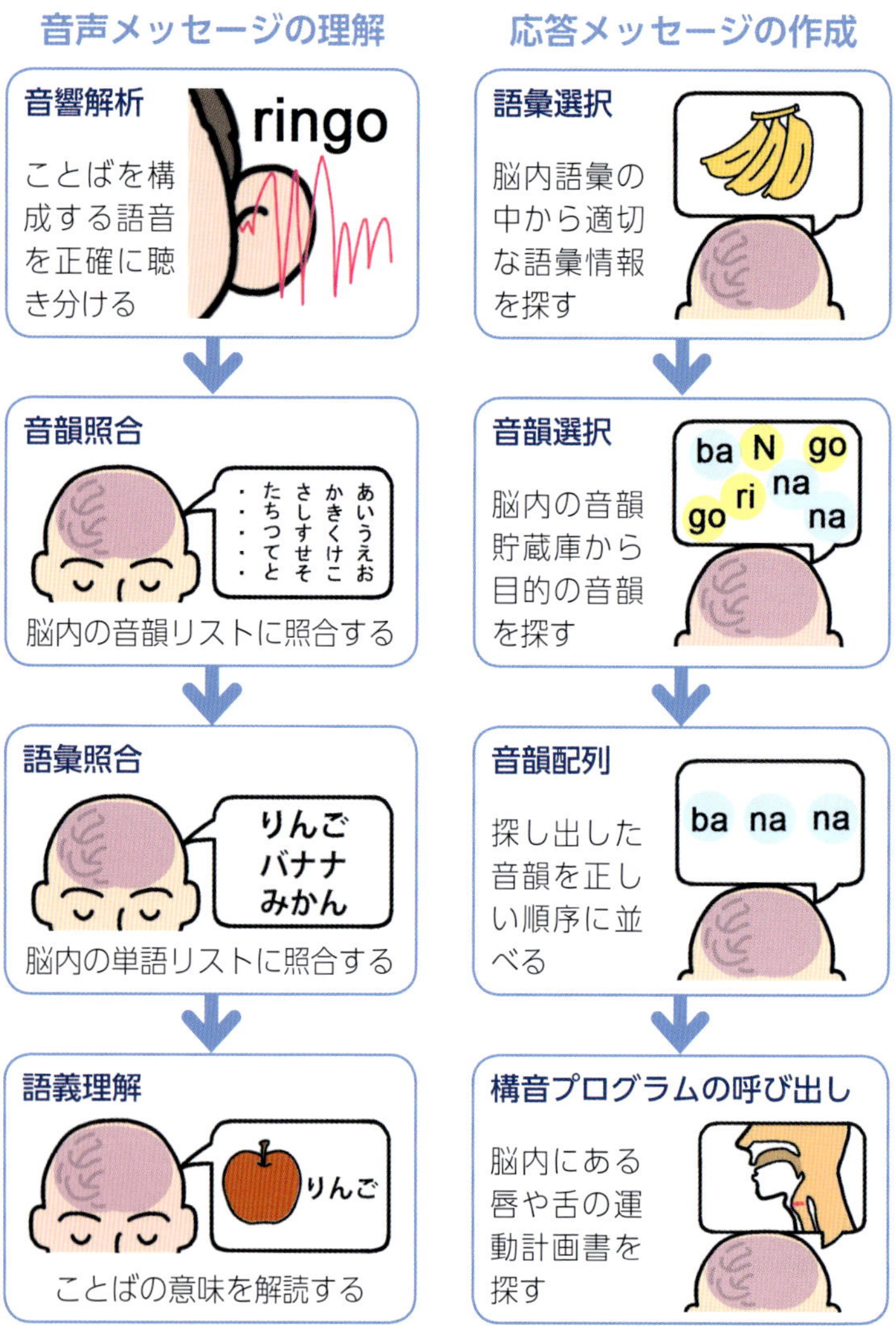

音声メッセージの理解
音響解析
ことばを構成する語音を正確に聴き分ける
ringo
音韻照合
あいうえお
かきくけこ
さしすせそ
たちつてと
・・・・・
脳内の音韻リストに照合する
語彙照合
りんご
バナナ
みかん
脳内の単語リストに照合する
語義理解
りんご
ことばの意味を解読する
応答メッセージの作成
語彙選択
脳内語彙の中から適切な語彙情報を探す
音韻選択
ba N go
na
ri
go na
脳内の音韻貯蔵庫から目的の音韻を探す
音韻配列
ba na na
探し出した音韻を正しい順序に並べる
構音プログラムの呼び出し
脳内にある唇や舌の運動計画書を探す

スピーチ・チェーンの中で最も重要な第2段階を受け持つのが脳、とくに大脳です。人間だけに可能な、言語によるコミュニケーションのコントロールセンターともいえるスピーチ・チェーンの中枢部です。

大脳の表面は、しわの部分（**脳溝**《のうこう》）と、畑の畝のような盛り上がった部分（**脳回**《のうかい》）からなっています。大脳は、**前頭葉**・**側頭葉**・**後頭葉**・**頭頂葉**という4つの**脳葉**《のうよう》（あるいは**葉**《よう》）に分かれていますが、脳葉の境界の指標になっているのが脳溝で、代表的なものに**中心溝**と**シルビウス溝**があります。

また、脳には、大脳以外にも、運動調整などにかかわる**小脳**や**大脳基底核**、さまざまな神経回路の中継地点となる**視床**、生命維持に関与している**脳幹**などがあります。

さまざまな角度から見た脳のしくみ

大脳は、前頭葉・側頭葉・後頭葉・頭頂葉という４つのエリア（脳葉）に分かれており、ことばの処理において、それぞれが異なる役割をもっています。

脳を外側から見たところ

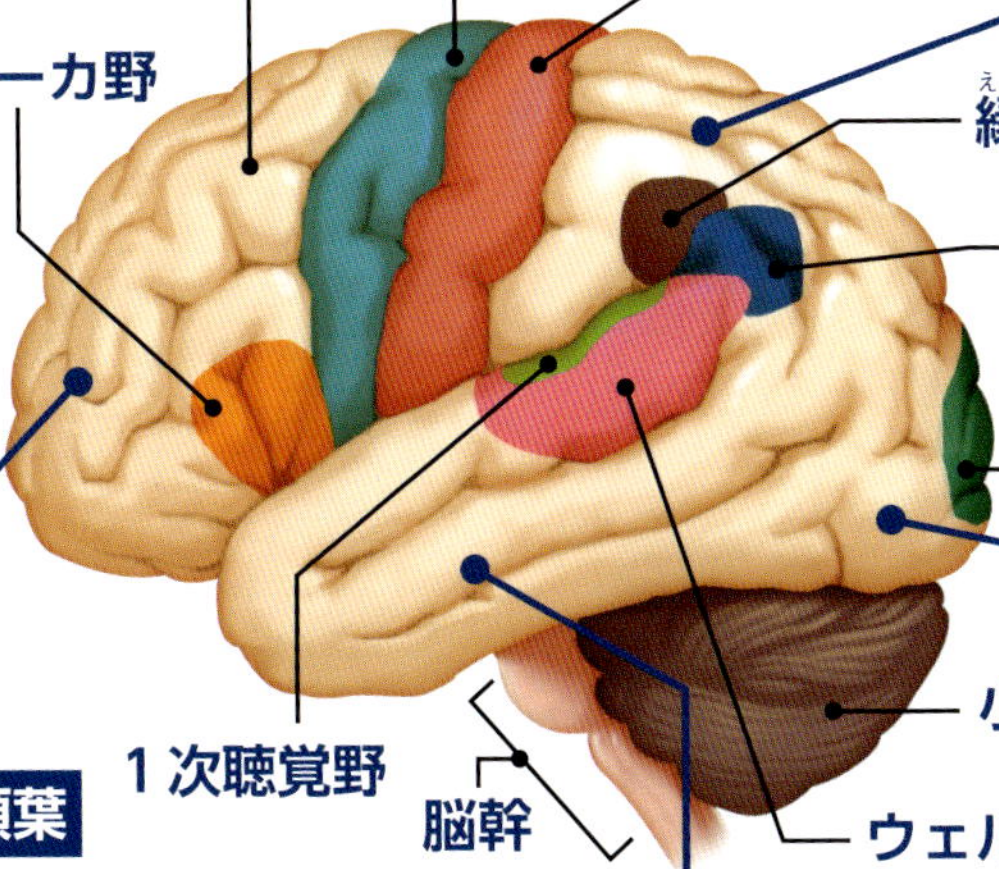

前頭葉

運動中枢である１次運動野と、言語中枢の１つであるブローカ野がある。さらに、前方部分は前頭前野《ぜんとうぜんや》と呼ばれ、思考・判断・計画立案など、人間の最も高度な知的活動を支配する重要な領域

側頭葉

「聴こえ」の中枢である１次聴覚野と、もう１つの言語中枢であるウェルニッケ野がある。内側面には、記憶を支配する海馬《かいば》や、情動（喜怒哀楽）を支配する扁桃体《へんとうたい》などがある

頭頂葉

触覚・痛み・温度などを感じる中枢である１次感覚野があり、空間的な処理能力も支配する。読み書きに関係すると考えられている角回《かくかい》や、一部の失語症と関連が深いと考えられている縁上回《えんじょうかい》などの部位が含まれる。視覚・聴覚・感覚など、さまざまな知覚情報がクロスする部位で、「大脳における交差点」ともいわれる。高次脳機能障害の１つである失行症（106ページ参照）や方向性注意障害（110ページ参照）とも関連が深い

後頭葉

主に「視《み》る」という機能に重要な役割を果たす領域で、視覚中枢である１次視覚野がある

脳を左斜め上から見たところ

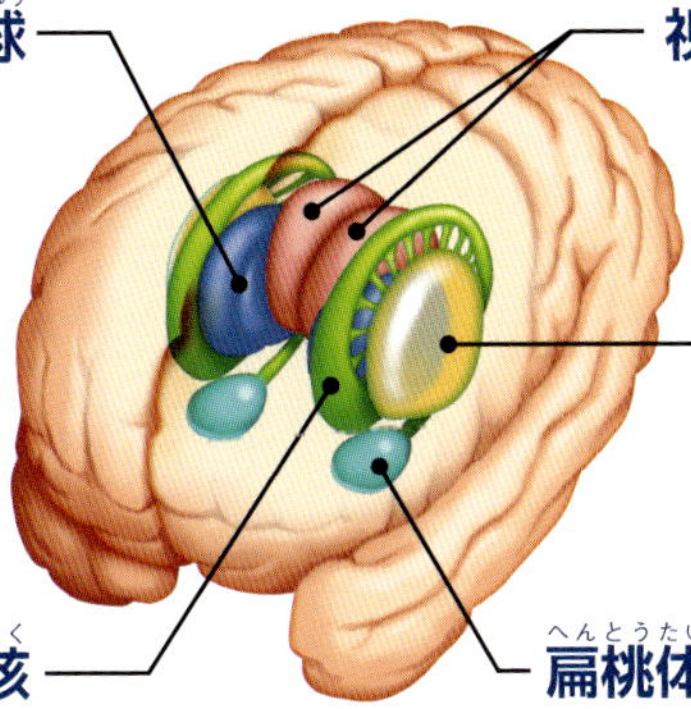

脳を内側から見たところ

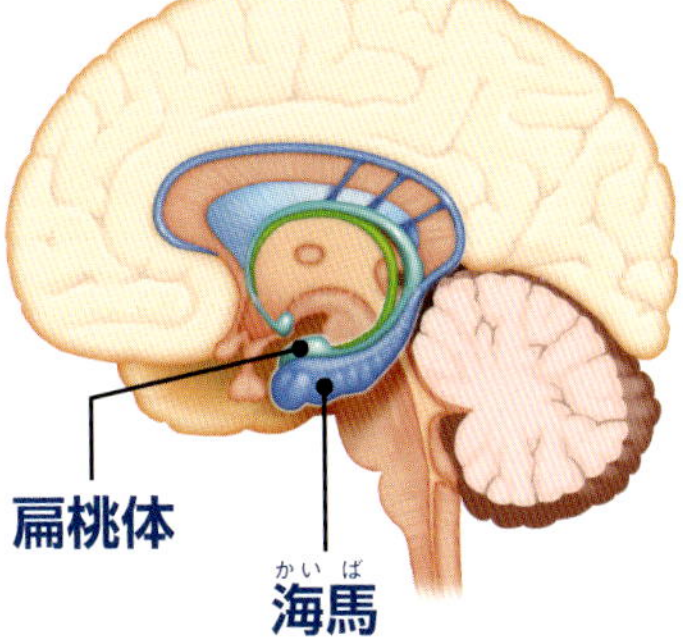

発声・発語のしくみ

スピーチ・チェーンの第3段階はことばの出口で、その役割を受け持つのが発声発語器官（構音器官）です。そのしくみについて、みていきましょう。

大脳で生成され、音韻形式に整えられたメッセージを、実際の音声につくり上げて、口から発するのが**発声発語器官**です。言語障害の専門領域では、発音を**構音**、発声発語器官を**構音器官**といいます。構音器官は、**肺**・**喉頭**《こうとう》（**声帯**）、**咽頭**《いんとう》・**口腔**《こうくう》・**鼻腔**《びくう》・**軟口蓋**《なんこうがい》・**舌**・**口唇**《こうしん》などからなり、これらによってつくられる母音と子音は、日本語では20〜30種類程度です。

まず、肺から送られる空気によって声帯が振動し、**喉頭原音**が生成されます。喉頭原音は、私たちがふだん聞いている人の声とはかなり異なるもので、ブザーのような音です。喉頭原音は、咽頭・鼻腔・口腔からなる**声道**《せいどう》を通り抜ける間に、反射や共鳴などの音響的な加工を受けます。ここで最も重要なのは、声道の形を変化させることによって、**母音**（日本語の場合はア・イ・ウ・エ・オの5種類）をつくることができるという点です。

それに対して**子音**は、舌や口唇などで調節されることによって、つくられます。子音の具体的な種類として、**破裂音**・**摩擦音**・**破擦音**・**鼻音**などがあります。

発声・発語のプロセス

声帯の振動によってつくられた喉頭原音が声道を通り抜けるときに母音の調節が行われ、舌や口唇、軟口蓋などによって子音の調節が行われます。

喉頭原音の生成…肺・喉頭《こうとう》（声帯）

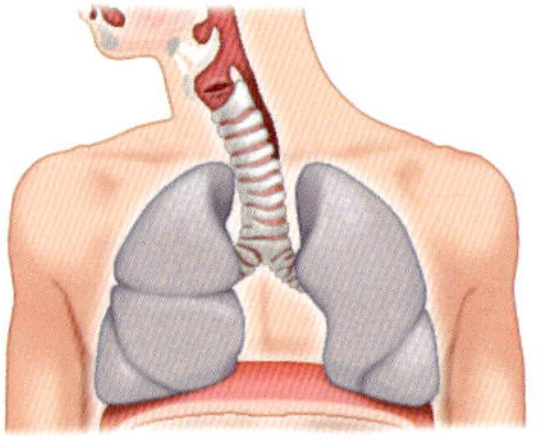

肺から空気が送られ、喉仏《のどぼとけ》の内側にある声帯が振動して喉頭原音がつくられる

母音の生成…声道《せいどう》（咽頭《いんとう》・鼻腔《びくう》・口腔《こうくう》）

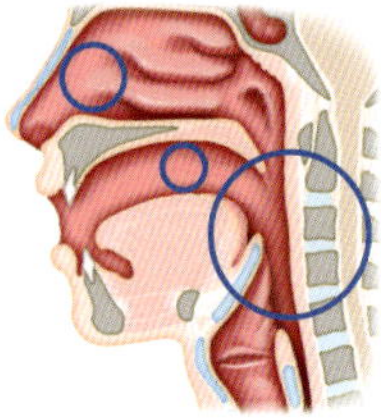

反射や共鳴などの加工とともに、声道の形を変化させて母音（ア・イ・ウ・エ・オ）がつくられる

子音の生成…舌・口唇《こうしん》・軟口蓋《なんこうがい》など

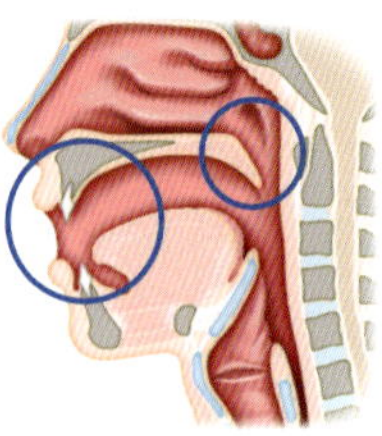

構音器官の位置を変化させて、子音の種類が調節される

構音器官のしくみ

喉頭から口唇までの間に位置し、約90度折れ曲がった管状をした声道で、構音の調節が行われます。口腔と鼻腔との分岐点にある軟口蓋には弁のような働きがあり、必要に応じて音を鼻腔のほうにも響かせたり、逆に音が鼻腔のほうにいかないようにしたりします。

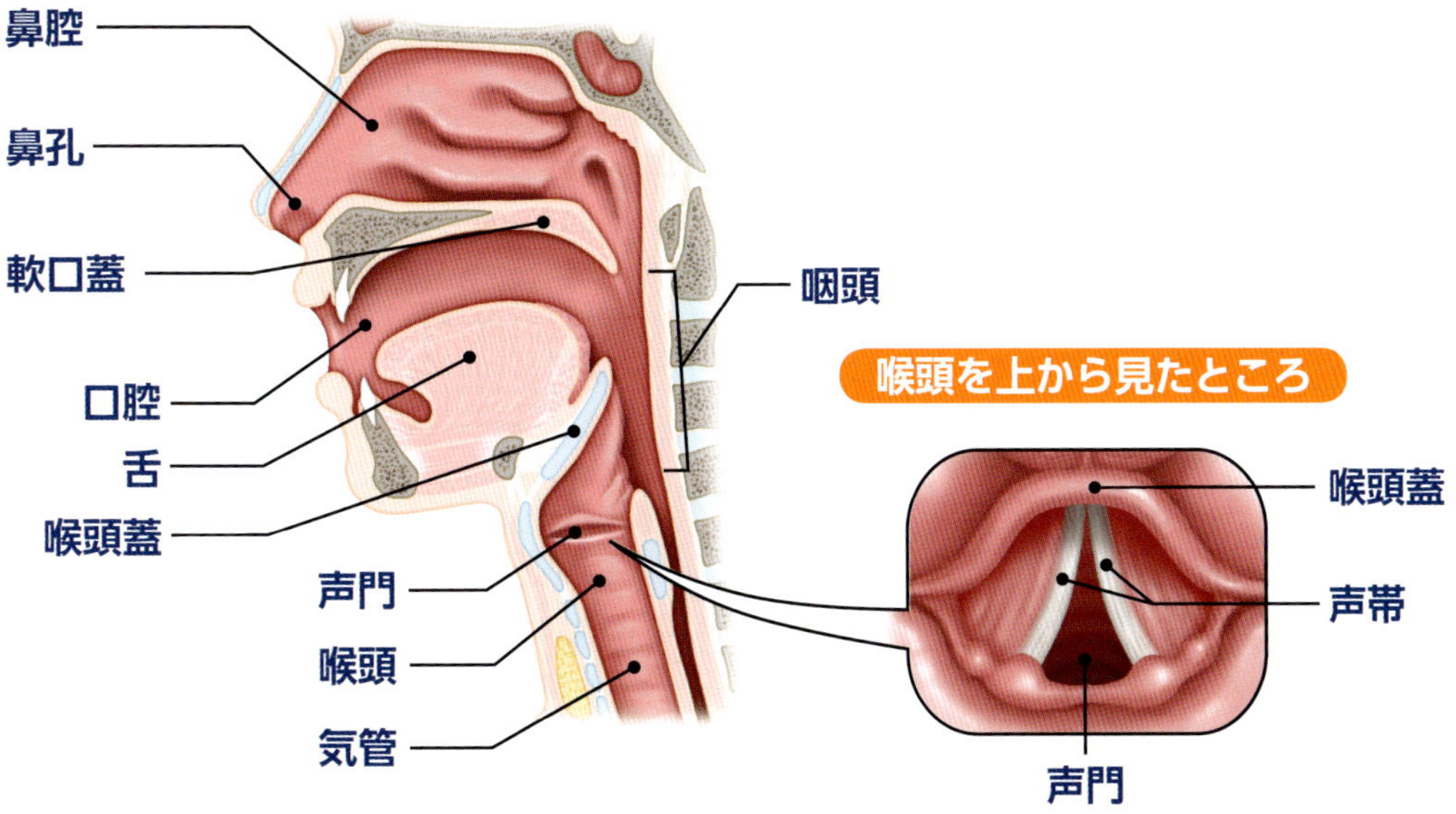

子音の種類と構音点

それぞれの子音の構音で最も重要な構音器官(口唇・歯茎・軟口蓋など)を「構音点」、破裂・摩擦・破擦などの構音方法を「構音様式」といいます。

構音様式	構音のしかた	音韻の種類
破裂音	呼気をいったん遮断した後に一気に放出する音	カ行・ガ行・タ行・ダ行・パ行・バ行など
摩擦音	狭い隙間を呼気が通過することでつくられる音	サ行・ザ行など
破擦音	破裂音と摩擦音の両方の要素を持つ音	チ・ツなど
鼻音	呼気を鼻腔に響かせる音	マ行・ナ行など

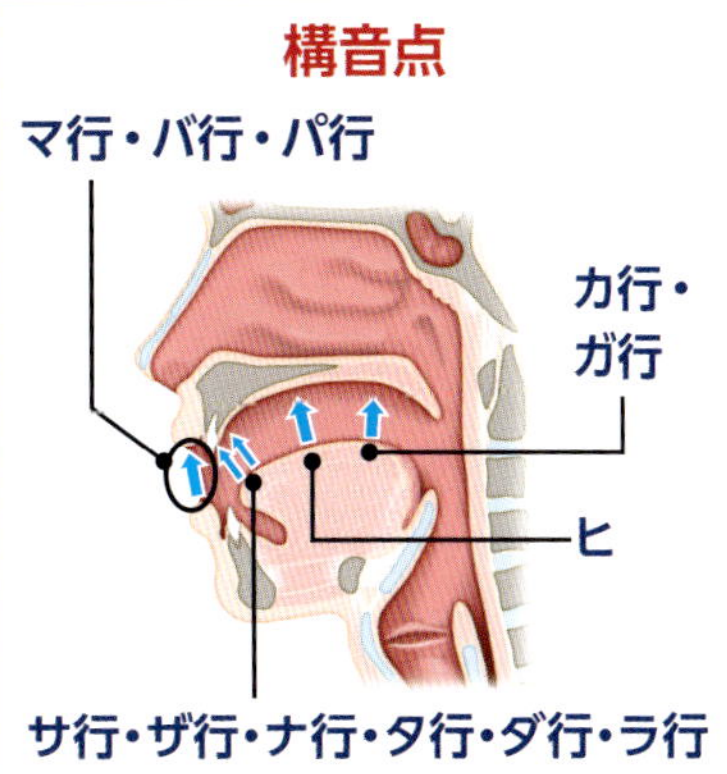

大脳のトラブル―失語症

さまざまな脳疾患によって大脳の言語中枢にトラブルが生じると失語症になり、ことばを聴いて理解すること、話すこと、読んで理解すること、書くことが難しくなります。

失語症のタイプ

ブローカ失語（➡P48）

- ブローカ野（運動言語中枢）を中心とする病巣
- ぎこちない話し方（アナルトリー）がみられる
- ことばを聴いて意味を理解することは比較的良好

ウェルニッケ失語（➡P48）

- ウェルニッケ野（聴覚言語中枢）を中心とする病巣
- スムーズに話すことはできるが、語性錯語・音韻性錯語・新造語・ジャルゴンなどがみられる
- ことばを聴いて意味を理解することが障害される

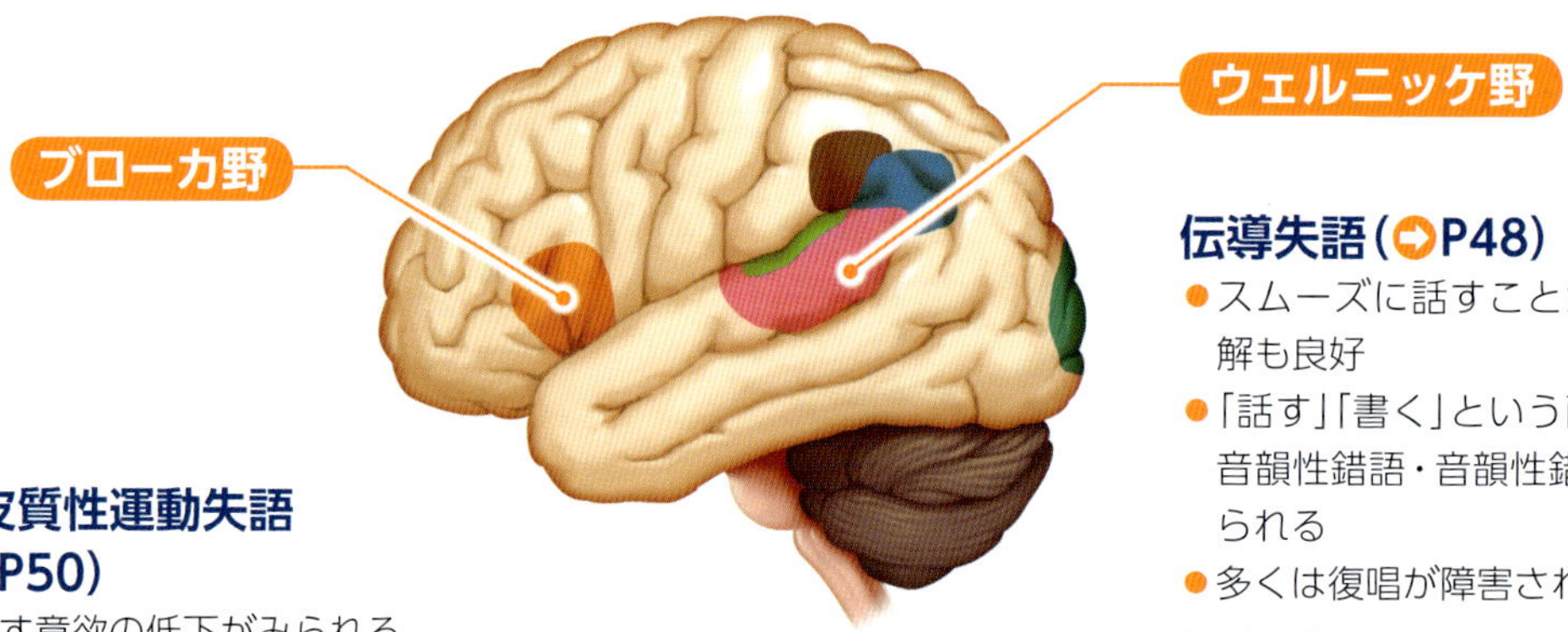

伝導失語（➡P48）

- スムーズに話すことができて、理解も良好
- 「話す」「書く」という面において、音韻性錯語・音韻性錯書が多くみられる
- 多くは復唱が障害される

超皮質性運動失語（➡P50）

- 話す意欲の低下がみられる

混合型超皮質性失語（➡P50）

- 超皮質性感覚失語と超皮質性運動失語の両方の特徴がみられる
- 復唱以外のすべての言語能力が障害される

全失語（➡P51）

- すべての言語能力が重度に障害される

健忘失語（➡P50）

- 軽度の失語症で、症状は喚語困難が中心

超皮質性感覚失語（➡P50）

- 相手のことばを復唱できるのに、意味理解が困難になる
- スムーズに話せるが、語性錯語がみられる
- 仮名は読み書きできるが、漢字の読み書きは困難であることが多い

これも知っておきたい!

高次脳機能障害（➡P98）

高次脳機能とは、「ほかの動物にはみられない人間ならではの脳の機能」といってよいでしょう。脳疾患によってこの機能が障害されるのが高次脳機能障害で、具体的には**失語症・失認症・失行症・記憶障害・注意障害・遂行機能障害・社会的行動障害**などをさします。ことばの障害である失語症は高次脳機能障害の1つであり、失語症者にはほかの高次脳機能障害が合併することもあるので、注意が必要です。

失語症のさまざまな症状

失語症の原因となるのは、主に脳梗塞《のうこうそく》・脳出血・くも膜下出血・脳腫瘍《のうしゅよう》・脳外傷などです。障害された部位によって、下記のような異なる症状の組み合わせがみられます。

「聴く」ことに関する障害（➡P40～41）

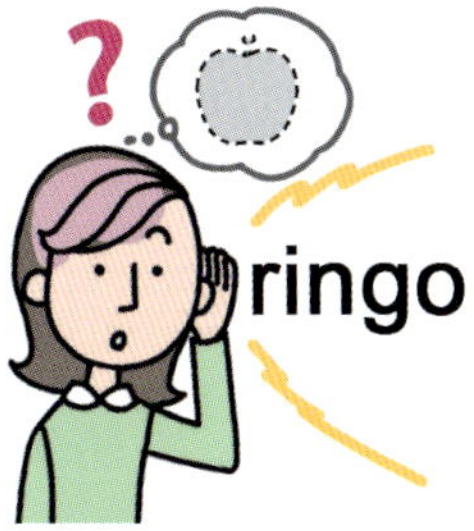

- **語音聾《ごおんろう》**…ことばの音を正しく聴き分けられない
- **音韻照合障害《おんいんしょうごうしょうがい》**…聴き取ったことばの音が、どの音韻に該当するかわからない
- **語形聾《ごけいろう》**…聴き取った単語をはじめて聴いたように感じる
- **語義聾《ごぎろう》**…聴き取った単語を知っていると感じるが、意味がわからない

「話す」ことに関する障害（➡P42～43）

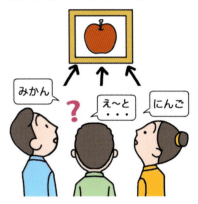

- **喚語困難《かんごこんなん》**…ことばが出てこない
- **語性錯語《ごせいさくご》**…目的とは別のことばが出てしまう
- **音韻性錯語《おんいんせいさくご》**…ことばの音の選び方や並べ方を間違えてしまう
- **新造語《しんぞうご》（語新作《ごしんさく》）**…実際に存在しないことばを言ってしまう
- **失文法《しつぶんぽう》**…ことばを正しく並べたり、活用させたりできない
- **ジャルゴン**…話している文全体が意味不明になる
- **アナルトリー**…ぎこちない構音になる

「読む」ことに関する障害（➡P44～45）

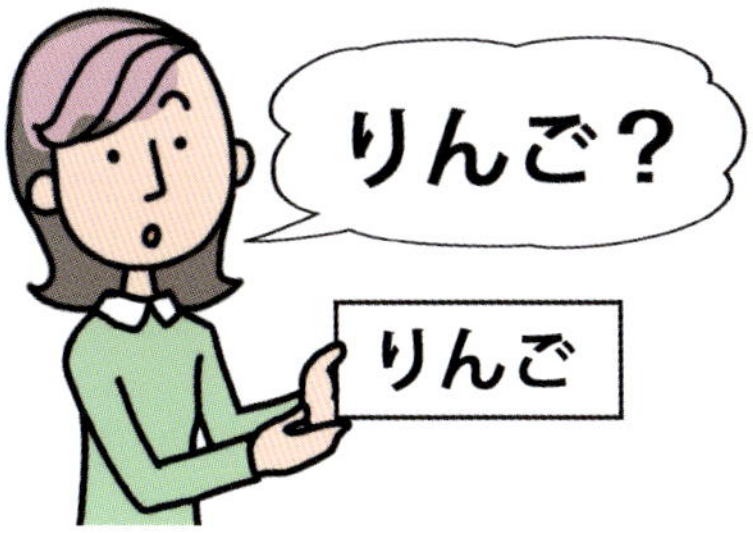

- **字性錯読《じせいさくどく》**…1文字単位で文字を読み間違える（主に仮名でみられる）
- **語性錯読《ごせいさくどく》**…単語全体を読み間違える（主に漢字でみられる）
- 正しく音読できるのになじみを感じない
- 音読できてなじみも感じるのに、ことばの意味がわからない

「書く」ことに関する障害（➡P46～47）

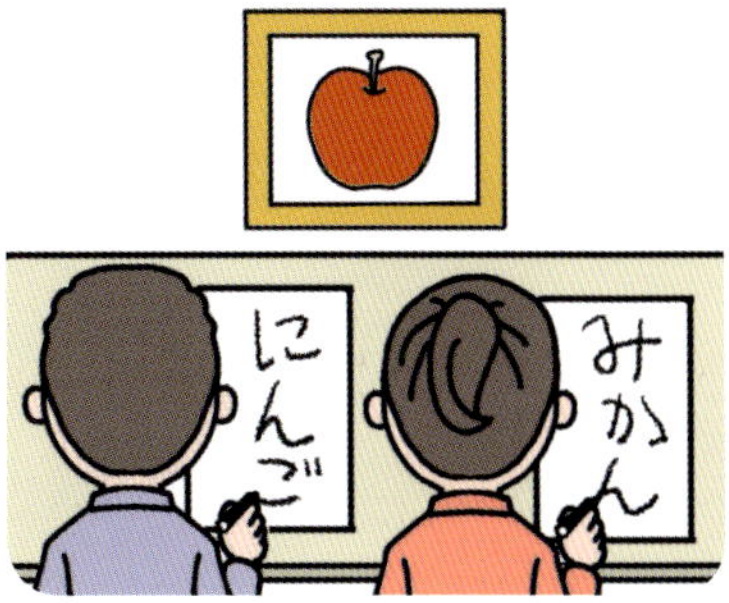

- **語性錯書《ごせいさくしょ》**…目的とは別のことばを書いてしまう
- **音韻性錯書《おんいんせいさくしょ》**…仮名の選び方や並べ方を間違えてしまう
- **ジャルゴン失書《しっしょ》**…意味不明の文字を書き並べる
- **構成失書《こうせいしっしょ》**…正しい文字が浮かんでいるのに形が崩れてしまう
- **失行性失書《しっこうせいしっしょ》**…正しい文字が浮かんでいるのに文字の書き方（順序など）がわからなくなってしまう

スピーチ・チェーンのトラブルとことばの障害 ❷

発音のトラブル―構音障害

発声発語器官の形態異常や、発声発語器官の運動にかかわる神経・筋肉のトラブルによって、うまく発音できなくなるのが構音障害で、原因によって３つに分けられます。

構音障害の種類

器質性構音障害

- 発声発語器官の欠損や形態異常によって構音に誤りが起こるもの
- 頭頸部《とうけいぶ》がんの手術後(➡P72)、口蓋裂《こうがいれつ》(➡P162)、口腔内奇形、舌小帯短縮症などでみられる

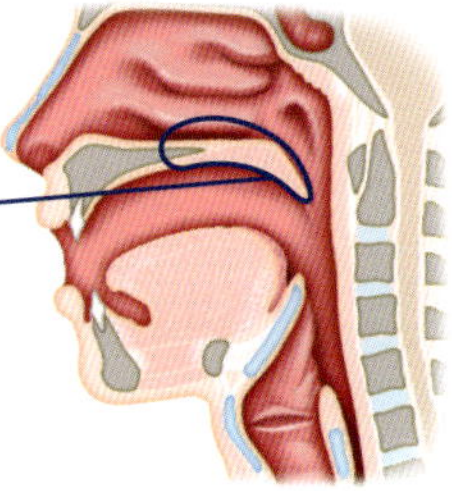

運動障害性構音障害(➡P60)

- 大脳から発声発語器官までの神経や筋肉に異常が生じ、発声発語器官がうまく動かなくなるもので、トラブルの発生部位によって分類できる
- **非進行性**…脳血管障害、脳外傷、脳性麻痺《まひ》(➡P174)などでみられる
- **進行性**…重症筋無力症、脊髄《せきずい》小脳変性症、パーキンソン病、ハンチントン舞踏病、筋萎縮性側索《きんいしゅくせいそくさく》硬化症《こうかしょう》などでみられる

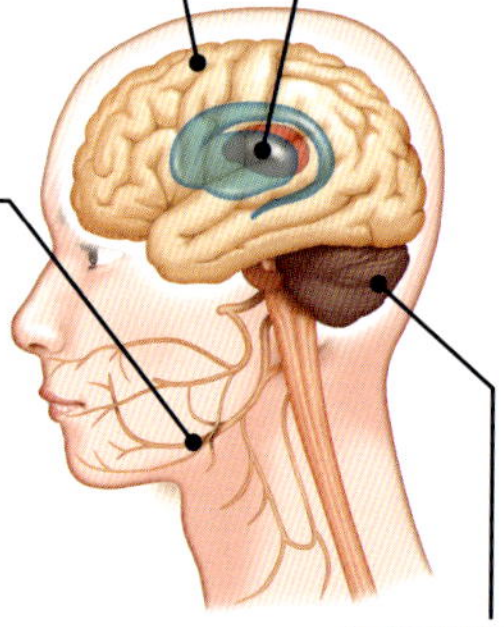

機能性構音障害(➡P152)

- 発声発語器官の形態異常や神経系の異常、聴覚障害などがないのに構音に誤りが起こるもの
- 幼少期からみられ、舌や唇などの調節能力や音を認識する力、育った言語環境、発達などが関連していると考えられている

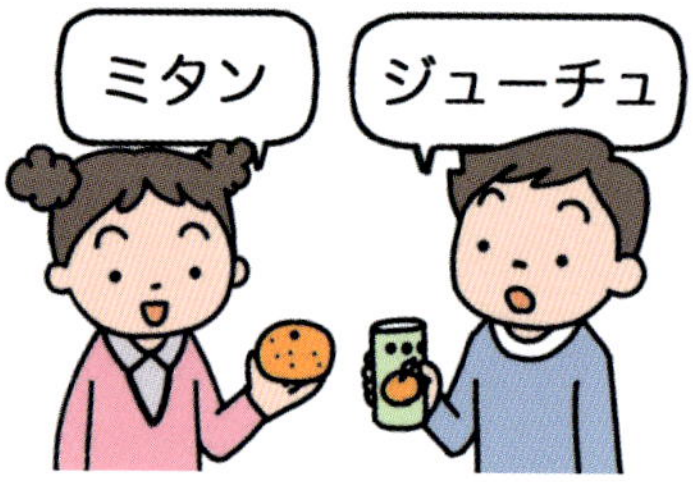

声のトラブル―音声障害

発声発語器官のうち、主に声帯やその運動にかかわる神経のトラブルによって、声の高さや大きさ、声質などに異常が起こるのが音声障害で、原因によって3つに分けられます。

音声障害の種類

器質性音声障害（➡P78）

- 声帯のトラブルで、声の高さや大きさ、声質などに異常が起こるもの
- 声帯結節、ポリープ様声帯、声帯萎縮《いしゅく》、喉《こう》頭肉芽腫《とうにくげしゅ》などでみられる

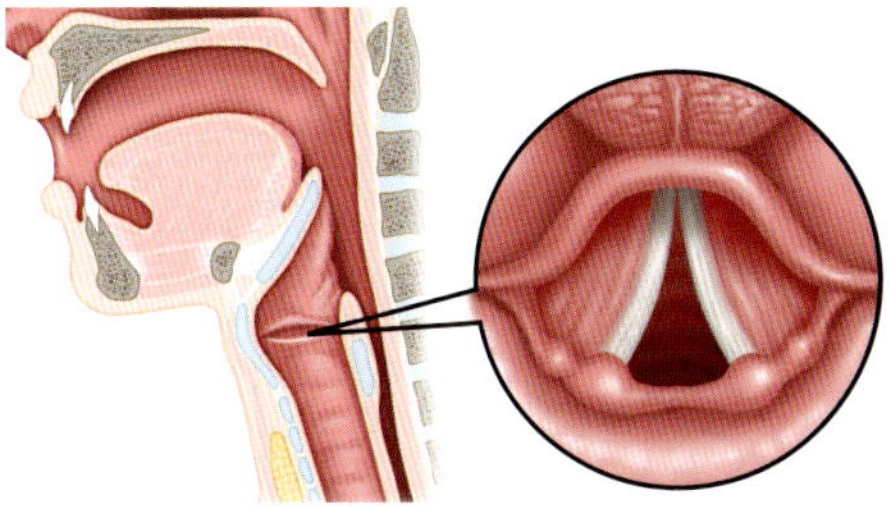

神経学的な音声障害（➡P78）

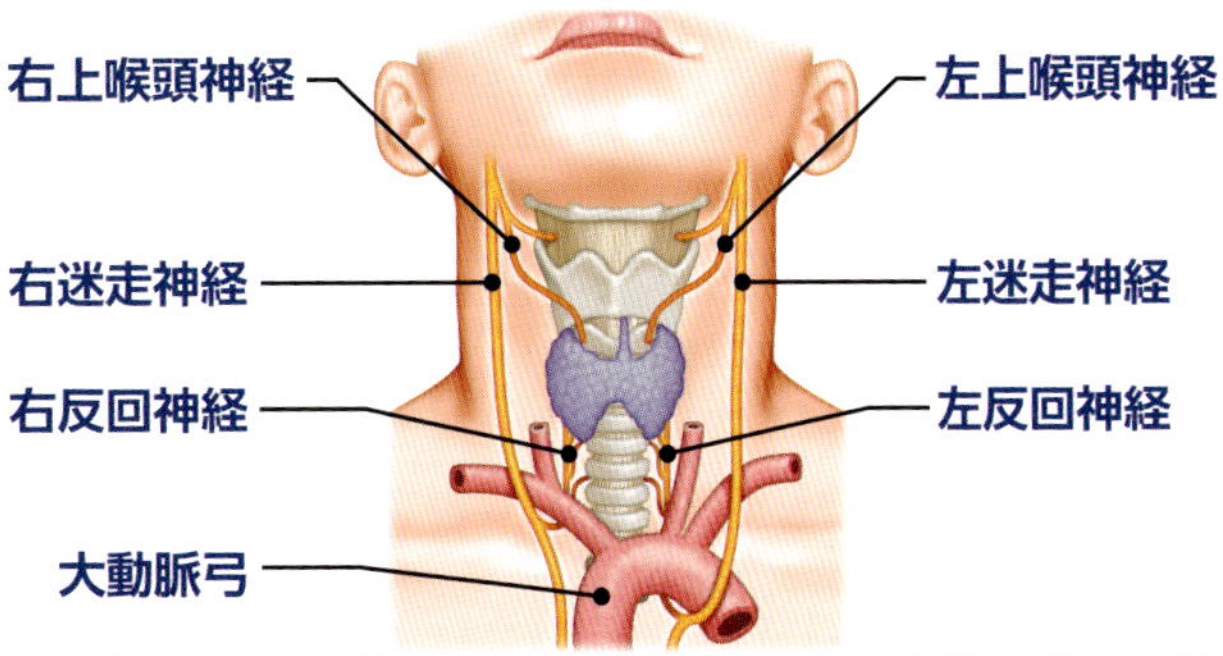

- 声帯を動かす神経のトラブルによって、声質などに異常が起こるもの
- 喉頭《こうとう》麻痺《まひ》、痙攣性《けいれんせい》発声障害などでみられる

機能性音声障害（➡P79）

- 声帯の器質的異常や神経系のトラブルがないのに、発声方法の誤りによって声が出にくくなるもの
- 変声障害などでみられる

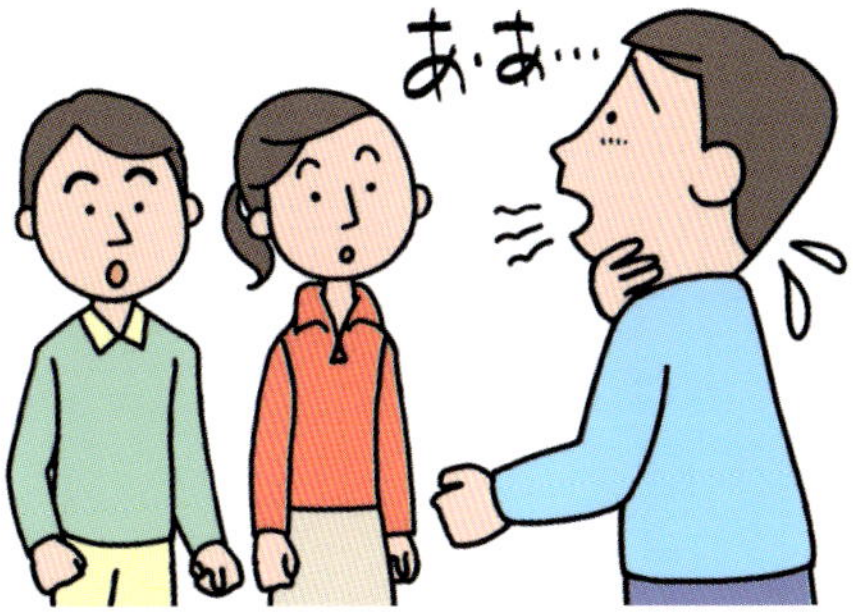

これも知っておきたい!

摂食嚥下障害（➡P86～91）

食物を口に入れ、かんで飲みくだすまでの摂食嚥下《せっしょくえんげ》の流れのどこかに問題が生じるもので、頭頸部がんの手術後や、脳神経系疾患による麻痺などによって起こります。加齢によっても摂食嚥下機能は低下し、**誤嚥性肺炎《ごえんせいはいえん》**（➡P92）が起こりやすくなります。構音障害・音声障害と摂食嚥下障害は、原因疾患が共通することが多いので、両者の合併に注意が必要です。

スピーチ・チェーンのトラブルとことばの障害 ④

耳のトラブル―聴覚障害

音やことばが聴こえにくくなった状態を難聴といいます。生まれたときや乳幼児期から難聴があると、周囲の大人の話しことばを理解できないので、ことばの発達に支障が生じます。

難聴のタイプ

伝音性難聴（➡P140～141）

- 外耳～中耳の障害で、音が内耳に伝わりにくい状態
- 障害の程度は軽度～中等度で、音が小さく聴こえる
- 補聴器が役立ち、手術による聴力改善が可能なことも多い

混合性難聴（➡P140）

- 伝音性難聴と感音性難聴の両方の症状がみられるもの

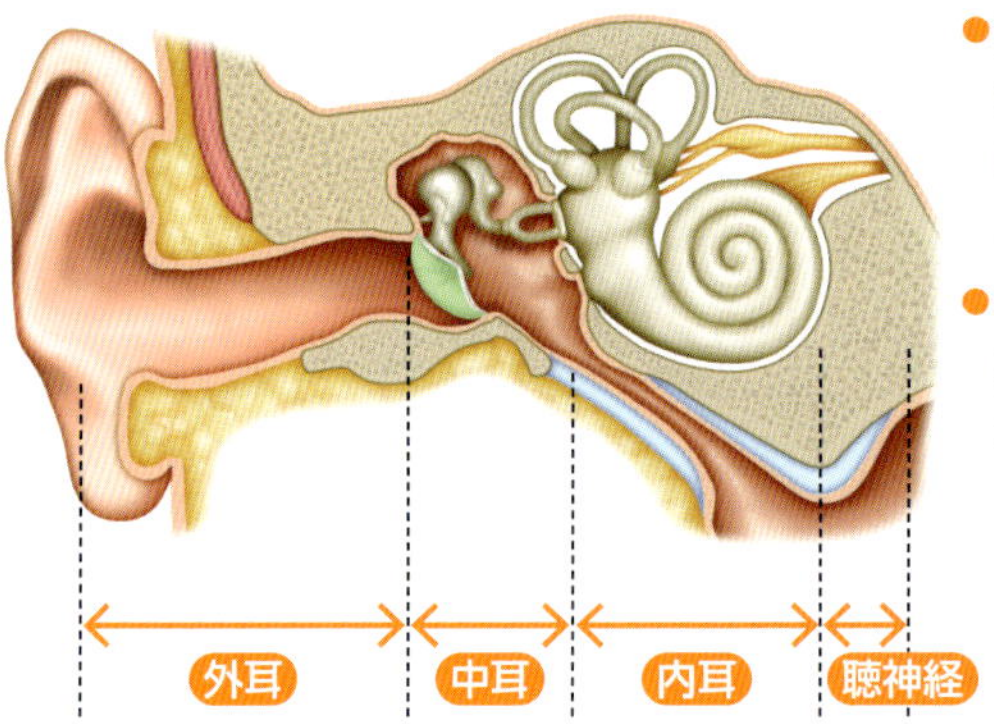

感音性難聴（➡P140～141）

- 内耳や蝸牛《かぎゅう》神経、脳幹、大脳の聴覚中枢などの障害
- 障害の程度は軽度～重度と広範囲で、内耳障害の場合は、高い周波数の音の聴こえが困難になる
- 補聴器が役立たないような重度の場合には、人工内耳手術を行うこともある

聴覚障害児者のコミュニケーション方法

聴覚口話法（➡P145）

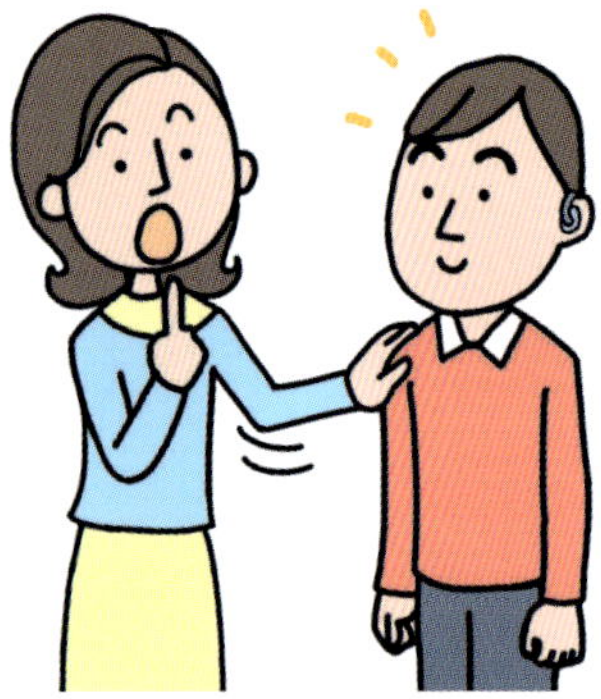

残された聴力を補聴器や人工内耳で補い、読話によって話の内容を理解する。表出は話しことばによって行う

キュードスピーチ法（➡P145）

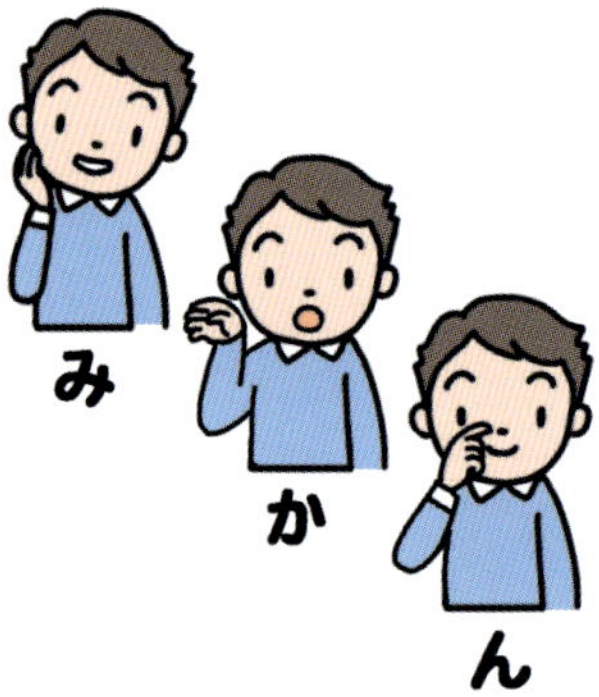

子音部を手の形、母音部を口の形で表したものを見て話の内容を理解する。表出は話しことばによって行う

手指法（➡P145）

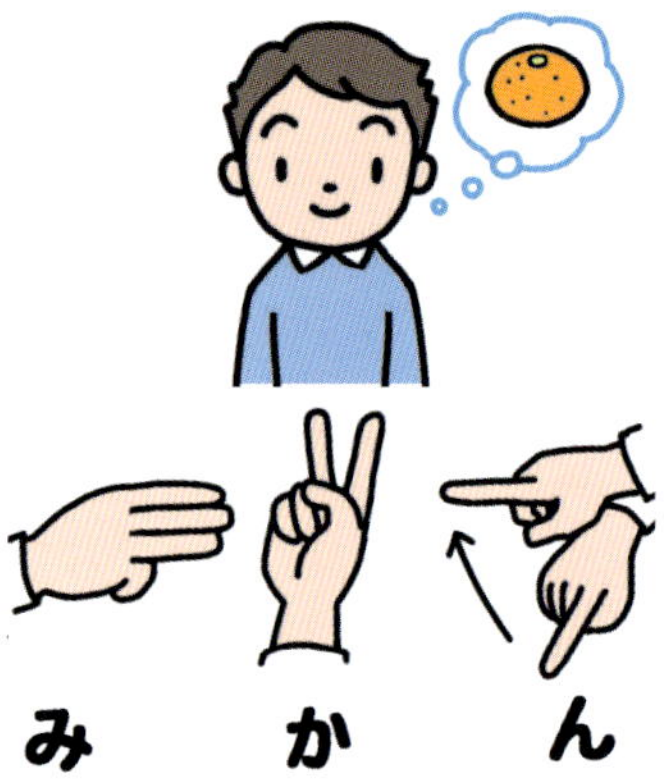

手話や指文字を使ってコミュニケーションする

スピーチ・チェーンのトラブルとことばの障害 ⑤

小児期に気づかれるその他のことばの障害

口蓋裂《こうがいれつ》や脳性麻痺《のうせいまひ》では、発音や発声に障害が生じます。発達性読み書き障害では文字の学習に、自閉症スペクトラムや吃音《きつおん》ではコミュニケーションに、問題が生じます。

口蓋裂（➡P162）

- 口唇や口蓋に裂がある状態で生まれてくる先天性疾患で、**器質性構音障害**（➡P12）の原因の1つ
- 声や構音に特徴的な異常がみられ、ことばの出始めや発達が遅れる傾向もある

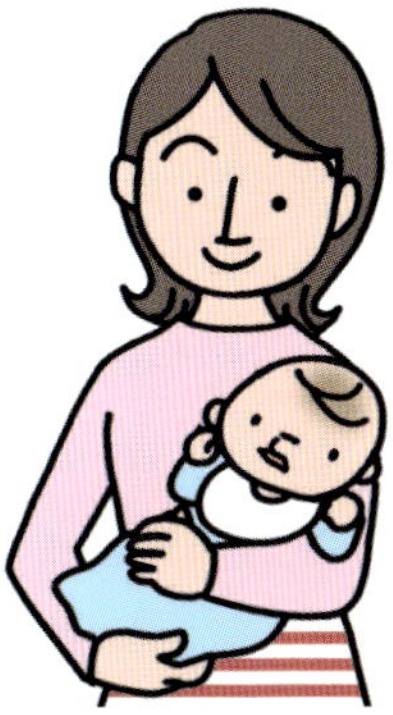

脳性麻痺（➡P174）

- 胎児期から周産期にかけての脳損傷が原因の、**運動障害性構音障害**（➡P12）の原因の1つ
- **痙直型《けいちょくがた》・アテトーゼ型・失調型・低緊張型**などに分けられ、発声や構音に障害がみられる

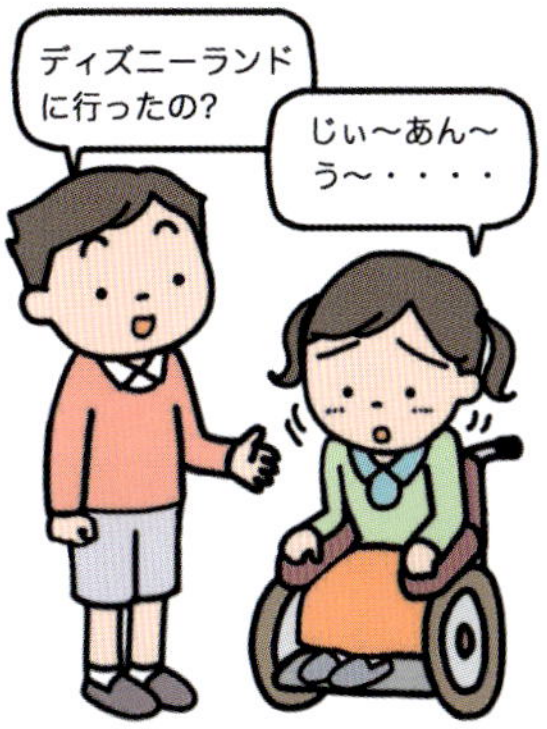
ディズニーランドに行ったの?
じぃ～あん～う～・・・・

学習障害（発達性読み書き障害）（➡P192）

- 全般的な知能に遅れはないが、読む、書く、計算するなど、特定の領域の学習に著しい困難を示す先天的な障害
- 学習障害の中核をなすのが発達性読み書き障害であり、文字の習得やその使用に著しい困難さがみられる

自閉症スペクトラム障害（➡P204）

- 発達障害の1つで、社会性・コミュニケーション・想像力に障害がみられる
- 相手の意図や感情を理解すること、自分の思いを適切なことばで伝えることに困難さがみられ、特定の行動、興味へのこだわりが強い

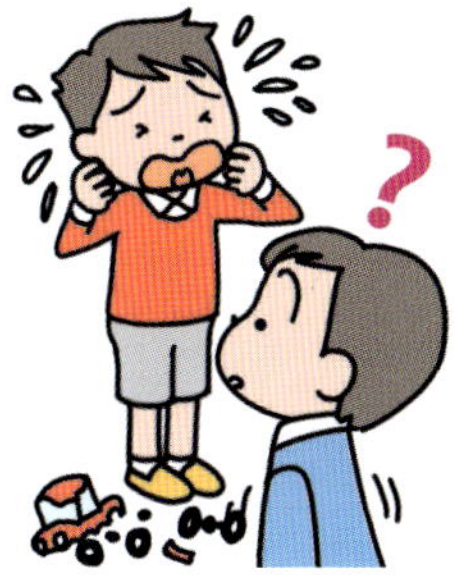

吃音（発達性吃音）（➡P216）

- ことばがスムーズに話せない状態のことで、通常は幼児期から始まる
- 同じ音をくり返す**連発**、音を伸ばして言う**伸発**、最初のことばが詰まってスムーズに出ない**難発**などの症状がある
- 症状が進行すると、話しにくさから抜け出そうとして、**随伴症状**や**回避行動**がみられるようになる

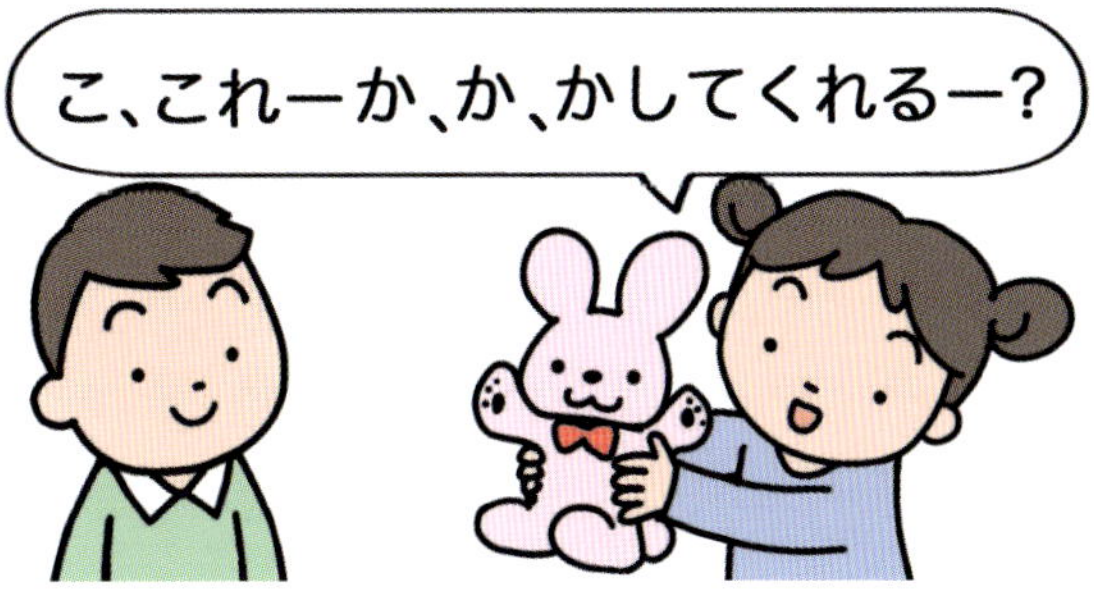
こ、これーか、か、かしてくれるー?

言語聴覚障害の種類

スピーチ・チェーンのプロセスと障害の種類

- 失語症（➡P24） …… 大脳
- 学習障害（➡P192） …… 大脳
- 自閉症スペクトラム障害（➡P204） …… 大脳

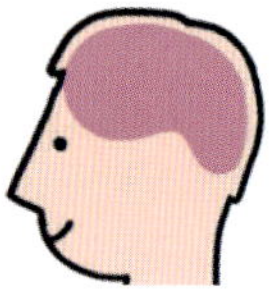

- 構音障害（➡P60）
  - 器質性構音障害 …… 発声発語器官
  - 運動障害性構音障害 …… 大脳→脳神経→発声発語器官
  - 機能性構音障害（➡P152） …… 特定できない

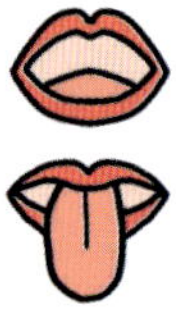

- 音声障害（➡P74）
  - 器質性音声障害 …… 発声発語器官（声帯）
  - 神経学的な音声障害 …… 脳神経→発声発語器官（声帯）
  - 機能性音声障害 …… 特定できない

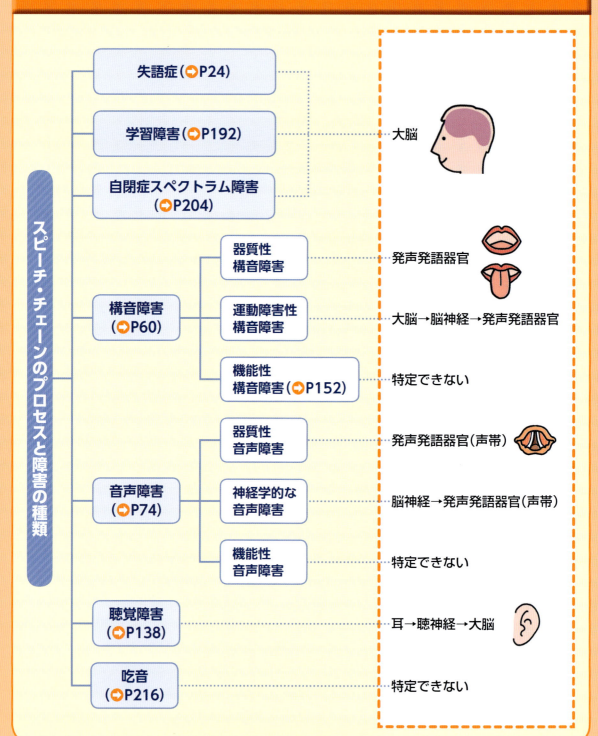

- 聴覚障害（➡P138） …… 耳→聴神経→大脳

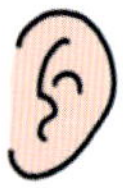

- 吃音（➡P216） …… 特定できない

はじめに

言語聴覚障害を知ることで見えてくる人間のすばらしさ

私は、大学の講義の初回に、場の緊張感をほぐす目的もあって、しばしば学生に「皆さんにとってことばとは何ですか?」という質問を投げかけることにしています。当然のことながら、真っ先に返ってくるのが「コミュニケーションの道具」という回答です。ここまでは想定内なので、私はすかさず、「では、コミュニケーションって何ですか?」と切り返すことにしています。すると、「相手に自分の気持ちを伝えること」という答えが返ってきます。それに対して、この意地悪な教師は、「では、ことばで気持ちを完全に伝えることができますか?」とやり返します。あるいは、「では、相手がいなければことばは必要ありませんか?」などと挑発することもあります。

このようなやりとりをしているうちに、学生は一瞬返答に詰まりながらも、知らず知らずのうちに「ことば」というものについて、いつになく深く思いを馳せてくれることになります。そして、ことばというものは人と人とのコミュニケーションの道具であることはもちろん、人が、自分自身や自分が置かれている世界の意味について整理し、理解するうえでも欠かせないものであること、また、ことばにも限界があること、などについて学んでくれます。

こうして、今まではとりたてて考えることもなかったことばについての気づきが深まったところで、次に私は、ふだん何気なく使っていることばが、どのようなしくみによって営まれているかを説明します。

「おはようございます」

「おはようございます。今日は寒いですね」

など、ほんの一瞬の些細なやりとりの背景に想定される、思いのほか複雑なメカニズムは、はじめて聞く学生にとっては、まさに「目からうろこ」であるようです。

そして最後に、ことばというものは「病む」ことがある、ということを伝えます。脳の病気や事故などによって、私たちがふだん当たり前のように使いこなしていることばの使用が、思うにまかせなくなる場合があることを伝えるとともに、健康な自分が当たり前のようにことばを使って生きていくことができていることの尊さや、ことばを大切にすることは人間を大切にすることにつながるのだということを、伝えるようにしています。

本書は、このような内容を、広く一般の方々にお伝えすることを目的に編まれたものです。言語聴覚障害およびその周辺障害の一つひとつを丁寧にわかりやすく解説してあるという点で、医学書という側面もありますが、最終的にお伝えしたいメッセージは、「言語聴覚障害を知ることで見えてくる人間のすばらしさ」です。

言語聴覚障害の専門家を目指す学生さんや、すでにこの領域に従事している専門家の方々はもちろん、当事者やそのご家族の方、さらには人間を深く知りたいという方々にぜひお手に取っていただきたいと思います。

平成27年11月

小嶋知幸

もくじ

巻頭カラー

第Ⅰ部 大人の言語障害

第1章 失語症―脳の中の言語障害

小嶋知幸

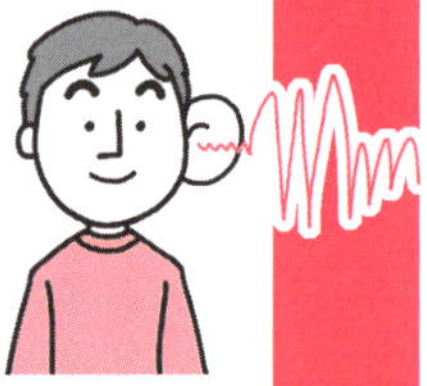

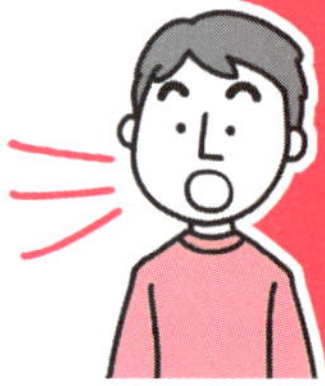

第Ⅱ部 子どもの言語障害

第1章 正常なことばの発達―言語獲得を支える基盤と初期言語発達

狐塚順子

第2章 聴覚障害―聴こえの障害

進藤美津子

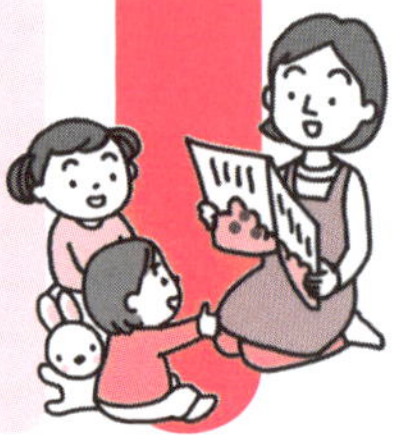

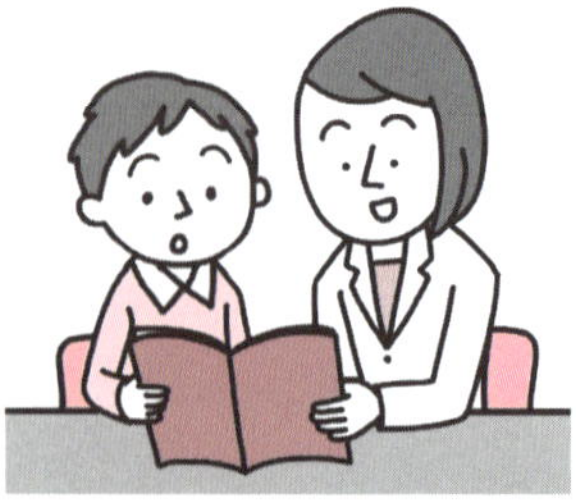

第Ⅰ部　大人の言語障害

第1章

失語症
脳の中の言語障害

失語症は、私たちの大脳の中にある「言語中枢」のトラブルによって生じる言語障害です。呂律がまわらないというレベルの障害ではなく、頭の中でのことばの操作が困難になり、「聴く」「話す」「読む」「書く」ということばの4つの側面にさまざまな症状が現れます。

1

失語症の定義・原因・実態

脳の言語中枢の損傷によって発症する

脳の中にある「言語中枢」が、何らかの原因でダメージを受けると、ことばを聴いて理解したり、話したり、読んで理解したり、書いたりすることが困難になります。

左脳にある2つの言語中枢 ブローカ野とウェルニッケ野

私たちの大脳には言語を支配する部分があり、**言語中枢**と呼ばれています。右手利きの場合、9割程度の人は、言語中枢が左の脳にあります。

また、右手利きではない場合も、7割程度の人において、言語中枢が左の脳にあることが知られています。その理由はわかりませんが、言語は左の脳と縁が深いようです。

頭のけがや病気にともなってことばの異常が生じるという現象は、古代エジプト時代から知られていました。しかし、脳とことばに関する科学的な学問である**失語学**が大きく開花するのは、19世紀になってからです。

なかでも、フランス人の**P・ブローカ**と、ドイツ人の**C・ウェルニッケ**という2人の医師は、その時代を代表する失語学者です。ブローカは、1861年に、ことばの理解は比較的良好なのに話すことができなくなった失語症例を報告し、少し遅れてウェルニッケは、1874年に、聴いて理解する能力の障害が特徴的だった失語症例を報告しました。

それぞれの患者の脳の病巣は異なっており、これが後に、**ブローカ野**、**ウェルニッケ野**という名称によって、私たちの左脳における2つの言語中枢として知られることになりました。

失語症の原因は言語中枢を損傷する脳疾患

一般に失語症は、「大脳の言語中枢の損傷によって生じる後天的な言語障害で、聴く・話す・読む・書くというすべての言語モダリティに何らかの影響が生じうる」と定義されます。

ここで重要なのは、失語症は何らかの脳損傷が原因であるという点と、後天的なものであって、先天性の障害や発達の遅れなどではないという点です。もちろん、精神的な疾患でもありません。

失語症の原因となるのは、言語中枢にダメージを与える、さまざまな脳疾患です。具体的にあげると、**脳血管障害**（**脳梗塞《のうこうそく》・脳出血・くも膜下《まくか》出血**）、**脳腫瘍《のうしゅよう》**、**外傷**、**脳炎**、**変性疾患**などがあります。

性別では男性が年齢は60～70歳代が多い

全国に失語症者が何人ぐらいいるの

言語中枢と関連領域

とくに下部領域は構音プログラムにかかわっている

角回とともに頭頂葉の下部をなす。一部の失語症と関連する

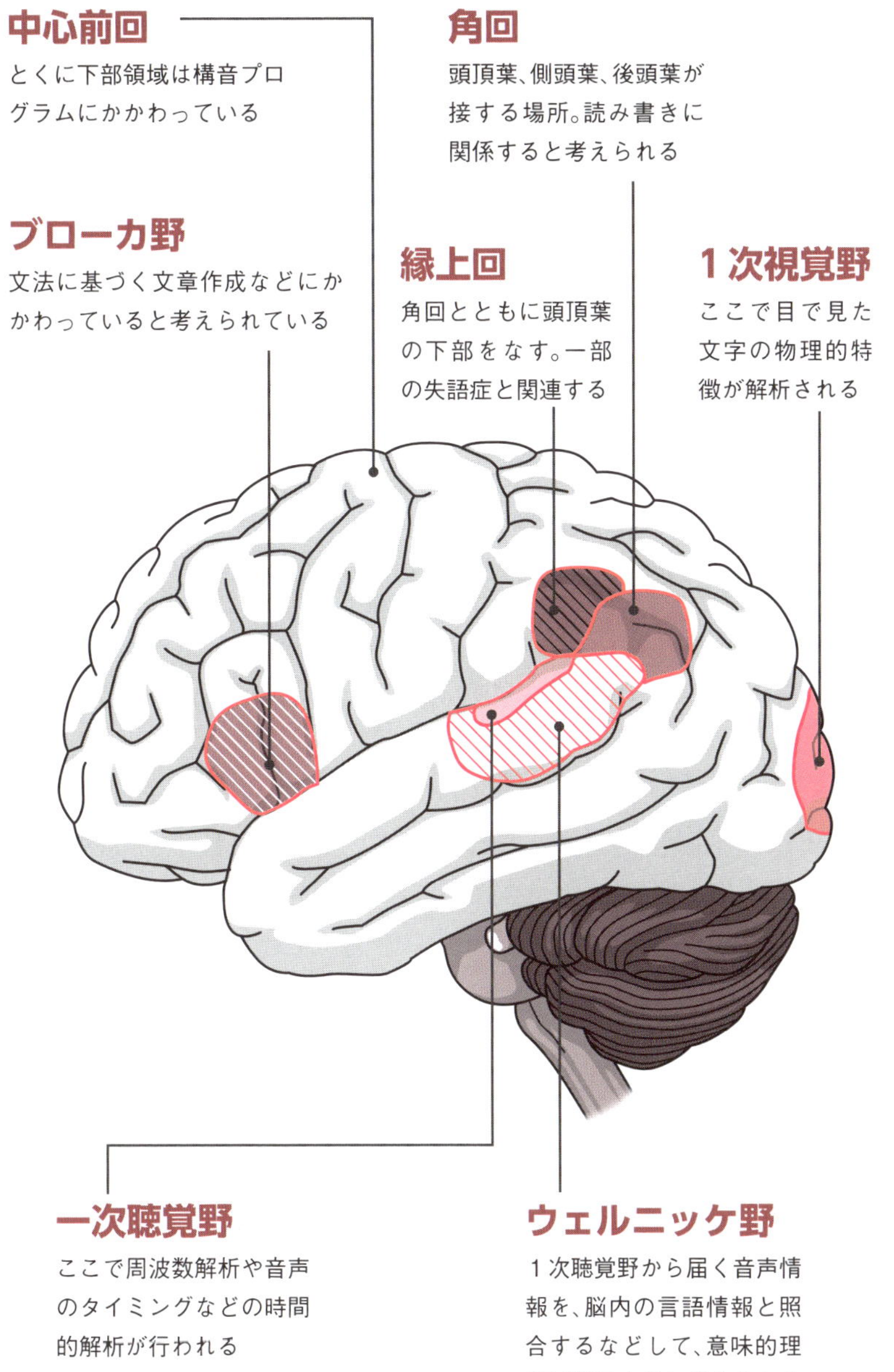
ここで目で見た文字の物理的特徴が解析される
一次聴覚野
ここで周波数解析や音声のタイミングなどの時間的解析が行われる
1次聴覚野から届く音声情報を、脳内の言語情報と照合するなどして、意味的理解に関与すると考えられる

か、という調査は難しく、その実態は明確には把握されていません。

言語聴覚士が勤務する全国８０８施設で行われた「失語症全国実態調査」の報告（『失語症研究22』日本高次脳機能障害学会／２００２年）によると、失語症患者数は２８，０５４人で、原因疾患は脳血管障害が圧倒的に多く、それから脳外傷、脳腫瘍、その他という順です。脳血管障害のなかでは、脳梗塞が半数以上となっています。

また、性別では男性が６割以上で、年齢別では70歳代が3割以上を占め、次いで60歳代が約3割、50歳代が約２割となっています。リハビリテーションの形態は約7割が入院であり、退院後のリハビリテーション継続の難しさが推測されます。

2 聴いて理解する（聴覚的理解）

母国語で話しかけられた場合、通常はことばの意味を一瞬の間に理解することができます。しかし、そのような聴覚的理解が成立するまでに、脳内で複雑な処理が行われています。

ことばの音を正確にキャッチする（音《おん》響《きょう》解《かい》析《せき》）

聴力が正常で音が聴こえるだけでは、ことばの音（**語音**）を正しく聴き分けることはできません。日本語を母国語とする場合は、日本語を構成する母音や子音の微妙な音色の違いを聴き分ける、識別能力が必要となります。

これが広い意味での聴覚ですが、語音を聴き分ける処理において主役を務めるのは耳ではなく、大脳です。このプロセスにトラブルが生じると、音は聴こえても、語音の聴き分けが困難な状態になります（**語《ご》聾《ろう》**）。

聞こえた語音を五十音に当てはめる（音《おん》韻《いん》照合）

語音を正しくキャッチできたとしても、それだけでは、日本語の理解には到達できません。

日本語を構成している「ア」「カ」などのパーツを音韻といい、いわゆる「五十音表」は音韻の一部を表にしたものです。日本語の音韻には、ほかにも濁《だく》音《おん》・半濁音・促音《そくおん》・拗音《ようおん》などがあり、合計すると約１００個になります。

語音を正しくキャッチすると、日本語の音韻のどれかに当てはめる、**音韻照合**が行われます。これができるためには、その人の脳の中に、日本語の音韻のリストが記憶されている必要があります。

このプロセスにトラブルが生じると、語音は正しくキャッチできても、「日本語の音韻として聴き取る」ことが困難となり、聴覚的理解に大きな支障となります。

実際にある単語かどうかを判断する（語《ご》彙《い》照合）

たとえば、だれかが言った「ringo」ということばが、日本語の「り」「ん」「ご」という3つの音韻に照合されたとしましょう。その次には、この音韻の連続がデタラメなものではなく、きちんとした日本語の単語なのかどうか、という判断が行われます。これを**語彙照合**といいます。

語彙照合ができるためには、その人の脳の中に、日本語の単語のリスト（語彙）が記憶されている必要があります。このプロセスにトラブルが生じると、通常は日本語として知っているはずである、「りんご」という単語を聴いても、「そんなことば、はじめて聴いた」という状態になります（**語《ご》形《けい》聾《ろう》**）。

聴覚的理解のプロセス

❶ 音響解析　「ringo」ということばを構成する語音を正確に聴き分ける

↓

❷ 音韻照合　聴き分けた語音を脳内の日本語音韻リストに照合する

↓

❸ 語彙照合　「りんご」を脳内の日本語単語リスト（語彙）に照合する

↓

❹ 語義理解　「りんご」ということばの意味を解読する

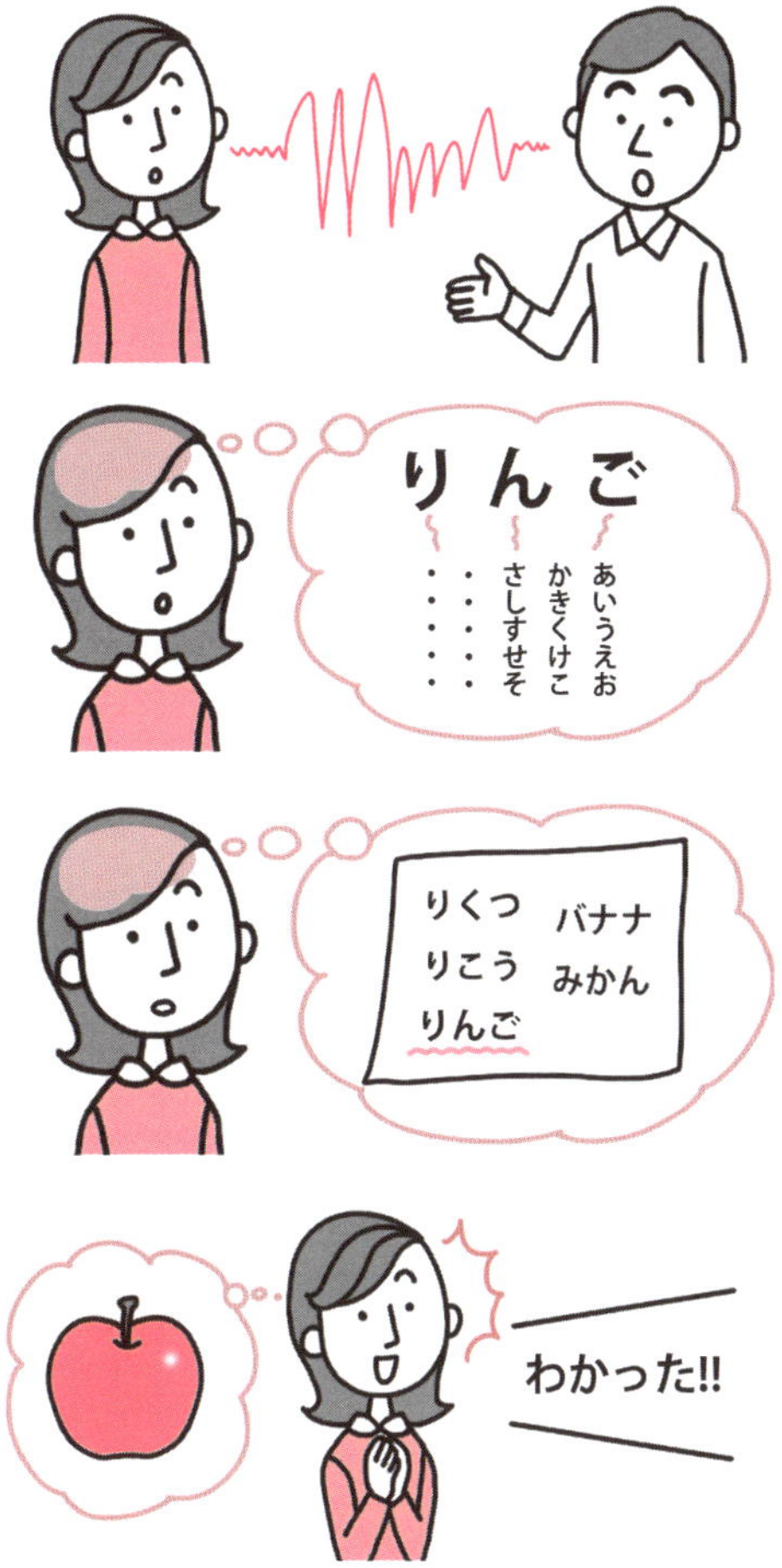

単語の意味を解読する（語義理解）

語彙照合が行われても、意味に到達できるわけではありません。「これは何かの単語である」ということがわかるだけです。最後に、その単語の意味を解読する、**語義理解**というプロセスが必要になります。**語義**とは、単語がさし示す意味のことです。

ここでトラブルが生じると、「知っていることばだが、意味がわからない」という状態になります（**語義聾**《ごぎろう》）。

文の理解にはより複雑な処理が必要

文の理解には、単語の聴覚的理解のプロセスに加えて、聴き取った文の構造や「てにをは」の役割分析など、さらに複雑な処理が必要です。また、単語に比べて時間的に長い情報なので、記憶の役割がより重要となります。

どのプロセスにトラブルが生じるかによって、同じ聴覚的理解の障害でも、症状はかなり異なってきます。

物の名前を言う（呼称）

私たちを取り巻く世界にはさまざまな事物が存在し、それぞれに名前があります。目の前にある実物をことばで表現する、呼称の脳内プロセスについて考えてみましょう。

目の前にある対象の意味を解読する

ふだんはあまり意識することがありませんが、私たちが物の名前を言う（**呼称する**）ときは、対象となる物を見て、その意味を理解することから始めます。ただし、この段階では、まだことばは浮かんでいません。

このプロセスでトラブルが生じると、物の意味が理解できなくなります。

対象の意味を表現する単語を探す（語彙《ごい》選択）

正常にことばを獲得した成人の脳には、母語の単語が記憶されています。それは、脳内に引き出しがたくさんあるようなイメージです（**脳内語彙**）。

呼称するときにはまず、今見ている物の意味を適切に表現できる単語を、探さなくてはなりません。ただし、脳内語彙という単語の引き出しの1つひとつに入っているのは、単語そのものではなく、単語の設計図のようなものだと考えられます。「ことばの処方箋《しょほうせん》」ともいえるかもしれません。そこで手に入れた語彙情報にしたがって、次のプロセスに進むのです。

もし、ここで目的とする単語が入っていない引き出しを開け、そこで手に入れた処方箋のとおりに進むと、別の単語を言ってしまうという誤りが生じることになります（**語性錯語**《ごせいさくご》）。

単語を構成する音韻《おんいん》を探す（音韻選択）

このプロセスでは、ことばの処方箋（語彙情報）にしたがって、脳内の別の場所にある音韻の貯蔵庫から、目的の単語を構成する音韻をそろえます。たとえば、「リンゴ」と呼称する場合は、/ri//N//go/という3つの音韻を探し当てなくてはなりません。

ここでトラブルが生じると、/ri//N//go/という3つ以外の音韻が混入したり、音韻の数が足りなかったり、逆に多すぎたりするなど、音韻構成に誤りが生じます（**音韻性錯語**）。

音韻を正しい順序に並べる（音韻配列）

音韻がそろったら、それを正しい順序に並べ、言い終わるまでの短時間保持しておくことが必要になります。正しい順序に関する情報も、語彙情報の1つです。このプロセスでトラブルが生じると、単語を構成する音韻はすべてそろっているのに、順番を間違えることになります（**音韻性錯語**）。

ここまでくれば、目的とする単語は脳内でスタンバイ状態となり、あとは**構音**《こうおん》するだけです。

目的とする単語の構音プログラムを呼び出す

正常にことばを習得した成人の場合、例外的な単語を除けば、はじめて構音する単語はなく、どれもあらかじめ脳内でプログラムされています。発音の設計図ともいえるこのプログラムを、**構音プログラム**といいます。

したがって、最終的に行うべきは、目的とする単語の構音プログラムを脳内で呼び出すことです。ここでトラブルが生じると、口や舌などの発声発語器官には欠損や運動麻痺《まひ》がないにもかかわらず、とてもぎこちない構音になります。一般の人が見ても明らかに言語障害とわかるような、たどたどしい話し方です。

物の名前を言う呼称には、このようなプロセスがあります。そして、どの段階が障害されたかによって、異なった症状がみられます。

呼称のプロセス

❶ 対象の意味の解読

〈りんご〉を見て、それがどのようなものかを理解する

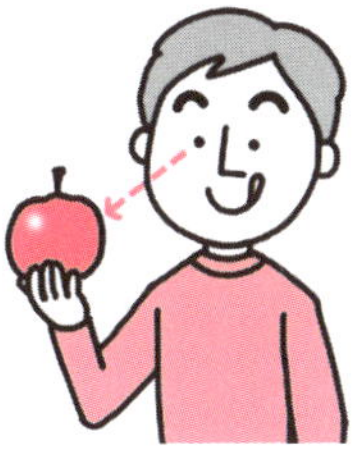

↓

❷ 語彙選択

脳内語彙の中から、〈りんご〉の意味を表現する語彙を探す

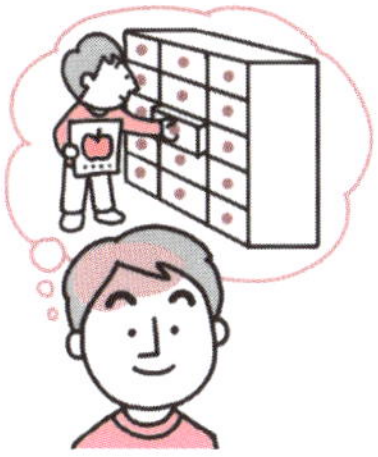

↓

❸ 音韻選択

脳内の音韻貯蔵庫から、/ri//N//go/という音韻を探す

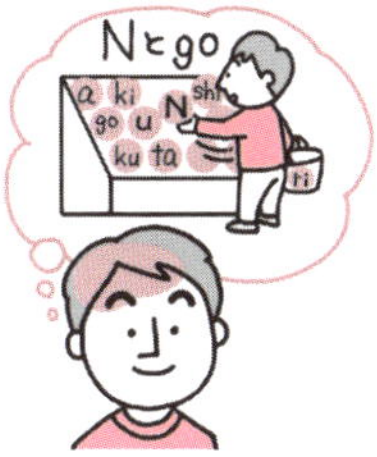

↓

❹ 音韻配列

/ri//N//go/という音韻を正しい順序に並べる

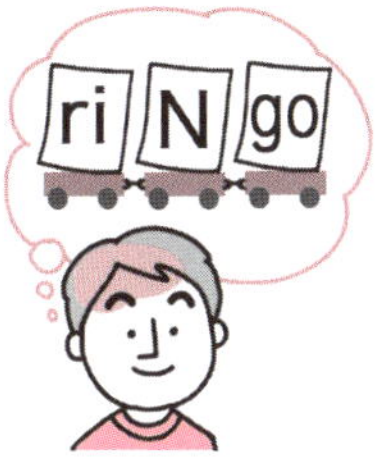

↓

❺ 構音プログラムを呼び出す

脳内の、唇や舌などの運動計画書を探す

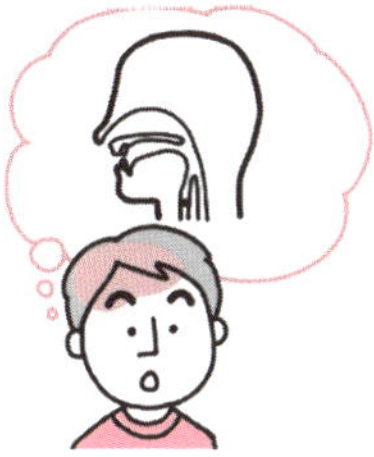

4 まねをして言う（復唱）

他人のことばをまねて言う復唱は、人間がことばを獲得するうえで欠かせない、重要な能力の1つです。その情報処理には、複数のルートがあると考えられています。

聴こえてくる「音」をそのまま模倣《もほう》する

言語を獲得する前の子どもにとって、聴こえてくることばは、単なる「音」です。その段階で行われる復唱は、**音響《おんきょう》模倣**というべきもので、ことばを獲得するための基盤となる、非常に重要なルートです。

ただし、ことばの意味を理解して復唱しているわけではありません。そして、いったん正常にことばを獲得してしまうと、この音響模倣のルートはほとんど忘れ去られてしまいます。

ちなみに、オウムは人のことばをまねることがありますが、これも単なる音響模倣です。特定の言語であることをわかって、まねしているわけではありません。

意味とは無関係に母語の音韻《おんいん》として復唱する

聴こえたことばの意味には、あえて関心を向けず、単なる音ではなく母語の音韻としてとらえ、まねをして返す場合は、音韻としての復唱といえます。このルートが正常に機能してくれれば、意味の有無にかかわらず、日本語として復唱することができます。

また、カラスの鳴き声が「カーカー」と聴こえたり、ドアのノックの音が「トントン」と聴こえたりするのは、人間の脳が、ことば以外の音も、母語の音韻に当てはめようとする性質を反映した現象です。したがって、母語が異なる人であれば、カラスの鳴き声やドアのノックの音も、違う音韻として聴こえてしまうわけです。

母語の単語として認識したうえで復唱する

聴こえたことばが、よく知っている母語の単語であることは認識できるが、意味まではよくわからない、という状況で復唱するルートです。

健康な人には想像しにくい状況かもしれませんが、失語症になると、ときどきこのような現象が起こります。つまり、聴こえたことばに対して「どこかで聴いたことがある」という既知感があるにもかかわらず、その意味がピンとこない、という症状です。

このルートが正常に機能してくれると、単語の意味はわからないながらも既知感があるので、はじめて聴く無意味語（**非語**）よりもスムーズに復唱することができます。その点が、単に音韻

復唱のプロセス（4つのルート）

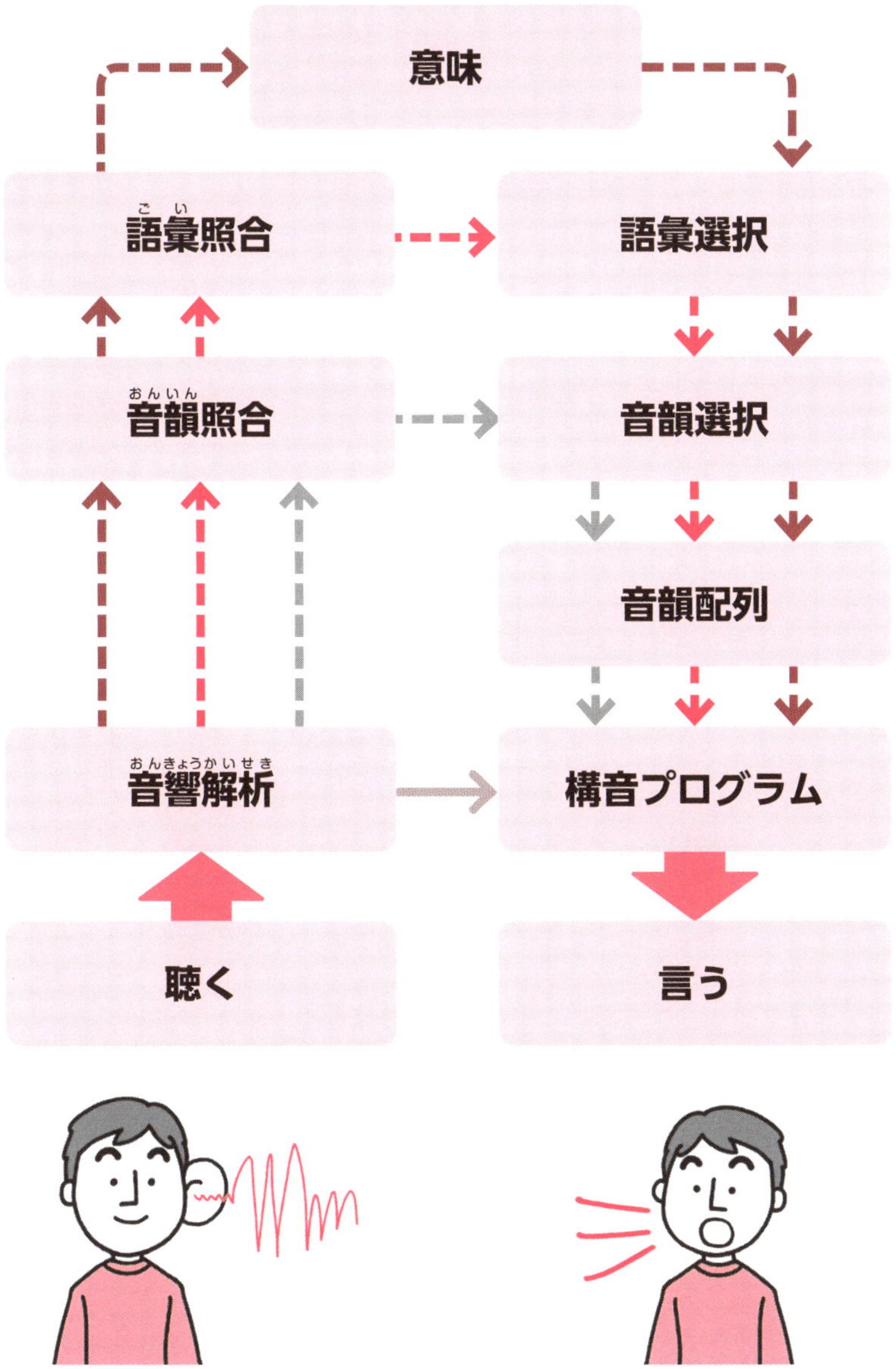

❶ 聴こえてくる「音」をそのまま模倣する
❷ 意味とは無関係に母語の音韻として復唱する
❸ 母語の単語として認識したうえで復唱する
❹ 聴き取った単語の意味を理解したうえで復唱する

を復唱するのとは異なります。

聴き取った単語の意味を理解したうえで復唱する

これは、健康な人が単語の復唱を行う場合の通常のルートです。つまり、聴き取ったことばの意味を、「ああ、あれのことだな」と瞬時に理解したうえで、自分のことばで改めて返すという情報処理のしかたです。

この場合は、まねをして言うというよりも、むしろ聴いたことばの意味や内容を自分なりにとらえなおし、自分から再発信する処理、といったほうがより適切かもしれません。

このように、ことばの獲得に不可欠な復唱の脳内プロセスを詳しくみていくと、その情報処理システムは、複数のルートによって何重にも守られていることがわかります。それだけ、重要な言語モダリティということです。

5

脳の中のことばの処理 言語モダリティ④

読んで理解する（読解）

同じことばの理解でも、聴いて理解することと、読んで理解することは異なります。両者の違いに着目しながら、読解のプロセスをみていきましょう。

日本語には2種類の異なる文字システムがある

日本語は、成り立ちも性質もまったく異なる、**仮名**・**漢字**という2種類の文字システムを持っていて、1つの文章の中にそれらを混在させて、使用しています。これは、世界中の言語を見渡してみても、ほかに類例のない大きな特徴です。

❶音韻《おんいん》を表す「仮名」

仮名は、さらに**ひらがな**と**カタカナ**の2種類に分けられます。どちらも日本語の音韻の単位である五十音を書き表すために、日本で考案されたものです。

したがって、「仮名を読む」というプロセスは、脳の中で1文字ずつ音韻に変換する作業になります。そういう意味では、アルファベットやハングルに近いといえるかもしれません。

❷単語を直接表す「漢字」

漢字は、仮名よりもはるかに歴史の古い文字です。もともと日本語にあったものではなく、古代中国で考案されました。仮名やアルファベットとは異なり、それぞれの文字が音韻を表すだけでなく、それだけで単語であることや、意味を表したりするというユニークな性質を持っています。

さらに、日本語における漢字は、仮名にはない機能を持っています。それは、1文字1文字の表す音韻とは関係なく、何文字かを組み合わせ、その全体で何らかの語を表すことがある、というものです。たとえば「七夕《たなばた》」という漢字2文字からなる単語は、「七」や「夕」という個々の文字の読み方や意味を知っているだけでは、「七夕」のさし示す語の意味にたどり着くことができません。2文字全体で何を表すのか、というルールを知っておく必要があるのです。

読解のルートも2種類に分かれる

ここまで述べたような性質の違いのため、仮名単語と漢字単語では読解のルートが異なります。

❶音韻ルート（仮名単語の読解）

「りんご」というひらがなで書かれた単語を読解する場合、頭の中で1文字ずつ順番に、/ri//N//go/という音韻に直してから理解するというルートが基本です。

そのため、聴覚的理解のプロセスと共通する部分が多くなります。

読解のプロセス（音韻ルートと非音韻ルート）

音韻ルート

❶ **文字を見る**　文字の形を正しく認識する

↓

❷ **音韻照合**　１文字ずつ音韻に変換する

↓

❸ **語彙照合**　／riNgo／を脳内の日本語単語リスト（語彙）に照合する

↓

❹ **語義理解**　／riNgo／ということばの意味を解読する

非音韻ルート

❶ **文字を見る**　文字の形を正しく認識する

↓

❷ **語彙照合**　１文字１文字の読み方には関係なく、直接日本語リスト（語彙）に照合する

↓

❸ **語義理解**　「林檎」ということばの意味を解読する

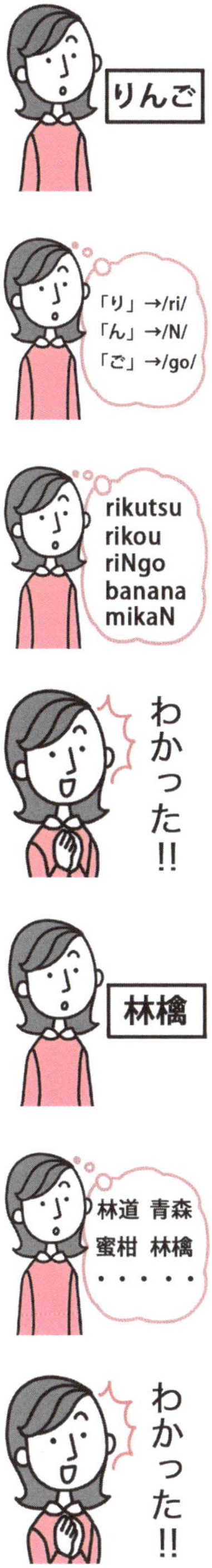
りんご
「り」→/ri/
「ん」→/N/
「ご」→/go/
rikutsu
rikou
riNgo
banana
mikaN
わかった!!
林檎
林道　青森
蜜柑　林檎
・・・・・
わかった!!

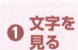

❷非音韻ルート／直接的語彙《ごい》ルート
（漢字単語の読解）

「林檎《りんご》」という漢字で書かれた単語を読解する場合、たとえ読み方がわからなくても、２文字全体の視覚的イメージ、つまりその２文字がさし示す単語とその意味がダイレクトに喚起されるというルートによって、読解が可能となる場合があります。

そのため、音韻が混乱することの多い失語症者は、仮名よりも漢字のほうが理解しやすい傾向にあります。

6

脳の中のことばの処理　言語モダリティ⑤

文字を声に出して読む（音読）

文字を音読する場合には、読解と同様に、音韻《おんいん》ルートと非音韻ルート（直接的語彙《ごい》ルート）が関与します。単語のもつ性質に応じて、これら2つのかかわり方は異なってきます。

1文字ずつ音韻変換をする音韻ルート

音読のルートには読解と共通する部分があり、仮名を音読する場合は、主に**音韻ルート**が関与します。ただし、読解と異なるのは、無意味な文字の並び（**非語**）も、このルートでの処理の対象になることです。

表音文字といわれる仮名・アルファベット・ハングルなどだけでなく、漢字も含めて、すべての文字には必ず何らかの音韻が対応するというルールがあります（**書記素／音素変換規則**）。

仮名の読み方は、1つの文字に対して1つしかないのが原則です。したがって、この音韻ルートに依存して仮名を音読する場合、1文字はもちろん、単語や文章でも、間違うことなく読むことができます。

一方、漢字単語を音読する際にも、音韻ルートで処理されることがあります。しかし、このルートだけで読もうとすると、特徴的な読み誤りが生じる場合があります。

たとえば、「戦争」「印刷」など、読み方が一通りしかない単語（**一貫語**）の場合には、このルートでも正しく読めることが多いといえます。しかし、「献《こん》立《だて》」「人間《にんげん》」など、読み方が典型的ではない単語（**非典型語**）や、「七夕《たなばた》」「海《え》老《び》」など、1つひとつの文字の読みとはまったく関連のない読み方（**熟字訓**）を持つ単語は、「献立→けんりつ」「人間→じんかん」「七夕→しちゆう」「海老→かいろう」のように、単に1文字1文字に対応する音で読んでしまう誤りが生じることが知られています。

文字全体から語や意味に到達する非音韻ルート

非音韻ルート（直接的語彙ルート）では、単語を構成する1つひとつの文字が表す音韻に着目するのではなく、並んだ文字全体を見て、直接的に語とその意味を解釈します。そして、意味が理解できたところで、その語の音韻、つまり名称を考えます。簡潔にまとめると、文字を絵のように見てまず意味をとらえ、そのあとで**呼称**と同じルートを通って、音読に至る、ということになります。

表意文字または**表語文字**といわれる漢字は、シンボル的な性質を持っており、音読する場合は、主にこの非音韻ルートが関与します。また、仮名単語であっても、目にする頻度が高い単語

音読の2つのルートとその障害

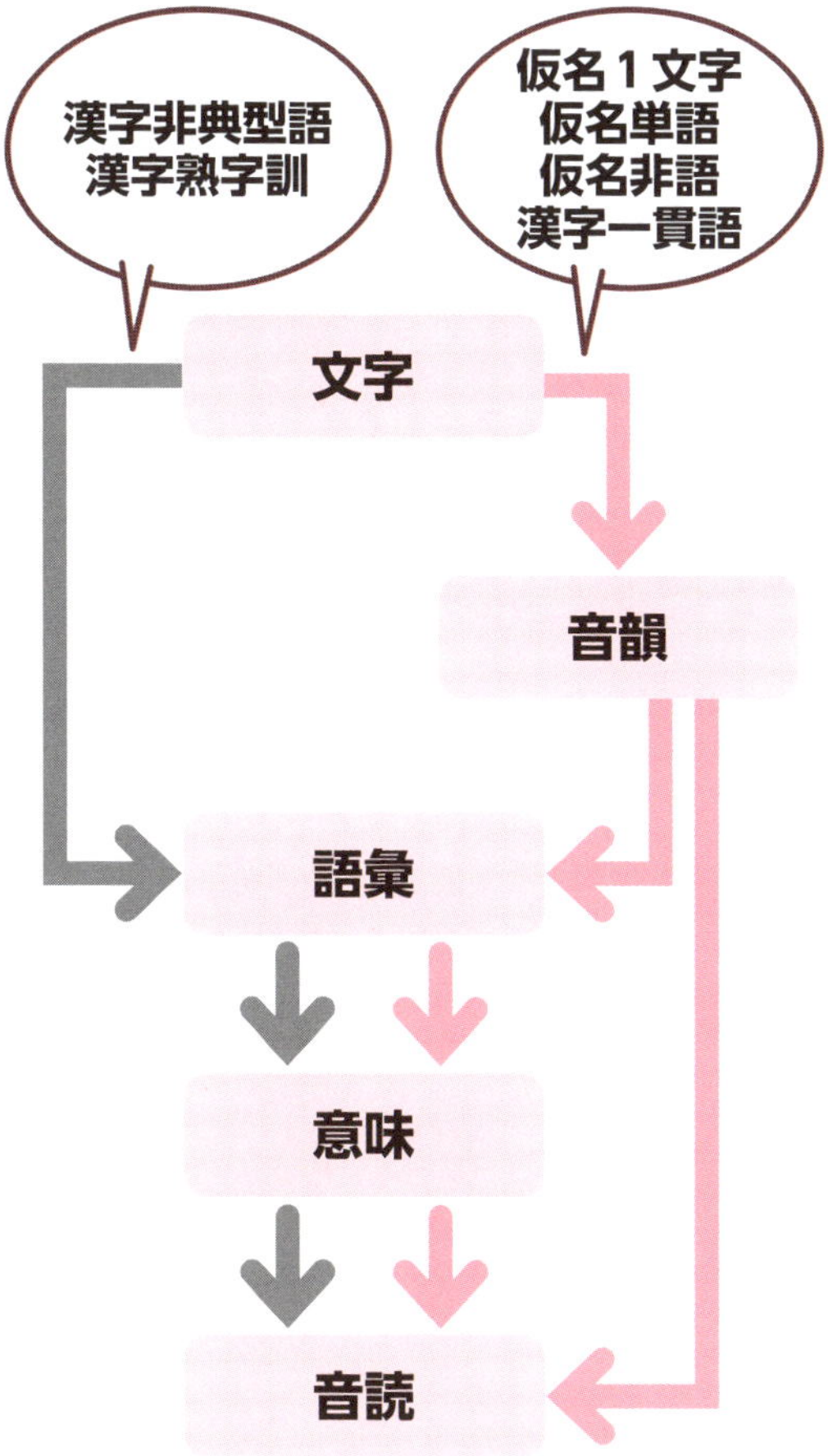

Ⓐ 音韻ルート　（→）
このルートが障害されると、とくに非語の音読が困難になる（音韻性失読）

Ⓑ 非音韻ルート　（→）
このルートが障害されると、非典型的な読み方の漢字単語や、熟字訓で読まれる漢字単語の音読が困難になる

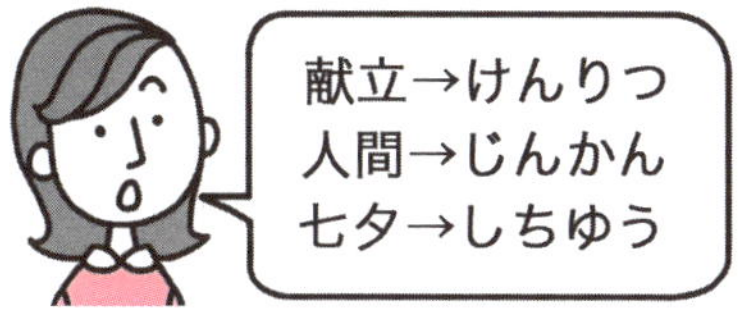

無理に読ませると、非典型語が、読まれやすい読み方（典型読み）になったり（「献立」→"けんりつ"、「人間」→"じんかん"）、熟字訓で読まれる漢字単語に対して1文字1文字に対応する音で読んでしまったり（「七夕」→"しちゆう"、「海老」→"かいろう"）する（表層性失読）

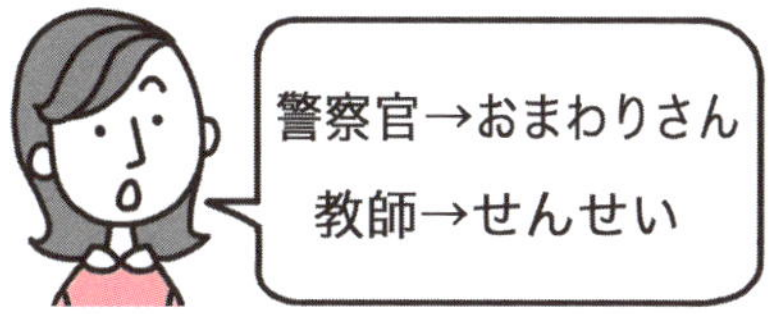

このルートの障害に、漢字に対する意味的な処理障害が合併すると、「警察官」→"おまわりさん"、「教師」→"せんせい"などの読み誤りが生じる（深層性失読）

の場合は、このルートで処理されることが知られています。

音韻性失読と表層性失読

脳の損傷によって、2つの音読ルートのうち、音韻ルートが障害されるものが**音韻性失読**で、無意味な文字の並び（**非語**）が読めなくなります。非音韻ルートは使えるので、単語であれば、仮名でも漢字でも比較的読むことができます（**語彙《ごい》性効果**）。

さらに、この音韻性失読に「警察官→おまわりさん」「教師→せんせい」のような意味的に関連する読み誤りが合併する場合を、**深層性失読**といいます。

一方、2つの音読ルートのうち、非音韻ルートが障害されるものが**表層性失読**で、非典型語や熟字訓が読めなくなったり、無理に読もうとすると「七夕→しちゆう」「海老→かいろう」のような、音訓の読み誤りを生じたりします。音韻ルートは使えるので、語や意味に関係なく、1文字1文字を忠実に音読していくことは可能です。

7 物の名前を書く（書称）

目の前にある物の名称を文字で書く行為を、「書称」といいます。途中までは呼称と共通のプロセスですが、最終的に文字でことばをアウトプットする点が異なります。

仮名単語の書称には音韻《おんいん》ルートが使用される

目の前のリンゴを見て「りんご」と仮名で書く場合のプロセスは**①対象の意味を解読する→②単語を探す（語彙《ごい》選択）→③音韻を探す（音韻選択）→④音韻を並べる（音韻配列）**となり、ここまでは呼称と同じです（28ページ参照）。

この段階は、アウトプットすべき単語の音韻イメージが正しく頭に浮かんでいる状態で、呼称の場合には、次のプロセスとして構音プログラムを呼び出します。それに対して、仮名単語の書称では、さらに「1番目はりんごの『り』」「2番目はりんごの『ん』」「3番目はりんごの『ご』」というように、音韻1つひとつの順番を、しっかり意識し直す必要があります（**音韻の分解と抽出**）。この作業は、呼称ではほとんど必要ありません。

このようにして、単語を構成する音韻を1つひとつばらばらに分解してから、次に個々の音韻に対応する仮名文字を脳内で探します（**文字選択**）。

漢字単語の書称には非音韻ルートが使用される

「林檎《りんご》」と漢字で書く場合には、**①対象の意味を解読する→②単語を探す（語彙選択）**までは呼称と同じですが、ここから先が異なります。

漢字単語の書称では、音韻情報がわかっただけでは正しい文字は選択できません。漢字は1つの音韻に対応している文字が1つとは限らず、同じ音韻に対応する文字が複数あるからです。

そこで、漢字の書称の場合には、**語彙選択**後は**音韻選択**を経由せずに、**文字選択**のプロセスへ向かいます。この場合の文字選択は、仮名の書称での文字選択とは異なり、音韻との対応で文字を探すのではなく、単語との直接的な対応で文字を探すことになります。

その際に指示を出すのは、脳内語彙におさめられている語彙情報です。じつは、仮名単語であっても、常に仮名書きされる2〜3文字程度の短い単語の場合には、この非音韻ルートで書けることが知られています。たとえば、「テレビ」「ピアノ」など、常にカタカナで書かれる外来語はその代表です。

重度の失語症者で、頭の中に単語の音韻がまったく浮かばないのに、自分にとってなじみ深い単語（**高親密語**）を、まれに仮名で書けることがあるのはこのためです。

書称のプロセス（音韻ルートと非音韻ルート）

❶ 対象の意味の解読
〈りんご〉を見てそれがどのようなものかを理解する

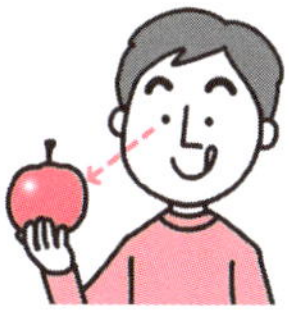

❷ 語彙選択
脳内語彙の中から、〈りんご〉の意味を表現する語彙を探す

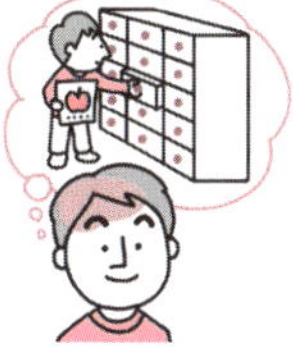

❸ 音韻選択
脳内の音韻貯蔵庫から、/ri//N//go/という音韻を探す

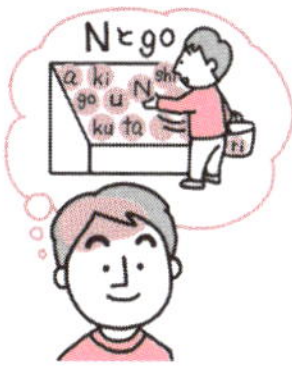

❹ 音韻配列
/ri//N//go/という音韻を正しい順序に並べる

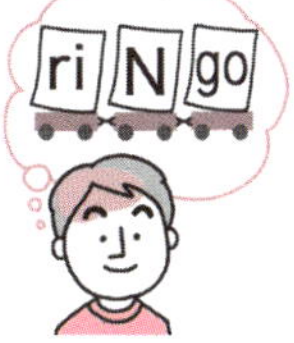

❺ 音韻の分解・抽出
並べた音韻を再び分解して１つずつ意識する

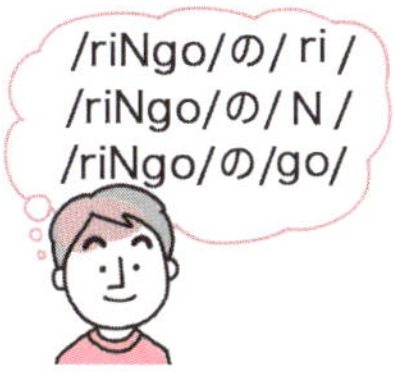

❻ 文字選択
（非音韻ルート）脳内の文字貯蔵庫で、語彙に対応する漢字を探す
（音韻ルート）脳内の文字貯蔵庫で、1つずつの音韻に対応する仮名を探す

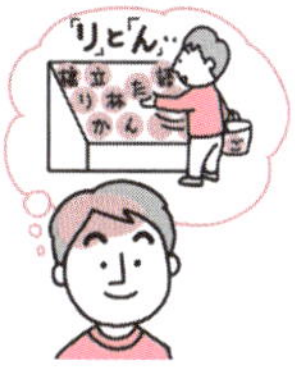

❼ 書字プログラムを呼び出す
脳内の書字の運動計画書を探す

非音韻ルート ➡　音韻ルート ➡

8

言われたとおりに書く（書取）

脳の中のことばの処理 言語モダリティ⑦

人のことばを聴き、正しく書き取る脳内プロセスでは、聴覚的理解・復唱・書称など、複数の言語モダリティが関与し、音韻《おんいん》ルート・非音韻ルートも重要な役割を果たします。

音韻を1つずつ文字に変換して書き取る音韻ルート

言われたことばを仮名で書き取る際のルートが、音韻ルートです。たとえば、「ringo」と言われたのを聴いて、「りんご」と書き取る場合です。

このルートでの書取を行うには、まず言われたことばを正しく復唱できなければなりません。言われたことばを一時的に脳内に保存し、音韻ルートでの書称と同様に、**音韻の分解と抽出→文字選択**というプロセスを経由して書き取ります。

音韻ルートでの書取は、言われたことばの意味を理解しているかどうかで、さらにプロセスが分かれます。意味を理解していない場合には、仮名では正しく書き取ることができますが、漢字では正しく書き取ることができません。たとえば、「ringo」を「輪五」、「yama」を「矢間」と書き取るなど、音韻だけが正しい当て字になってしまいます（**類音性錯書**《さくしょ》）。

音韻とは無関係に文字を選択して書き取る非音韻ルート

非音韻ルートでは、聴き取った単語を構成する1つひとつの音韻とは無関係に、直接文字全体を選択して、書き取っていきます。このルートが正常に機能しなければ、漢字で単語を正しく書き取ることは難しくなるのがふつうです。

もっとも典型的な例としては、「tanabata」→「七夕」、「ebi」→「海老」など、熟字訓で読まれる漢字単語を書き取る場合です。

音韻性失書と表層性失書

脳の損傷によって、2つの書字ルートのうち、音韻ルートが障害されるものが**音韻性失書**で、**非語**の書取が困難になります。仮名単語の書取も、基本的に困難になります。非音韻ルートは使えるので、漢字単語は、熟字訓で読まれるような変則的な語も含めて、ある程度書き取ることができます。

一方、非音韻ルートが障害されるものが**表層性失書**で、つづりの不規則な単語、日本語の場合は漢字非典型語や、熟字訓で読まれる語などの書取が、困難になります。音韻ルートは使えるので、語や意味に関係なく、仮名や漢字の音韻を1つずつ書き取ることは可能です。

書取のルートと障害

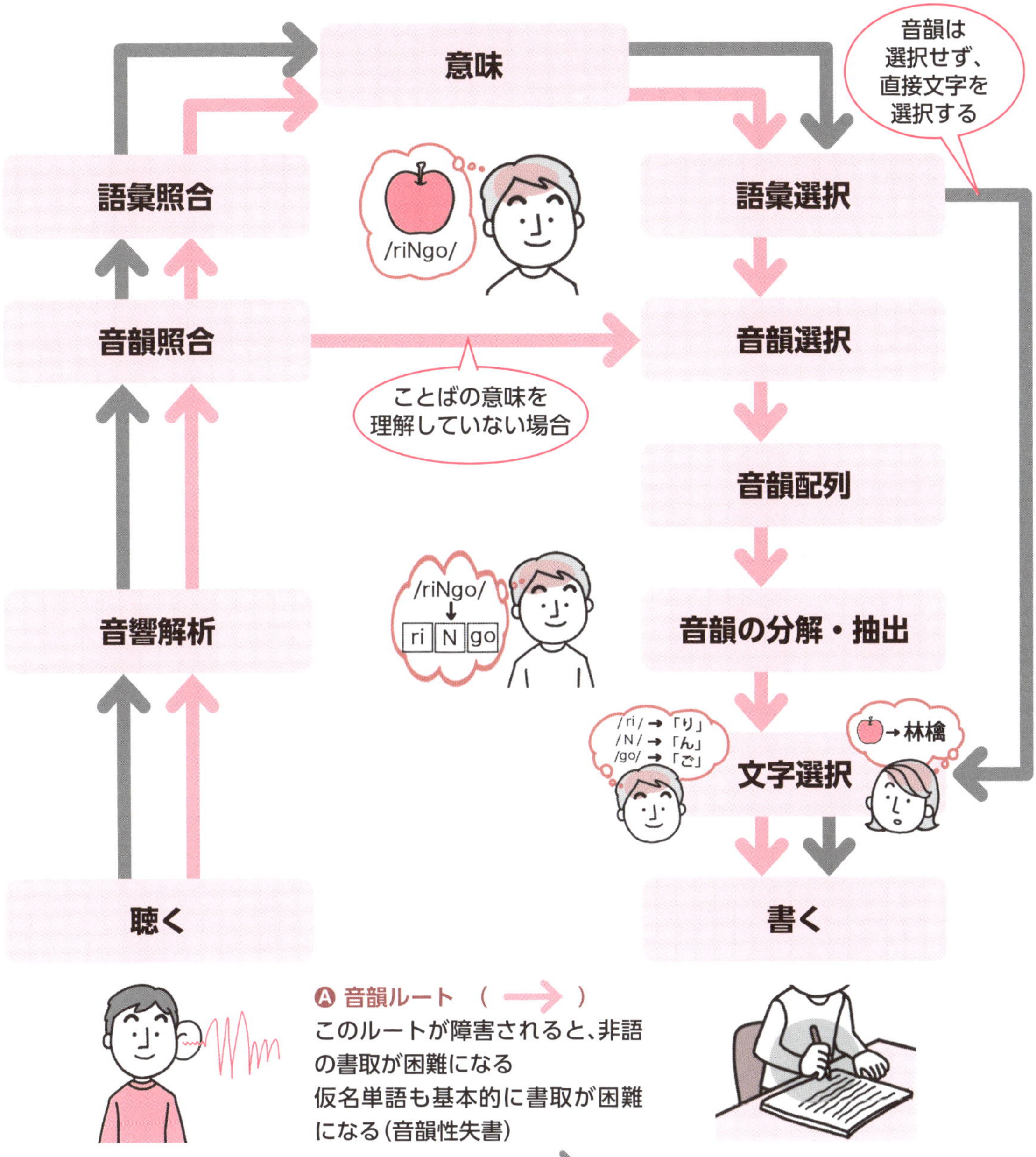

Ⓐ 音韻ルート　（ → ）
このルートが障害されると、非語の書取が困難になる
仮名単語も基本的に書取が困難になる（音韻性失書）

Ⓑ 非音韻ルート　（ → ）
このルートが障害されると、つづりの不規則な単語、日本語では漢字非典型語や熟字訓などの書取が困難になる（表層性失書）

9 失語症の症状①

「聴く」ことに関する障害

失語症では、「聴く」「話す」「読む」「書く」ということばの4つの側面それぞれに、さまざまな症状が現れます。まず、「聴く」ことに関する症状から解説します。

ことばを語音として聴き取れなくなる

失語症は耳の障害ではないので、音の聴こえが悪くなること（いわゆる難聴）はありません。しかし、ことばを正確に聴き分けるためには、単に音が聴こえるというだけでは不十分で、母音や子音に対する精密な分析が必要となります。

失語症になると、この機能が障害される場合があり、「ことばの音を聴き取れない」という意味で、近年では**語音《ごおん》聾《ろう》**と呼ばれています。

ことばを音韻として聴き取れなくなる

また、母音や子音を語音として正確に聴き取れても、日本語の音韻《おんいん》（五十音）のどれに該当するのか、照合するのが難しくなる場合もあります。

先ほど述べた語音聾の場合も、この場合も、ともに人から何かを話しかけられると、首をかしげたり、何度も聴き返したりします。そのため、知らない人からは、耳が遠いのではないか、と思われてしまいます。どちらもことばに限定した聴こえの障害にみえるため、以前はこれらの2つの症状は区別されず、ともに**語聾《ごろう》**と呼ばれていました。

はじめて聴いたことばのように感じる

ことばはよく聴き取れるが、日常よく使う単語なのに、はじめて聴いたことばのように感じるという症状もあります。この症状では、聴き取ったことばが単語なのか、そうでないのかの判断（**語彙《ごい》判断**）が困難になります。当然のことですが、その単語の意味（**語義**）もわかりません。

たとえば、「お体の調子はいかがですか？」と聴くと、この症状を持つ失語症者は、困ったような表情で「オカラダ？　オカラダって何ですか？」と聴き返したりします。または、単語の区切りがわからず、「オカラ？」のように聴き返すこともあります。

このような症状は、「聴き取った音韻列を語彙の音韻形式（語形）と照合できない」という意味で、**語形聾《ごけいろう》**と呼ばれています。

聴き覚えはあるのに意味がはっきり理解できない

最後に、ことばに対して、「確かに聴き覚えがある」と感じることができる

「聴く」ことに関する４つの症状

語音聾
ことばの音響特性の分析が障害される

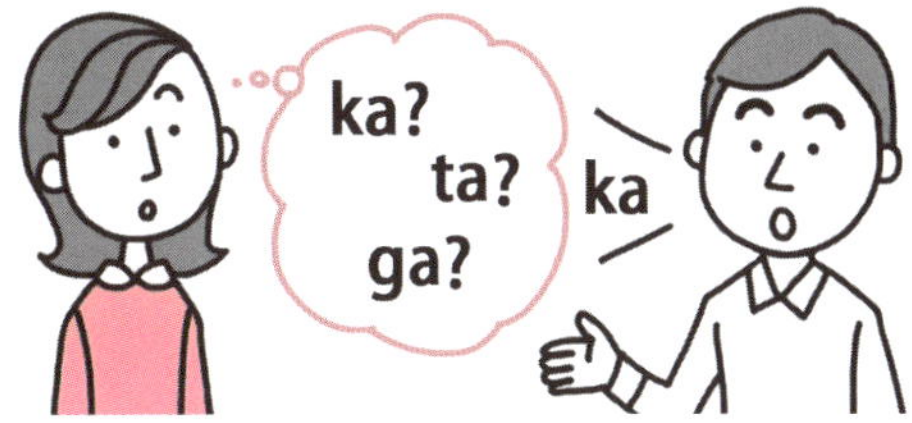
ka?
ta?
ga?
ka

音韻照合障害
聴き取った語音が、日本語の音韻のどれに該当するのかわからない

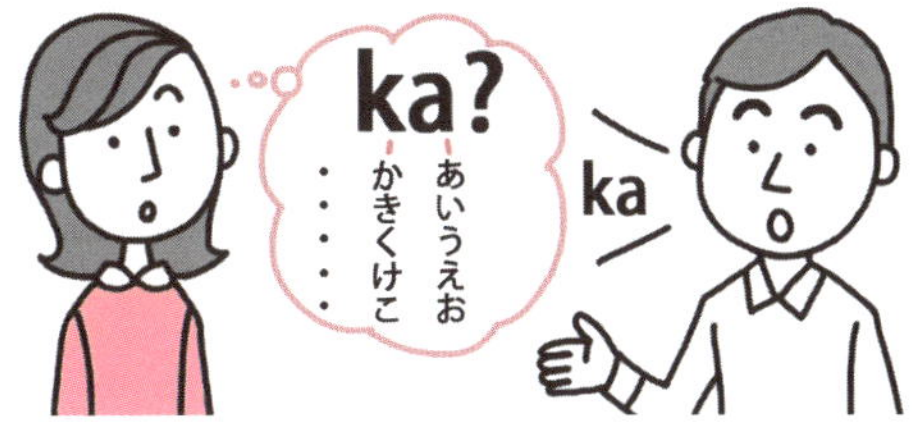
ka?
あいうえお
かきくけこ
・・・・・
ka

語形聾
聴き取った単語がはじめて聴いたことばのように思われる

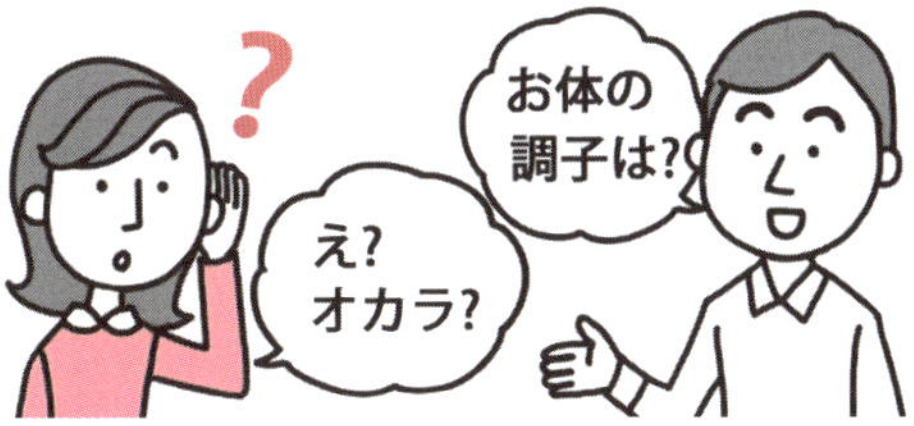
お体の調子は?
え?
オカラ?

語義聾
聴き取った単語を知っていると感じるが、意味がわからない

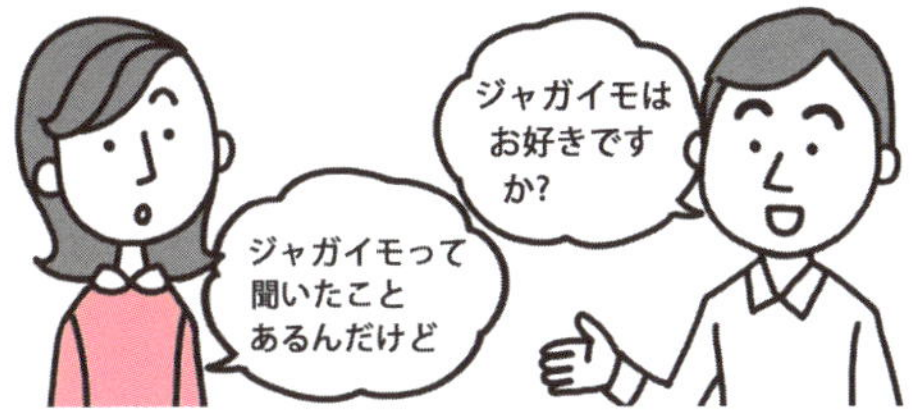
ジャガイモはお好きですか?
ジャガイモって聞いたことあるんだけど

（語彙照合は可能）のに、その語義がピンとこないという症状があります。

たとえば、「ジャガイモはお好きですか？」と聴かれると、この症状を持つ人は、「ジャガイモということばはわかるけれども、その内容が理解できない」などと説明してくれることがあります。また、「歩けますか？」と聴かれた場合には、「歩くってどういう意味でしたっけ？」のように、相手が使った動詞の活用形を、基本形に戻して聴き返すことができます。このような症状は、「語義を聴覚的にとらえられない」という意味で、**語義聾**《ごぎろう》と呼ばれています。

語義聾は、この前に説明した語形聾と混在して出現する場合が多く、この2つの症状を厳密に見分けることは、必ずしも容易ではありません。しかし、言語情報処理のプロセスにおいては、明らかに異なる段階の障害です。

どちらの症状も、相手のことばをたやすく復唱できるのに、その意味を理解できない、という点が特徴です。認知症と間違われやすい症状であるという点にも、注意が必要です。

10

失語症の症状❷

「話す」ことに関する障害

失語症の症状のなかでも、「話す」という側面の症状は目につきやすく、専門家にとっては、障害の脳内メカニズムを推定するうえで、きわめて重要な情報となります。

ことばが出ない喚語《かんご》困難が失語症の基本的な症状

意図したことばが思い浮かばない状態は、程度の差はあるものの、すべての失語症にみられる基本的な症状で、**喚語困難**といいます。

全失語と呼ばれる最重度の失語症では、苦しそうな表情とともに、絶句したまま何も出てこないという状態になります。このような場合は、脳の中でことばがどのように滞っているのかを推定することは、難しくなります。

単語についてみられる症状

よほど重度でない限り、まったく発話がみられなくなることはなく、むしろ何らかの形での「言い間違い」がみられます。どのように誤るかによって、ことばの脳内プロセスのどの段階に障害のポイントがあるのかを、ある程度推定できます。

❶語性錯語《ごせいさくご》

たとえば、りんごを見て「みかん」と言い誤る症状があります。目的とする語とは別の語が表出されてしまうもので、**語性錯語**と呼ばれます。

意味に対応する単語を探す段階（**語《ご》彙《い》選択**）の障害と考えることができます（28ページ参照）。

❷音韻性錯語

リンゴを見て、「じんご」とか「ごんり」などと言い間違える症状もあります。これらは、語彙選択よりもあとの、音韻《おんいん》を探したり（**音韻選択**）、正しい順序に並べたり（**音韻配列**）する段階の障害と考えることができ、**音韻性錯語**と呼ばれます。

同じ音韻性錯語でも、単語を構成すべき正しい音韻の一部が異なる音韻に置き換わっている場合を**置換**、順番が入れ替わっているだけの場合を**転置**と呼んで、区別します。一見似たような症状でも、障害が起こっている脳内の段階は異なります。

❸新造語（語新作）

珍しいケースですが、りんごを見て、たとえば「さすめ」「ひどわ」など、まったく日本語にない音韻列が表出されることがあります。英語ではneologismと呼ばれている症状で、日本語では**新造語**とか**語新作**と訳されます。

顕著な新造語は失語症発症初期にみられることがほとんどで、何年も経過してもなお新造語が持続するというケースは、そう多くありません。

文についてみられる症状

❶失文法

文法が障害されると、単語そのものの喚語はできても、それらを正しく並べたり、正しく活用させたりすることが困難になります。

とくに日本語の場合は、助詞が省略されることが多いといわれています。

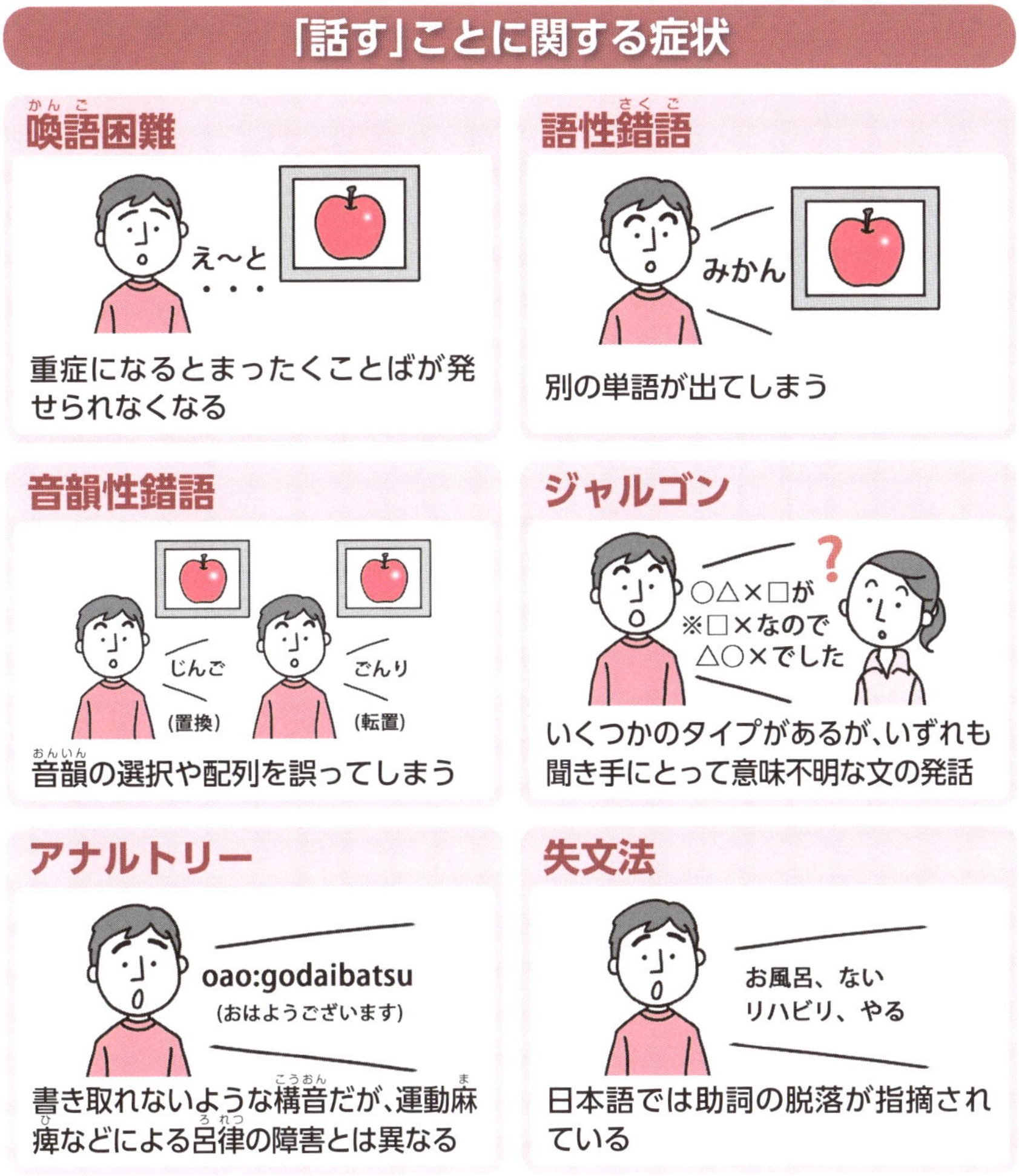
「話す」ことに関する症状
喚語《かんご》困難
え〜と
・・・
重症になるとまったくことばが発せられなくなる
語性錯語《さくご》
みかん
別の単語が出てしまう
音韻性錯語
じんご
(置換)
ごんり
(転置)
音韻《おんいん》の選択や配列を誤ってしまう
ジャルゴン
○△×□が
※□×なので
△○×でした
いくつかのタイプがあるが、いずれも聞き手にとって意味不明な文の発話
アナルトリー
oao:godaibatsu
(おはようございます)
書き取れないような構音《こうおん》だが、運動麻《ま》痺《ひ》などによる呂《ろ》律《れつ》の障害とは異なる
失文法
お風呂、ない
リハビリ、やる
日本語では助詞の脱落が指摘されている

このような発話の障害のことを、**失文法**といいます。

❷ジャルゴン

語性錯語・音韻性錯語、あるいは新造語などの混入によって、話している文章が意味不明になった状態を、**ジャルゴン**といいます。

その特徴によって、**意味性ジャルゴン・新造語ジャルゴン・音素性ジャルゴン・表記不能型ジャルゴン**などに分類されます。

構音《こうおん》レベルの障害でみられるアナルトリー

失語症は、声帯・舌・口唇などの発声発語器官の運動麻痺《まひ》による呂律《ろれつ》障害ではありません。しかし、発音の設計図（構音プログラム）に障害が生じると、呂律障害と見間違えるようなぎこちない構音で話す、**アナルトリー**という症状がみられるようになります。

一般に失語症は、このアナルトリーの症状をともなう**非流暢タイプ**と、ともなわない**流暢タイプ**の2つに、大きく分類されます。

11

失語症の症状 ③

「読む」ことに関する障害

「読む」側面には、「読解」と「音読」が含まれます。失語症における「読む」側面の症状は、文字に特有の症状ばかりでなく、「聴く」「話す」側面との関連性も重要になります。

「読解」に現れる症状 音韻《おんいん》ルートと非音韻ルート

音韻ルートを経由する読解（32ページ参照）の障害で現れる症状には、「聴く」側面に現れる症状と共通点がみられます。たとえば、「正しい読み方（音韻）がわかるのに、その単語（語形）をはじめてのように感じる」という症状や、「正しい読み方（音韻）がわかって、しかもその単語になじみを感じるのに、意味（語義）がピンとこない」という症状は、それぞれ「聴く」側面における**語形聾**《ごけいろう》および**語義聾**《ごぎろう》（40・41ページ参照）と、障害メカニズムに共通性があります。ただし、読みに現れる症状なので、「聾」という用語は使えません。また、このような症状が現れるのは、基本的に仮名単語の場合です。

一方、**非音韻ルート**を経由する読解（33ページ参照）の障害では、「読む」側面に特有の症状がみられます。たとえば、「林檎《りんご》」という文字を見て、〈蜜柑《みかん》〉のことだと思ってしまうような読解の誤りです。ほとんどの場合、漢字単語でみられる症状です。

「音読」に現れる症状 音韻ルートと非音韻ルート

音読は、文字を声に出して読むという点で、「話す」側面が関与します。さらに、対象となる文字が単語なのか非語なのか、漢字なのか仮名なのかという要因も加わるため、症状の現れ方が読解以上に多様になります。ただし、ここでも基本になるのは、音韻ルートと非音韻ルートという考え方です。

音韻ルート、つまり文字を1つずつ音韻に変換する処理は、多くの失語症者が苦手とするところです。ここが障害された場合の症状としては、仮名1文字や非語の音読が困難になります。1文字単位での読み誤りは、**字性錯読**《じせいさくどく》と呼ばれます。

一方、主として漢字単語に適用される非音韻ルート、つまり1文字ずつ音韻に変換するのではなく、書かれた単語全体から、語彙《ごい》や意味を直接理解するルートは、比較的重度の失語症者でも保たれやすいことが知られています。このルートが障害された場合の音読では、「林檎」を「みかん」と読んだり、「警察官」を「おまわりさん」と読んだりするような、1文字単位での読み誤りとは異なる症状がみられ、**語性錯読**（**意味性錯読**）と呼ばれます。

なお、音韻ルート、非音韻ルートそ

「読む」ことに関するさまざまな症状

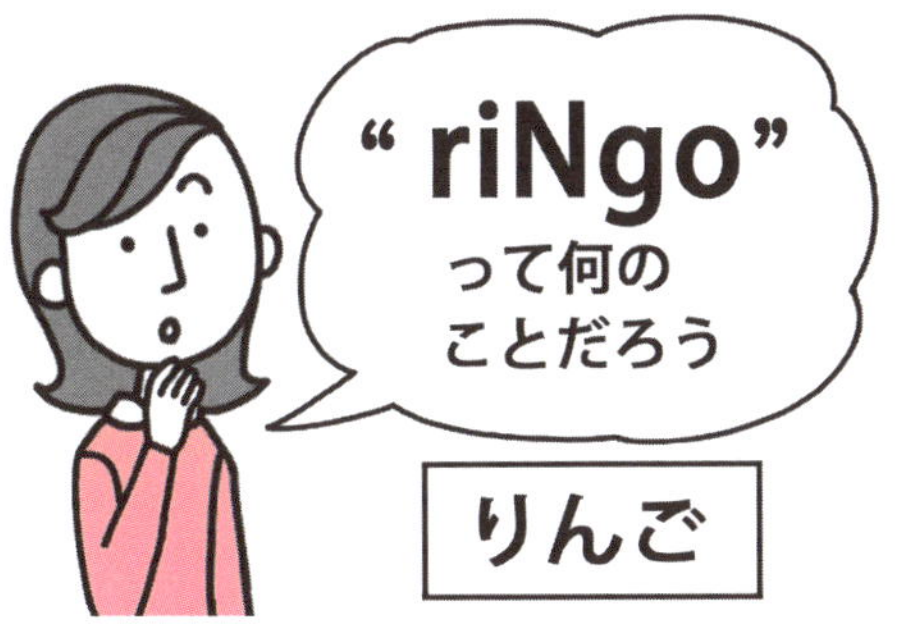
“riNgo”
って何の
ことだろう
りんご

正しく読めるのになじみを感じない（語形聾《ごけいろう》と共通の症状）

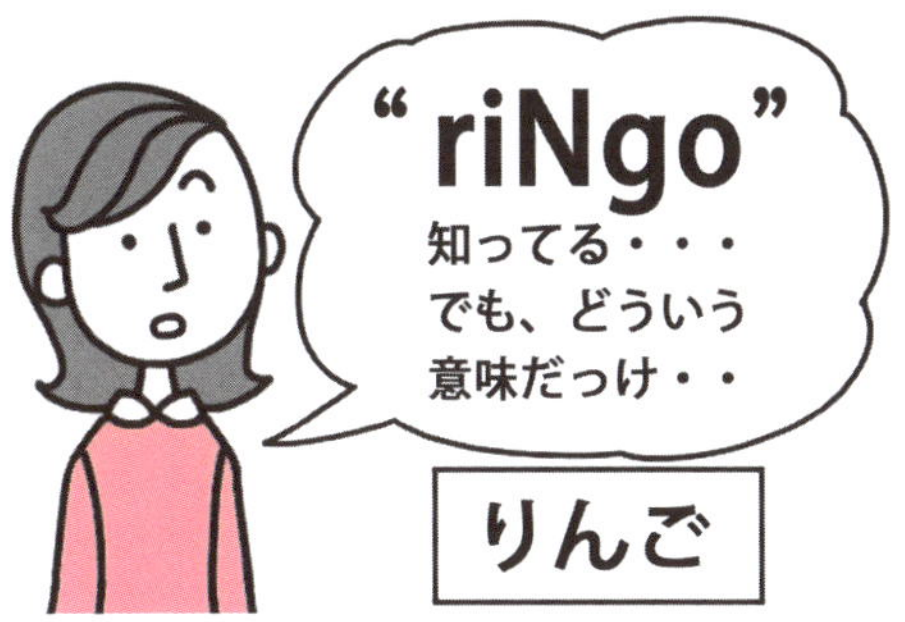
“riNgo”
知ってる・・・
でも、どういう
意味だっけ・・
りんご

正しく読めてなじみも感じるのに、意味がピンとこない（語義聾《ごぎろう》と共通の症状）

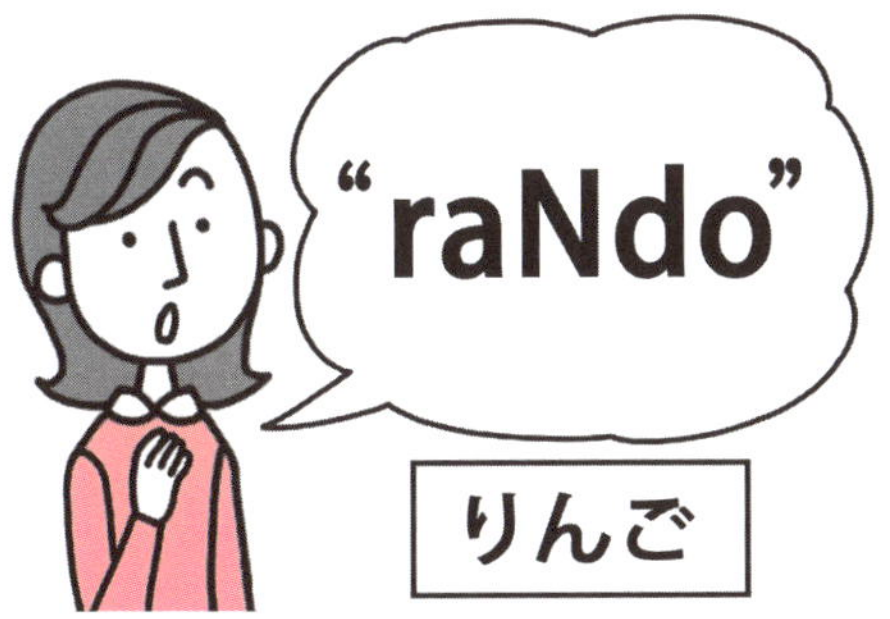
“raNdo”
りんご

1文字単位での読み間違いで、基本的に仮名でみられる症状（字性錯読《じせいさくどく》）

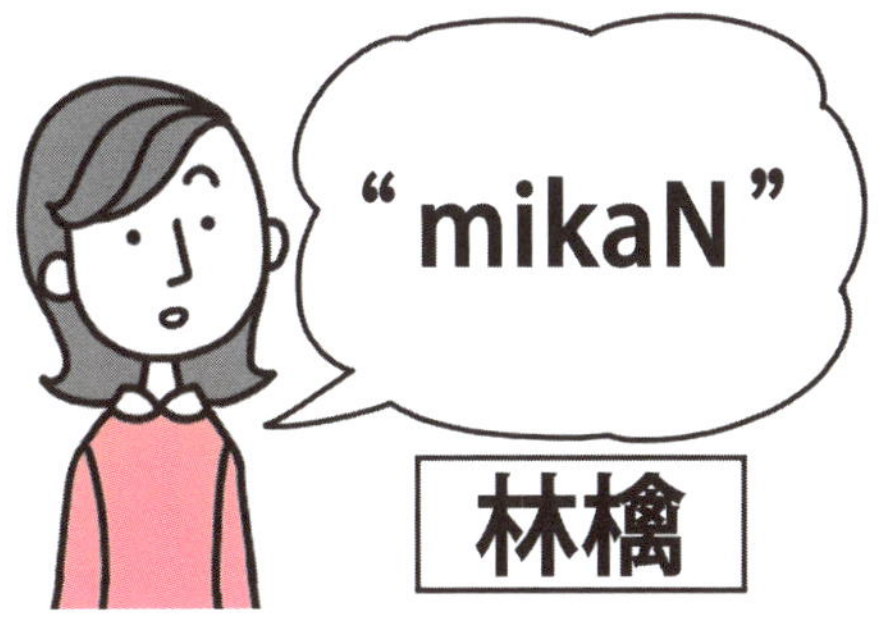
“mikaN”
林檎

単語全体としての読み間違いで、主に漢字でみられる症状（語性錯読）

れぞれが障害された場合に現れる特徴的な読み誤りのパターン（**音韻性失読・表層性失読・深層性失読**）については、35ページを参照してください。

文字の視覚認知の障害による失読

文字を読む際には、文字という図形を視覚的に正しく認識するプロセスが必要です。視力には問題がなくても、脳の**視覚中枢**に障害があると、当然文字も正しく認識できなくなります。このような障害は、**視覚失認**（108ページ）による失読です。

視覚中枢から文字言語中枢への連絡障害による純粋失読

視覚中枢から文字言語の中枢への連絡が障害されると、文字の形は認識できても、読解や音読が困難になります。このようなメカニズムによる読みの障害は、**純粋失読**と呼ばれます。この場合には、「読む」側面を除けば、ことばには何の支障もないので、狭義の失語症には含めない考え方もあります。

12 失語症の症状④

「書く」ことに関する障害

「書く」という側面に現れる症状には、「話す」という側面にみられる症状がベースとなるものもありますが、なかには「書く」ことに特有の症状もあります。

「話す」側面と共通する「書く」側面の症状

失語症で「話す」という側面に現れる症状のうち、アナルトリー以外の症状、つまり**喚語《かんご》困難**・**語性錯語《ごせいさくご》**・**音韻《おんいん》性《せい》錯語**（42～43ページ参照）などは、書く側面にも現れます。

たとえば、『猫』の絵を見て「犬」などと書き誤る場合を、**語性錯書《さくしょ》**と呼びます。また、『鉛筆』の絵を見て「えんぽち」などと書き誤る場合を、**音韻性**（または**字性**）**錯書**と呼びます。それらの多くの症状は、「話す」側面における障害と、共通のメカニズムで説明できるものです。

そのほかに、「書く」ことに特有の症状もあります。それらについて、概説しましょう。

「話す」側面には問題がないのに文字が思い浮かばない純粋失書

「話す」側面、つまりことばを音韻として思い浮かべることには問題がないのに、文字が思い浮かばなくなる場合があります。ことばの中でも、「書く」側面は「話す」側面に比べて学習する年齢が遅いので、脳の中のシステムとして脆弱《ぜいじゃく》であり、失語症になった場合、障害がより強くなる傾向があります。

障害が「書く」側面だけに限定されている場合を、**純粋失書**といいます。

文字の形が崩れる構成失書

文字を書くときには、文字という図形を、二次元平面上に正しく構成する必要があります。腕や指に運動障害がなくても、脳の「構成」中枢に障害があると、さまざまな図形を描くこと（構成）が困難になり、頭の中には正しい文字が浮かんでいるのに、ひどく形の崩れた文字しか書けなくなります。

このようなメカニズムによる「書く」ことの障害は、狭義の失語症には含めず、**構成失書**と呼んでいます。構成失書では、正しい文字を見せられても、正確に書き写すのが困難になります。

正しい書き順が出てこなくなる失行性失書

ことばを話す際には構音プログラムがありましたが、文字を書く際には、一連の書字動作のプログラムが必要です。もっと簡単にいうと、どこから書き始めて、どこで書き終わるかという書き順（運筆）のことです。

このプログラムを呼び出せなくなると、文字をどのような順序で書けばよいかわからなくなります。構成失書とは異なり、文字を書き写すことは可能なのですが、書き順は無視され、単に図形を書き写すような書き方になります。このようなメカニズムによる「書く」ことの障害は、**失行性失書**と呼ばれ、広義の失行（106ページ参照）として位置づけることが可能です。失行性失書も、構成失書と同様に、通常は失語症には含めません。

　また、特殊なケースで、書く行為が止まらなくなり、延々と文字を書き連ね、それがまったく意味不明である**ジャルゴン失書**という症状もあります。

　なお、音韻ルート、非音韻ルートそれぞれが障害された場合に現れる特徴的な書き誤りのパターン（**音韻性失書・表層性失書**）については、38ページを参照してください。

「書く」ことに関するさまざまな症状

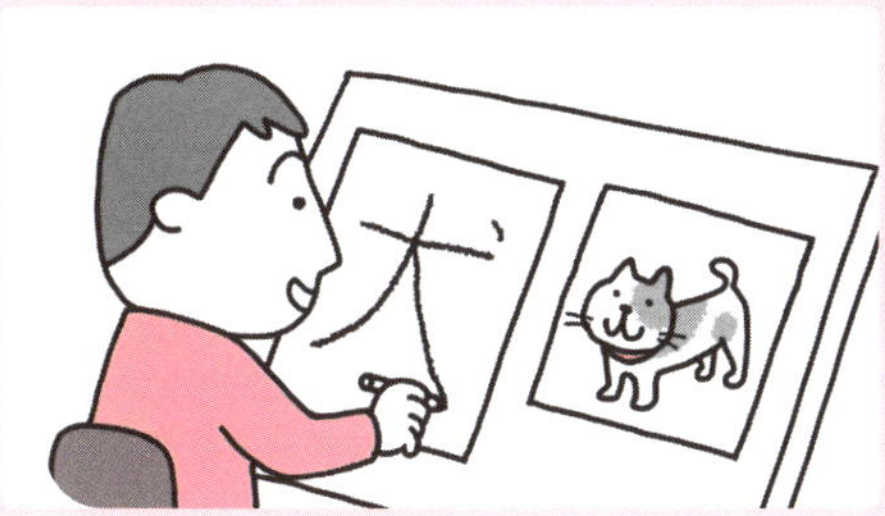

〈猫〉の絵カードを見て「犬」と書いてしまう（語性錯書《ごせいさくしょ》）

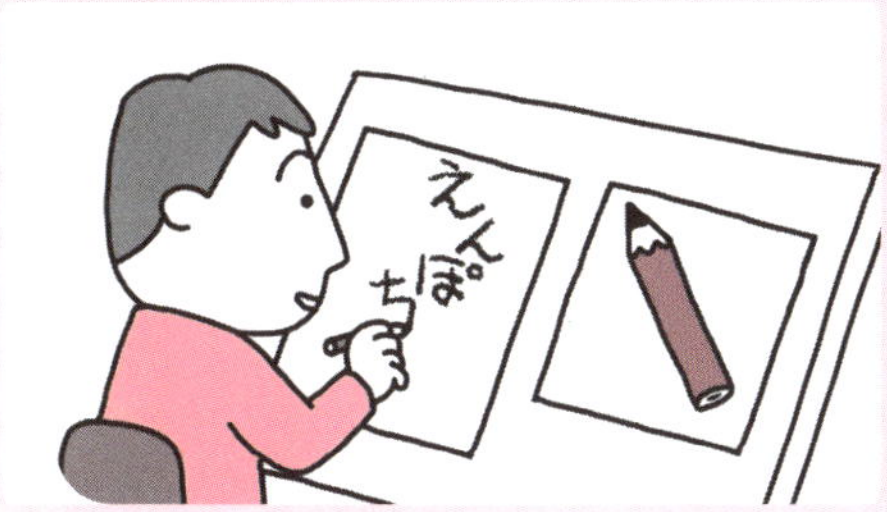

〈鉛筆〉の絵カードを見て「えんぽち」と書いてしまう（音韻性《おんいんせい》または字《じ》性《せい》錯書）

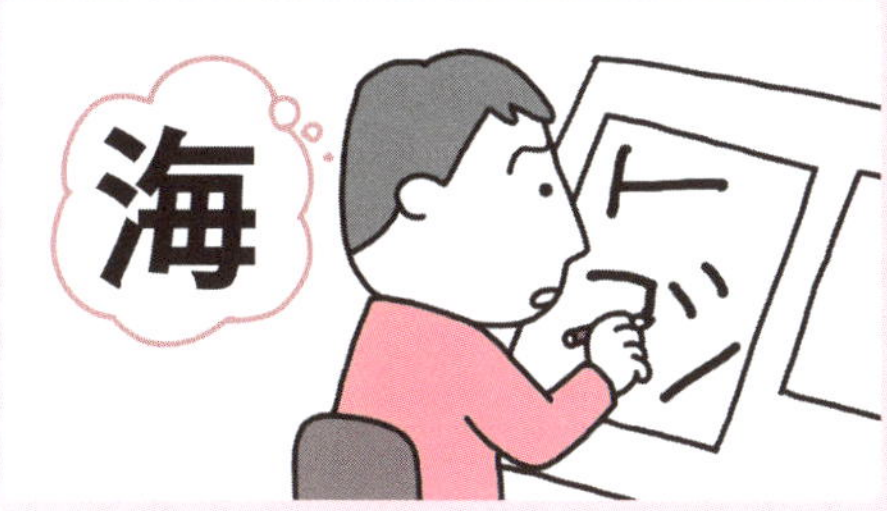

頭の中では文字がイメージできているのに、へんとつくりのバランスや、文字全体のバランスが著しく悪くなってしまう（構成失書）

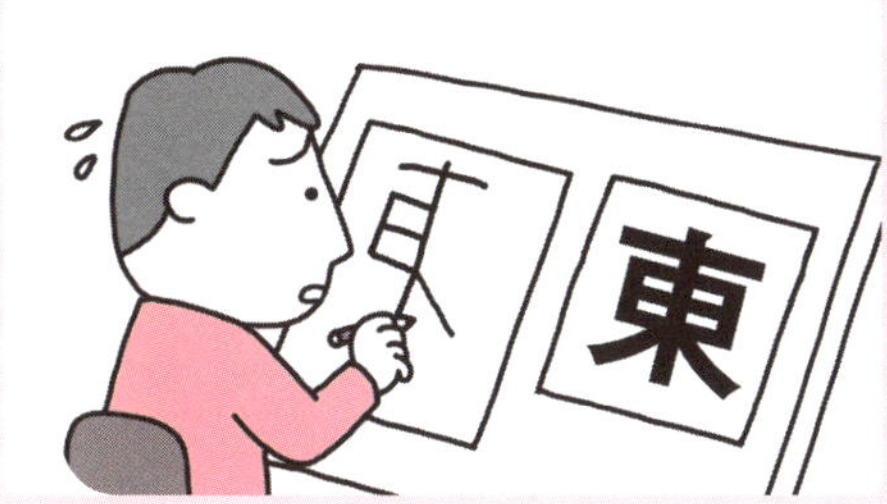

どのように書き出したらよいのかがわからなくなり、文字を書き写すのにも、図形のように写してしまう（失行性失書）

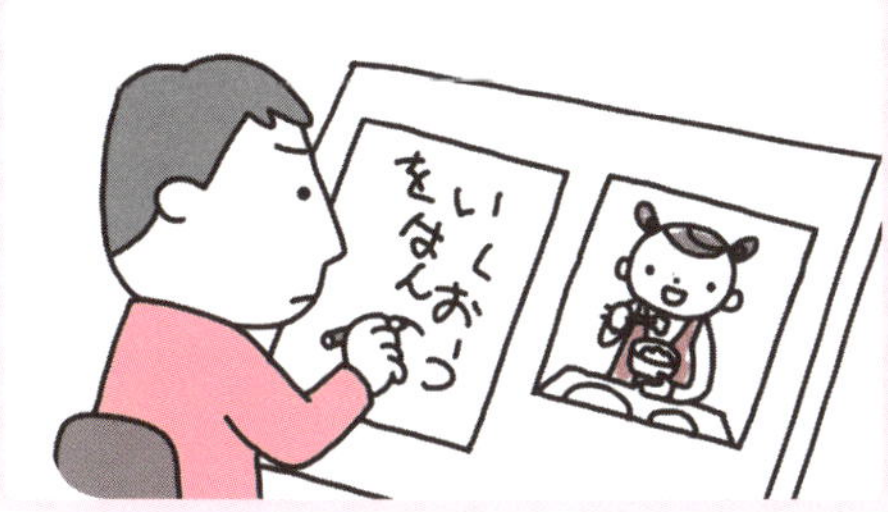

（女の子がごはんを食べている場面の）情景カードを見て、理解不能な仮名文字の羅列を書いてしまう（ジャルゴン失書）

13

失語症のタイプ

脳の障害部位によって症状は異なる

失語症になっても、すべての症状が同じように現れるわけではありません。ダメージを受けた脳の部位に応じて、異なる症状の組み合わせのパターンがみられます。

失語症はいくつかのタイプに分類される

ブローカやウェルニッケが活躍した19世紀後半から、多くの失語学者がさまざまな失語分類を試みてきました。ここでは、1970年代にアメリカで、ボストンの失語研究者たちによって提唱された、**新古典分類**による失語タイプ名を使用して、それぞれの特徴について解説します。

左ページの図は、19世紀末にリヒトハイムとウェルニッケが、ことばのしくみを図式化したものです。彼らはこの図式をもとに、障害されたポイントに応じて異なる失語タイプが生じると考えました。新古典分類でも、この考え方が基本的に受け継がれています。

簡単に説明すると、まずa→A→Bがことばを聴いて理解するプロセスです。次に、B→M→mが言いたいことを発話するプロセスですが、発話する際には自分のことばを耳で聴いて確認するので、同時にB→A→M→mというプロセスも関与します。そして、a→A→M→mが相手のことばを復唱するプロセスとなります。また、このモデルには、読み書きのプロセスは含まれていません。

Mの障害によるブローカ失語

1861年にブローカが報告した失語症のケースがもとになった、失語タイプです。**①アナルトリーをともなった非流暢な発話、②聴いて理解する側面は比較的保たれていること**、が主な特徴です。

さらに、多くの研究者が文法能力の障害を指摘しています。

Aの障害によるウェルニッケ失語

1874年のウェルニッケによる報告がもとになった失語タイプで、**①流暢な発話、②聴いて理解する側面の障害**、が主な特徴です。

ただし、発話が流暢であるといっても決して正常なわけではありません。**語性錯語**《ごせいさくご》・**音韻性**《おんいんせい》**錯語**・**新造語**・**ジャルゴン**など、ケースごとにさまざまな症状が混在します。

A—Mの離断による伝導失語

ブローカ野とウェルニッケ野の間の情報伝達がうまくいかなくなることで

生じると考えられてきた、流暢タイプの失語です。

　この失語タイプについては、復唱が障害されるという点がかなり強調されていた時期がありましたが、伝導失語の本質的な特徴は、「話す」「書く」ということばの表出面全般において**音韻性錯語（錯書）**が多くみられ、しかも自分の言い誤りに気づいて言い直そうとすることであると指摘されています。また、ことばの理解面については、発症初期からほぼ正常なのも特徴です。

リヒトハイムとウェルニッケの失語モデル

19世紀末に示された失語についての考え方で、1970年代に提唱された新古典分類による失語型（51ページ参照）も、このモデルに基づいています。

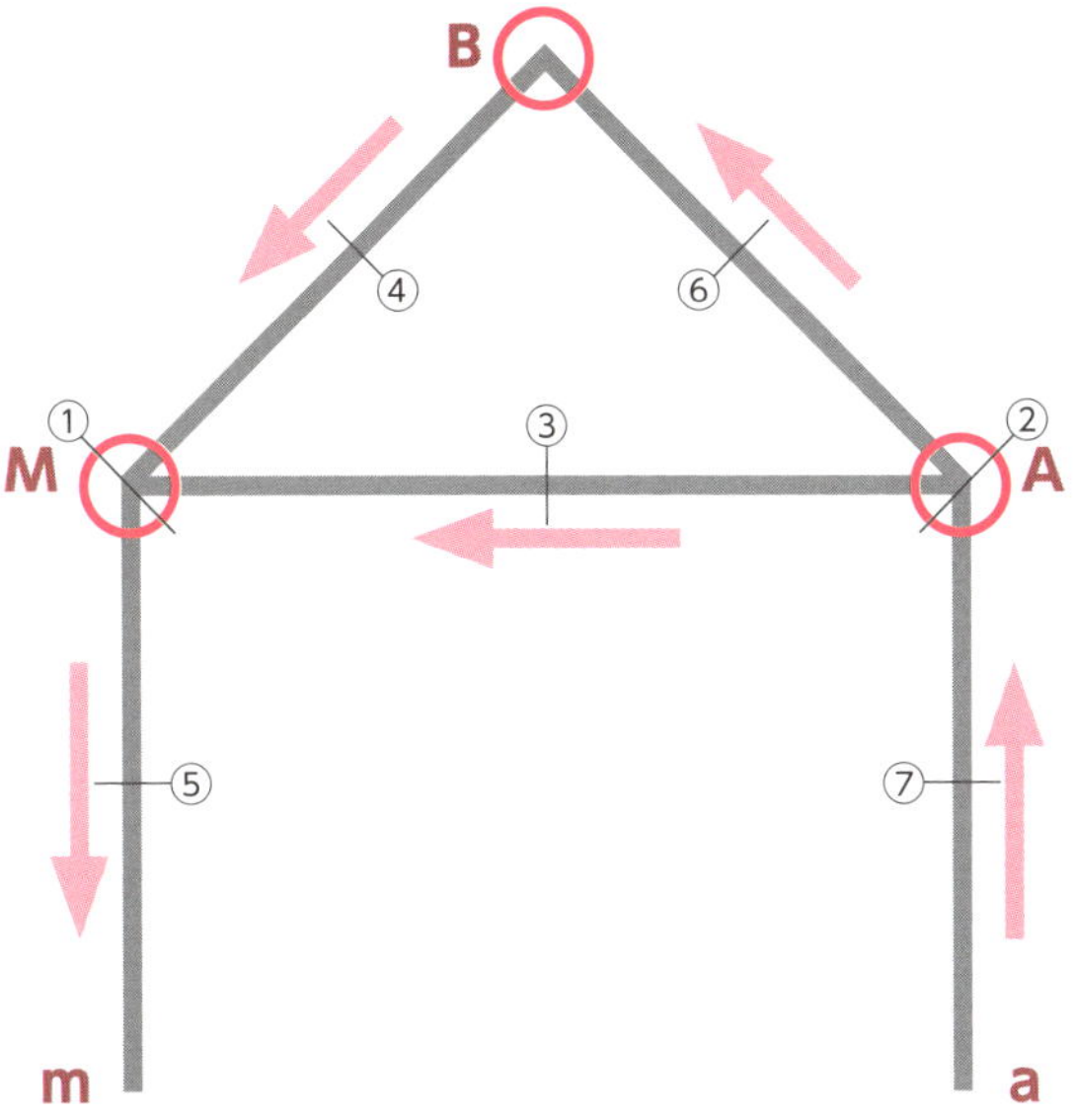

A　：聴覚言語中枢
ことばを聴いて理解する中枢（ウェルニッケ中枢ともいわれる）

M　：運動言語中枢
ことばを話すための中枢（ブローカ中枢ともいわれる）

B　：概念の中枢

a　：聴覚の経路

m　：運動（話す）の経路

上に示した①～⑦の損傷によって、次のようなタイプの失語が生じるとされました。

①皮質性運動失語（ブローカ失語）	・言語理解は比較的保持されるが、自発的に話すことや復唱することはできない
②皮質性感覚失語（ウェルニッケ失語）	・話しかけられたことを理解できず、復唱もできない ・自発的に話すことはできるが、意図する語と違う語を発してしまうという錯語を生じる
③伝導失語	・理解も発語もできるが、音韻性錯語がみられる
④超皮質性運動失語	・自発的に話そうとしないが、復唱はできる
⑤皮質下性運動失語	・自発語が失われる点は皮質性運動失語に似ているが、書字能力は保持される
⑥超皮質性感覚失語	・話しかけられたことを理解できない ・復唱はできるが、復唱した内容を理解しない ・自発的に話すことはできるが、語性錯語がみられる
⑦皮質下性感覚失語	・皮質性感覚失語に似ているが、話す際に錯語がみられない

障害レベルが全般的に軽度である健忘失語

流暢タイプで、全体的に軽度の失語症であり、通常の日常会話には大きな支障のないレベルの失語型です。「健忘」という用語が使われていますが、記憶障害の健忘症とは、直接関係ありません。

物の名前が出にくいという症状（**喚**《かん》**語**《ご》**困難**）が中心で、「ほらあれ、何だっけ、昨日も食べたやつ…」などとまわりくどい言い方をする症状（**迂**《う》**言**《げん》）が特徴です。さまざまな失語タイプが回復した結果到達する臨床像と考える人もいるため、障害ポイントをモデル上の特定の箇所に示すことができません。

概念中枢と言語中枢の離断による超皮質性失語

前ページにあげたモデルのなかで、屋根のような形の頂点にあるBは、ドイツ語のBegriffの略で、**概念（意味）中枢**を表します。この概念中枢とA（**聴覚言語中枢**）やM（**運動言語中枢**）との連絡が絶たれた場合は、次の3タイプの失語型が想定されます。

3タイプに共通する特徴として、a→A→M→mが保たれているため、復唱が良好であるという点があげられます。なお、「超皮質性」という聴き慣れない用語については、あまり気にする必要はありません。

❶超皮質性感覚失語（A―Bの離断）

流暢タイプで、多少長い文章であっても、相手のことばを復唱することができます。それにもかかわらず、情報がBまで届かないため、意味の理解が困難になることが特徴です。つまり、**語形聾**《ごけいろう》や**語義聾**《ごぎろう》（40～41ページ参照）の症状が現れます。

発話では**語性錯語**《ごせいさくご》（42ページ参照）が特徴的であり、音韻性《おんいんせい》の誤りは目立ちません。文字の読み書きについては、仮名は良好で漢字が不良なケースが多くみられます。一般の人にはことばに障害があるように感じられないこともあるため、失語症であると気づかれにくく、「変なことを言う人」と誤解されてしまう場合もあります。

❷超皮質性運動失語（B―Mの離断）

狭義の言語障害というよりも、自発的に話そうとしないという発話意欲の低下を、主な特徴とするタイプです。当然、発話量も少なく、非流暢タイプに分類されます。

この失語はBでつくられたメッセージがMに届かないため、ことばにならないことで生じるものです。ことばの障害というよりも、意欲や発動性などの、精神活動の駆動力面での障害の関与が主な要因と考えられます。

❸混合型超皮質性失語（A―BおよびB―Mの離断）

A―B間、B―M間の両方の連絡が障害されると、超皮質性感覚失語と超皮質性運動失語の特徴をあわせ持つ臨床像となります。非流暢タイプに分類され、相手のことばを復唱する能力を除き、すべての言語能力が障害されます。

このタイプの失語を実際に目にすることは、あまり多くありません。言語中枢が概念中枢から切り離されているという意味で、**言語野孤立症候群**と呼ばれることがあります。

新古典分類による８タイプの失語型

失語型	流暢／非流暢	復唱	聴覚的理解
ブローカ失語	非流暢	不良	良好
ウェルニッケ失語	流暢	不良	不良
伝導失語	流暢	不良	良好
超皮質性感覚失語	流暢	良好	不良
超皮質性運動失語	非流暢	良好	良好
混合型超皮質性失語	非流暢	良好	不良
全失語	非流暢	不良	不良
健忘失語	流暢	良好	良好

非流暢タイプの失語症

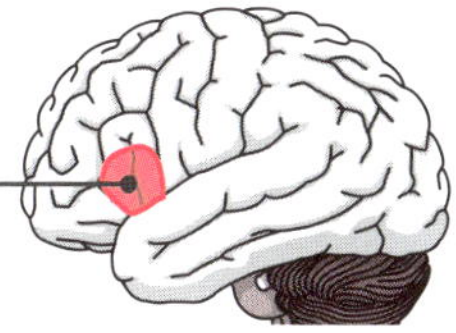

ブローカ野を中心に、脳の前方が主な病巣のことが多い

流暢タイプの失語症

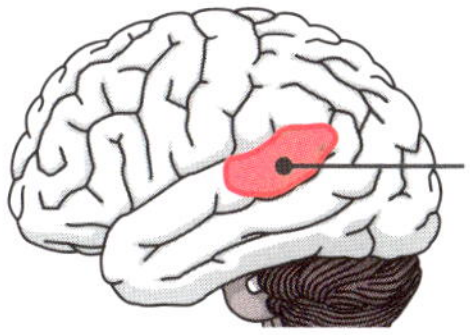

ウェルニッケ野を中心に、脳の後方が主な病巣のことが多い

すべての言語機能が障害された全失語

文字どおり、ほぼすべての言語機能が重度に障害されたタイプで、非流暢タイプに分類されます。混合型超皮質性失語との違いは、復唱も障害されている点です。

多くの場合、言語中枢だけでなく、大脳の広い範囲にわたる損傷がみられます。

失語型は3つの軸によって分類・整理できる

この項で説明した新古典分類による8タイプの失語型を、①流暢／非流暢、②復唱の良／不良、③聴覚的理解の良／不良、という3つの軸で分類すると、上の表のようになります。この分類・整理のしかたは、失語症臨床に携わる多くの人に受け入れられています。

脳の障害部位との対応という点では、非流暢タイプの失語症はブローカ野を中心に脳の前方が主病巣で、流暢タイプの失語症はウェルニッケ野を中心に脳の後方が主病巣である場合が多いことがわかっています。

また、復唱の良／不良からも、ある程度病巣の位置を推定することが可能です。このように、症状から脳の障害部位を推定できるという点でも、失語症を分類することは、専門家にとって非常に重要になります。

14

失語症の治療・マネージメント・予後

原因疾患の治療後にリハビリテーションを行う

失語症の原因疾患の診断や治療は医師が行い、障害された機能の評価や回復のための訓練や助言、環境調整などは、主に言語聴覚士が担当します。

失語症のほとんどは突然発症する

後天的な言語障害である失語症においては、発症の原因となった疾患の治療が最優先されることは、いうまでもありません。脳血管障害でも、あるいは事故による外傷でも、そのほとんどは突然発症します。

ほんの少し前まで元気に過ごしていた人が、自宅で倒れているのを発見した、または救急車で職場から病院に運ばれたという連絡を受けた、などという状況に直面したご家族のショックや悲しみは、想像を超えるものです。

生命の危機を脱しても後遺症が残るケースが多い

救命救急医療によって生命の危機を脱しても、ほっと安心する間もなく、「意識さえ戻ればすべては元どおりになるはず」という期待は、大きく裏切られます。運よく身体に目立った障害が残らなかった場合でも、担当医から「ことばに深刻な後遺症が残るでしょう」「おそらくお仕事を続けるのは無理でしょう」などと告げられ、先行きが真っ暗になる思いを味わうご家族も、少なくありません。

回復期リハビリテーションは専門の医療機関で行う

疾患に対する急性期の治療を終えると、集中的なリハビリテーションを受けられる医療機関に転院することが一般的です。そこでは、言語障害のリハビリテーションを専門とする**言語聴覚士**による、治療・訓練を受けることができます。ただし、その期間はおよそ3か月程度です。

この時期になると、疾患の状態も安定してきて、40～60分程度の言語訓練のセッションに、集中して取り組むことができるようになります。そこで、機能回復訓練と並行して、その後の生活に向けた準備を行います。具体的には、近い将来自宅へ戻るための外泊訓練や担当スタッフによる家屋チェック、職場復帰のためのリハビリスタッフと職場の担当者の打ち合わせなどです。

生活期リハビリテーションはさらなる回復をめざして行う

ほとんどの失語症においては、回復期リハビリテーションの期間後も、さらなる機能の改善が期待できます。とくに、働き盛りである50代・40代以下

リハビリテーションの流れ

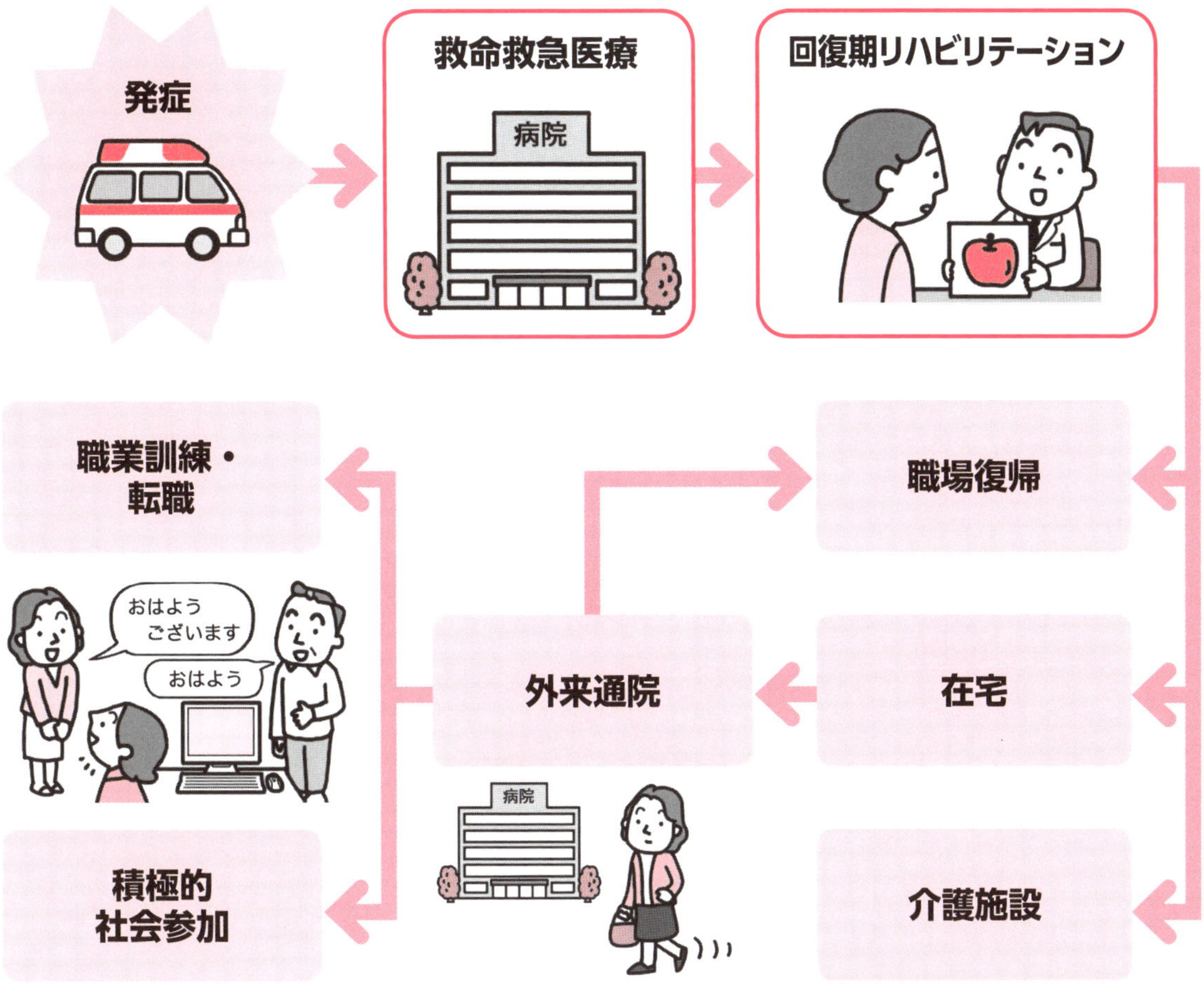

の発症では、少なくとも3年程度は継続して集中的な訓練を行うことで、着実に機能が回復します。

この時期に失語症の機能回復訓練を希望する場合は、外来での失語症訓練を積極的に実施している医療機関、介護保険枠で失語症の個別訓練を行っている施設などで訓練を受けます。そのほかに、まだ数は多くありませんが、個人開業の言語聴覚士が、長期間の言語訓練に力を入れているケースもあります（ただし、保険適用はなく費用は全額自己負担）。

解説書によっては、「リハビリテーションの開始は早ければ早いほどよく、半年～1年過ぎてから実施しても効果が期待できない」のように記載されていることがあります。しかし、失語症に関しては、それは当てはまりません。たとえば、発症後1年程度経過してから、ようやく頭がはっきりしてきて、集中的に訓練に取り組める時期になった、というケースもしばしばあります。非常につらい後遺症でも簡単にあきらめてはいけないのが、失語症です。

15

失語症の支援のポイント

失語症の回復経過を正しく理解する

多くの場合、失語症の回復は数年にわたります。決してあせらず、時期に応じて行うべきことを理解しておくことが、適切な支援につながります。

家族による自己流の訓練は禁物

一日も早く治ってもらいたいという一心から、言語聴覚士による言語訓練だけでは不十分に感じる人もいるかもしれません。そこで、ご家族やスタッフのなかには、「私にも何かできないだろうか」と、インターネットや本で調べて、見よう見まねで「訓練」をやってしまう、というケースがあります。

しかし、これはおすすめできません。すでに説明したように、失語症にはさまざまなタイプがあり、タイプによって、効果的な訓練とそうでない訓練があります。また、本人の症状に合わないことを強引にやらせると、効果が得られないだけでなく、精神的に深いダメージを与えてしまう危険性もあります。とくに、発症から日が浅い時期には、1日ごとに症状が変化するため、専門家でも非常に慎重な対応が必要になります。

ある程度月日が経過して、比較的症状が落ち着いてくると、訓練の一部分を、言語聴覚士からご家族やスタッフの方にお願いする場合もあります。

発症初期の混乱期はあせらずにじっと待つ

少なくとも発症から1か月程度は、本人は頭の中が混乱した状態にあります。一見意識がはっきりしているように見えても、じつはかなりぼんやりしているもので、集中力もありません。このような時期には、机に向かって知的作業を行うということ自体が困難で、脳にかかった霧が晴れるのを待つしかないのです。

この時期は、言語聴覚士も、いっしょに散歩したり、歌を歌ったり、ゲームをしたりするだけという場合もあります。周囲の人は、「ちっとも『訓練』らしいことをしていないのでは？」と不信に思うことがあるかもしれません。しかし、決してあせらず、症状が落ち着くときをじっと待つことが大切です。

また、この時期は、本人が興奮して大声を出したり、点滴を引き抜こうとしたりすることがありますが、その時期に特有の一時的な症状だと理解することが重要です。患者自身が、現実をあまり理解できていないのです。

回復期の始まりには症状への「気づき」から落ち込むことも

脳の疾患の状態が落ち着き始め、よ

うやく自分が置かれた状況を理解できるようになると、深く落ち込む場合があります。「死にたい」と漏らすことも、珍しくありません。失語症は一般に、この回復期の始まりが要注意です。

　このような場合、言語聴覚士は「深く落ち込むのは、よくなってきた証拠です」と伝え、検査結果などを提示しながら、確実に回復していることを根気強くフィードバックします。

　まだ十分には回復していない時期なので、数十分の訓練でもかなり疲れてしまいます。この時期の言語訓練は専門家にまかせ、周囲の人は本人がリラックスできる環境づくりに努めます。

　ただし、疲労を気遣うあまり、話しかけないほうがよいのではないかなどと考える必要はなく、ごくふつうに話しかけてかまいません。ただし、話したことを理解したかどうかを確認することは不要です。また、本人が明らかに間違った単語を口にしても、「何言ってるの、それは○○でしょ」などと叱責・訂正することも禁物です。たとえば、テレビを指さして「めがねをつけてくれ」と言ったら、「ああ、テレビのことね」とさりげなくことばを返します。

　また、込み入った話は負担になるだろうと配慮して、家族内での重要な話題に入れないと、本人に疎外感を与えることになります。判断や意見を求める必要はありませんが、とくに本人が一家の代表である場合、形式的であっても、家族が「相談に乗ってほしい」「頼りにしている」という態度を見せることは、本人の尊厳を守ることにつながります。

失語症に対する正しい理解のポイント

発症初期には回復をあせらない

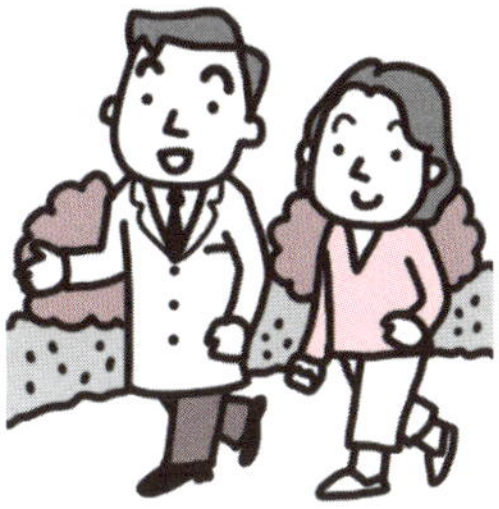

- 言語訓練を急がない、強要しない
- 脳の混乱がおさまるのを待つ
- 興奮する場合もあるが、一時的なもの

回復期は要注意

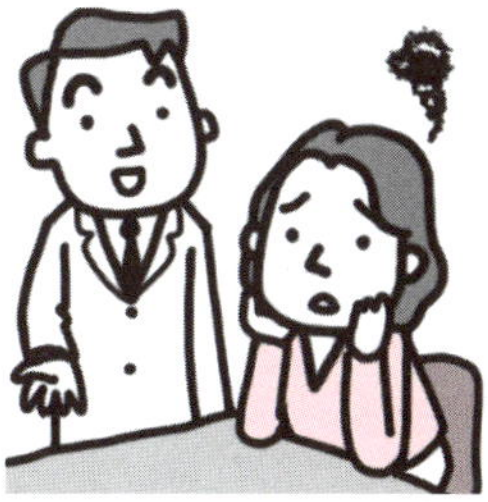

- 状況に対する正しい認識が深まるにつれ、現れる心理的落ち込みに注意

人格（病前の社会的地位や役割）を尊重する

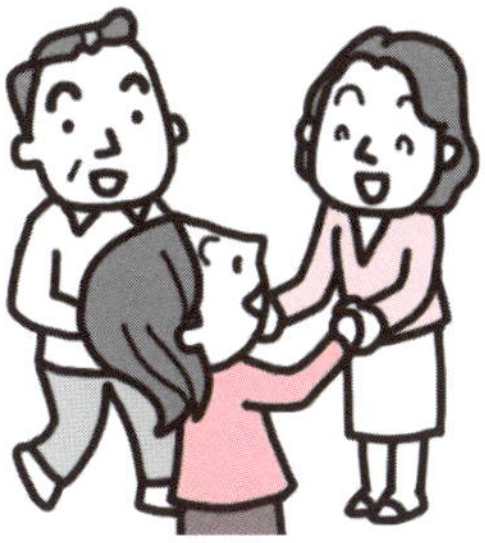

- ことばの間違いを指摘しない
- コミュニケーションからの疎外を防ぐ

発症する前と変わらぬ態度で接する

失語症になっても、人格や知性は、病気になる前と何ら変わりません。単語や文の意味を理解することが苦手になっても、話し手の表情・態度・語調などは、すべて伝わります。

したがって、失語症者に対して、耳の遠い高齢者のように「○○さーん、今から検査ですよー、わかりますかー」と話しかけたり、幼児をあやすように「よくわかりましたねー、すごーい」とほめたりすると、自尊心を深く傷つけることにつながります。

それまでの職業的地位や、病前の生活において、本人が周囲から受けてきたのと同じような対応を病後も続けることが基本です。入院して一人の患者になっても、固有の人格を失ったわけではないことを忘れてはいけません。

失語症を正しく理解して支援する

そのほかの、失語症者への支援のポイントをいくつかあげます。

❶五十音表は禁物

医療従事者でもやりがちな間違いの代表例が、「失語症者の枕元に五十音表を用意する」ことです。これは、失語症という言語障害がどのようなものなのか、その定義や基本的な症状を知っていれば、絶対に行うはずのない「工夫」です。

失語症者のことを、「呂律《ろれつ》が回らない人」だと思い込む誤解も、なかなかなくなりません。

❷漢字は便利なツール

失語症者とのやりとりにおいてしばしば便利なツールになるのは、漢字です。話しかけただけではなかなか理解してもらえない場合、要点だけを漢字で示しながら説明すると、意外にこちらの言いたいことが伝わるものです。

また、本人が何か言いたそうな表情をしているときは、試みに紙と鉛筆を渡してみましょう。不完全ながら漢字を書ける場合があり、一文字の断片だけでも、本人のメッセージが推測できる場合があります。

❸じっくり待つ

失語症者は、1つの単語を思い浮かべるだけで何十秒もかかることがあります。そのような場合に先回りして何か言い、ことばを発する機会を奪ってしまうことは、失語症者の発話意欲を著しく低下させるので、禁物です。

時と場合にもよりますが、ことばが出てくるのを黙って待つ「沈黙の時間」にも、大変大きな価値があるのです。

❹絵心を役立てる

絵や図がさっと描ける人は、それだけで失語症者にとっては福音です。漢字よりもさらに具体的なイメージを喚起してくれる絵や図は、失語症者とのコミュニケーション上、きわめて強力なツールになります。

❺会話ノートをつくる

イラストや写真を上手に分類して、スクラップブックのようにすれば、失語症者との日々のコミュニケーションを助けてくれます。とくに、高齢の失語症者に有効で、最初の数ページに家族やお孫さんの写真などを貼ると、とてもうれしそうにしてくれます。

失語症者とのコミュニケーションのポイント

五十音表は禁物！

失語症になると多くの場合、音韻や仮名を操作することは困難になる

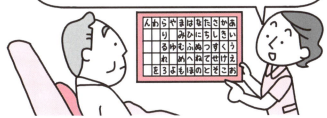

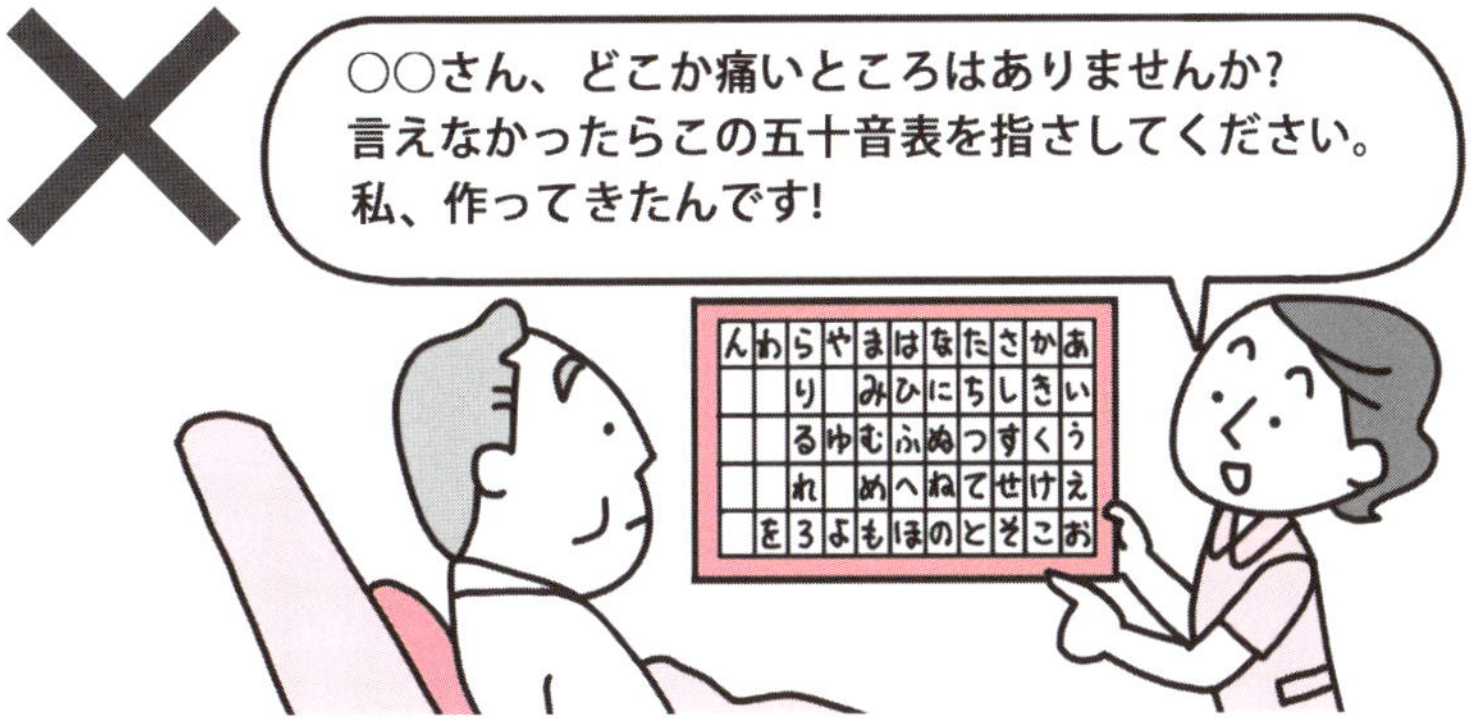

漢字は便利なツール

仮名の読み書きが困難な失語症者でも、漢字なら意味を理解できることがある

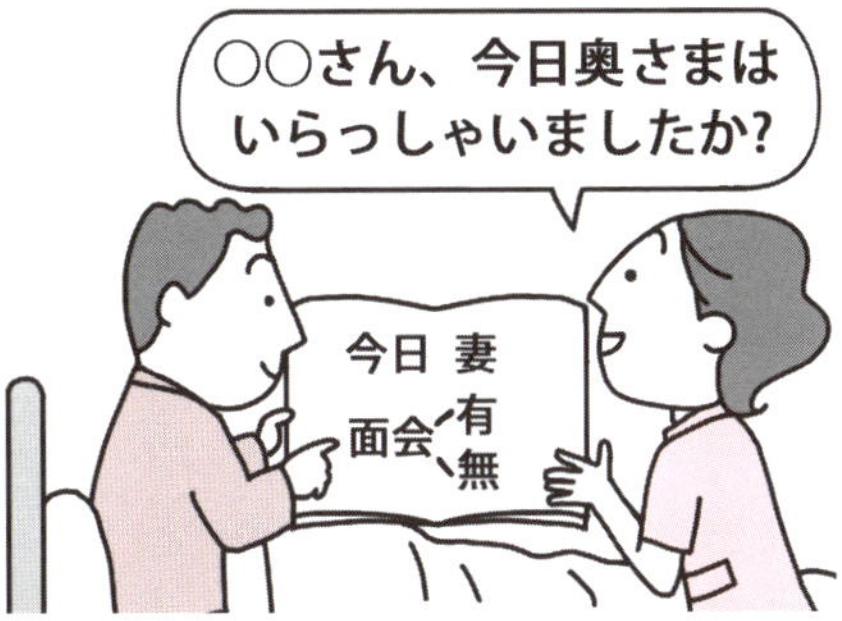

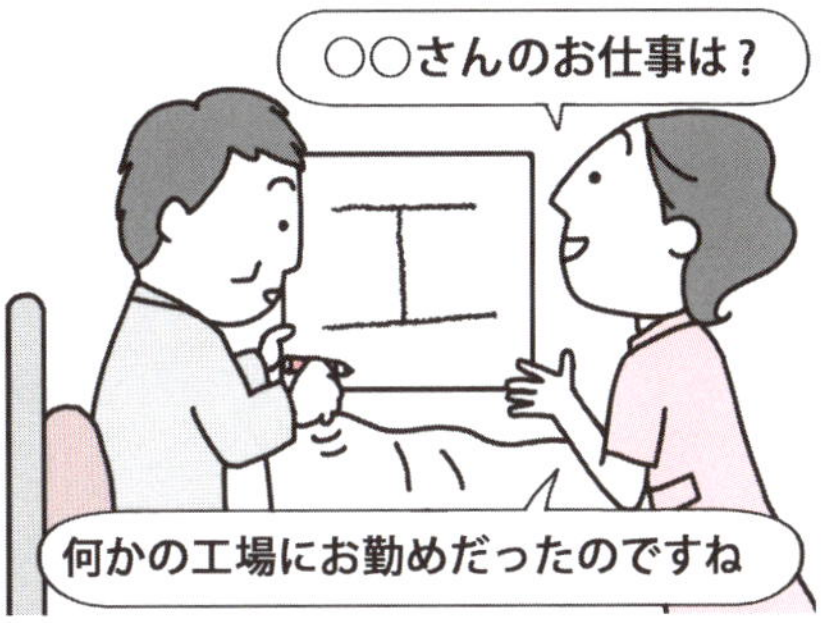

絵心を役立てる

絵は具体的なイメージを喚起してくれるので、失語症者とのコミュニケーションに役立つ

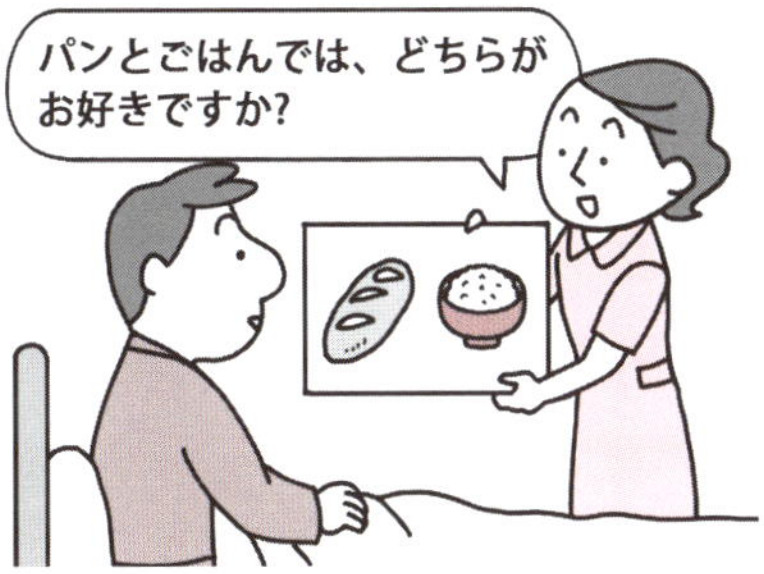

会話ノート

イラストや写真をスクラップしたノートは、失語症者とのコミュニケーションの助けになる

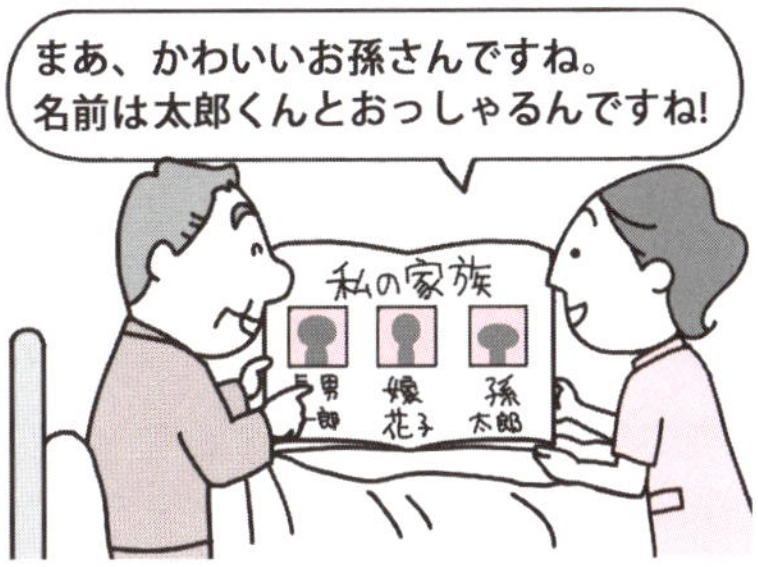

コラム

失語症者を支える社会制度

●失語症者支援の歴史

地域で失語症者を支える活動を展望する際には、故遠藤尚志先生の業績を抜きに考えることはできません。言語聴覚士（ST）である遠藤先生は、地域に失語症者のための社会資源が何もなかった30年以上前から、医療機関でのリハビリテーションを終えて地域に戻った失語症者を支える必要性を訴え、実践し続けました。

まず、失語症者のピアグループである「失語症友の会」を当事者とともに立ち上げ、それに呼応して各地にできた友の会の人たちが一堂に会する全国大会（1983年）開催のために尽力しました。翌年には、「全国失語症友の会連合会」（現在は日本失語症協議会と改称）が発足しています。若年失語症者のための「若い失語症者のつどい」も、遠藤先生が始めました。「旅は最高のリハビリ」と失語症海外旅行団を結成し、海外の失語症者と交流するために、20回以上もの海外への旅を実施しました。

失語症者の就労支援の場として、1983年には共同作業所「あしたば作業所」を、2003年には「パソコン工房ゆずりは」を立ち上げ、一般企業への復職が難しくても就労意欲のある失語症者のために、働く場を設けました。2000年に介護保険制度が始まると、長期的ケアに公的制度を利用できるチャンスととらえ、2004年には失語症者のための「デイサービスはばたき」を開設しました。遠藤先生が2013年４月に逝去されたのは痛恨の極みですが、その志はそれぞれの場で受け継がれています。

全国組織になった失語症友の会も、近年は会員数の減少が問題となっています。介護保険制度が浸透して、脳卒中患者退院の際には送迎サービスのあるデイサービスなどへの通所が提案されるため、送迎サービスのない友の会への参加が負担視されるのも一因といわれています。しかし、一般のデイサービスで言語聴覚士が配置されている施設はごくわずかで、失語症についてほとんど知られていないため、失語症者が「文句や要求を言わないおとなしい人」として放置されている現状が多数報告されています。

●失語症者の会話パートナーの必要性

デイサービスをはじめ、社会参加の場で失語症者が意思を伝えるためには、周囲の人たちが失語症のことをよく知り、コミュニケーション技術を学ぶ必要があります。社会資源を利用するのも、新しい人間関係をつくるのもコミュニケーションなしでは困難です。失語症者の不自由なコミュニケーションを助けて、社会との橋渡しをしてくれる人材が必要なのです。

コミュニケーションをサポートする「失語症会話パートナー」の育成がカナダで始まっていたのにならい、筆者は仲間の言語聴覚士とともに、2000年から日本における会話パートナーの養成に着手しました。毎年30名の会話パートナーを養成し、2005年に「NPO法人言語障害者の社会参加を支援するパートナーの会 和音」として再出発し、現在に至っています。

会話パートナーの必要性は徐々に理解されつつあり、現在は全国20か所で養成されています。養成主体は当事者団体や言語聴覚士の団体、NPO法人、行政などです。　（田村洋子）

「NPO法人言語障害者の社会参加を支援するパートナーの会 和音」の活動内容（http://npowaon.jp）

- 失語症の啓発および失語症会話パートナー養成のための講座開催
- 都内２か所で失語症サロンを運営し、失語症者の会話の場を提供
- 外出が困難な失語症者宅の訪問事業や各種相談事業

第Ⅰ部　大人の言語障害

第2章

運動障害性構音障害
発音の障害❶

スピーチ・チェーンの出口である「発声発語器官」のどこかにトラブルが生じると、発音がうまくできない構音障害になります。構音障害は原因によって３つに分けられますが、この章ではそのなかの１つである運動障害性構音障害を中心に、原因や症状について解説します。

1

構音障害の種類と原因

器質性・運動障害性・機能性に分けられる

構音《こうおん》障害は、さまざまな原因によって起こります。ここでは、構音障害がどのようにして引き起こされるのかについて、運動障害性構音障害を中心にみていきましょう。

構音障害は原因によって3つに分けられる

スピーチ・チェーンの出口にあたる、呼吸（肺）・発声（声帯）・共鳴（咽《いん》頭《とう》・口腔《こうくう》・軟口蓋《なんこうがい》・鼻腔《びくう》）・構音（舌・口唇《こうしん》・下顎《かがく》）のどこかに問題が生じることによって、発音がうまくできない状態を**構音障害**といいます。

構音障害は原因によって、次の3つに分けられます。

❶器質性構音障害

発声発語器官の形態異常によって起こるもので、**口蓋裂**《こうがいれつ》（第Ⅱ部／第4章参照）や**頭頸部**《とうけいぶ》**がん**の手術後（72ページコラム参照）などがあります。

❷運動障害性構音障害

大脳から発声発語器官までの、どこかの神経や筋肉の病変によって、器官の動きが悪くなって起こるものです。

❸機能性構音障害

医学的原因がないのに起こるもので（第Ⅱ部／第3章参照）、幼少期からみられます。

運動障害性構音障害を引き起こす疾患

運動障害性構音障害を引き起こす疾患には、さまざまなものがあります。原因疾患に応じて、構音障害の特徴も変化します。

- 脳血管障害（脳梗塞《のうこうそく》・脳出血・くも膜下出血）や脳外傷など→**痙性**《けいせい》**構音障害**（上位運動ニューロンの障害）
- 重症筋無力症、ギランバレー症候群、筋ジストロフィーなど→**弛緩性**《しかんせい》**構音障害**（下位運動ニューロンの障害）
- 小脳出血、脊髄《せきずい》小脳変性症（SCD）など→**失調性構音障害**（小脳の障害）
- パーキンソン病およびパーキンソン症候群など→**運動低下性構音障害**（錐《すい》体《たい》外路系の障害）
- ハンチントン舞踏病など→**運動過多性構音障害**（錐体外路系の障害）
- 筋萎縮性側索硬化症《きんいしゅくせいそくさくこうかしょう》（ALS）、多発性硬化症など→**混合性構音障害**（前記の複数のタイプが混ざったもの）

運動障害性構音障害には進行性と非進行性がある

脳血管障害などの大脳の損傷が原因の場合、病気やけがの発症とともに構音障害が生じますが、進行することはあまりありません。そのため、機能回復や重症度に応じたコミュニケーション手段の獲得が、リハビリテーションの主な目標となります。

構音障害の種類

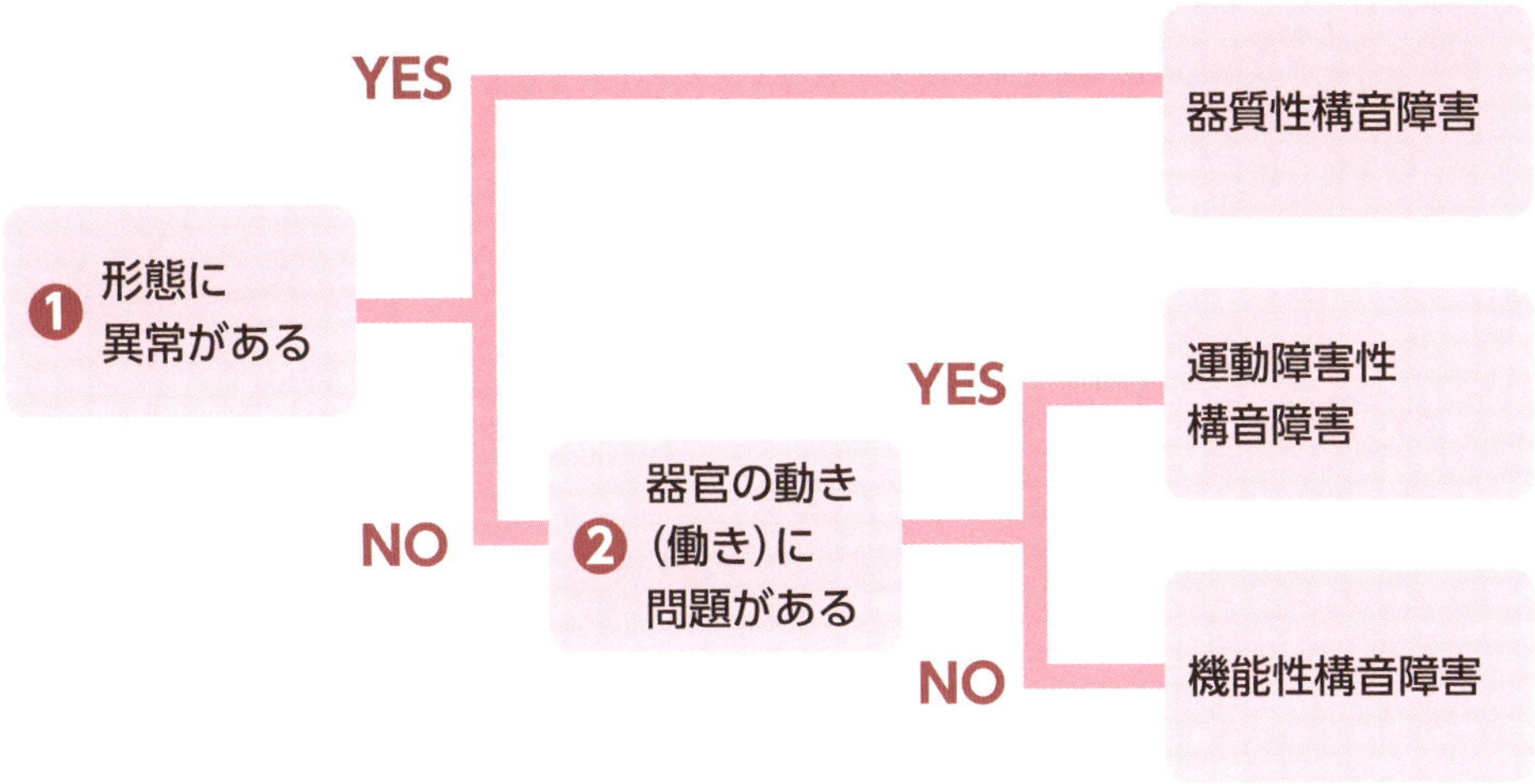

運動障害性構音障害を引き起こす原因疾患

主な疾患	●脳血管障害（脳梗塞・脳出血・くも膜下出血） ●脳外傷 ●脳性麻痺　など	●重症筋無力症 ●脊髄小脳変性症 ●パーキンソン病 ●ハンチントン舞踏病 ●筋萎縮性側索硬化症　など
特　徴	急に発症するが進行しない（非進行性）	徐々に進行していく（進行性）

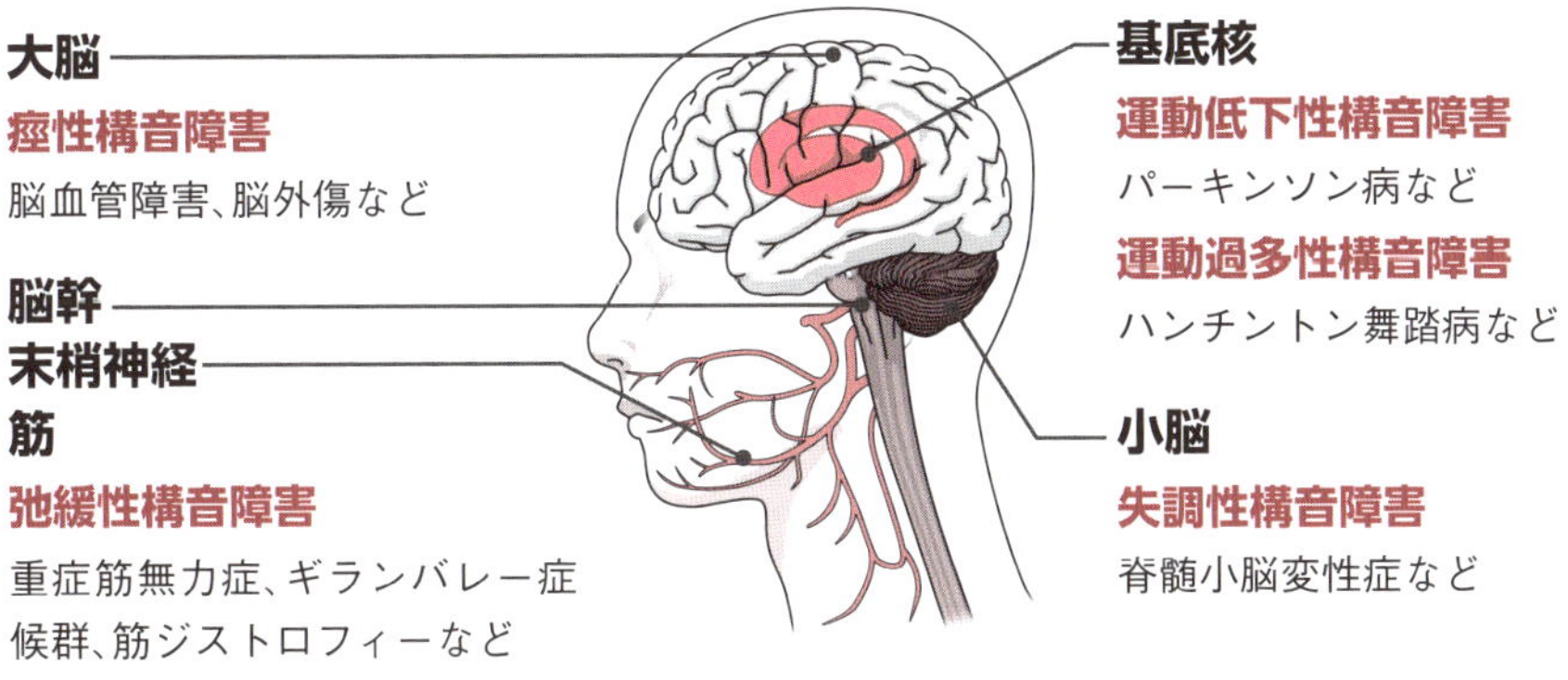

一方、筋萎縮性側索硬化症などの神経・筋疾患が原因の場合、疾患の種類によっては、病状の進行とともに、構音障害も進行することがあります。そのため、現在ある機能を維持するためのリハビリテーションと同時に、症状の進行に応じて、文字盤などの発話以外のコミュニケーション手段の利用も検討していく必要があります。

2

運動障害性構音障害のしくみ

運動にかかわる経路の損傷で麻痺が起こる

発声発語器官の運動は、神経や筋の働きによって起こるものです。大脳の運動中枢から末梢の筋に至る経路のうち、どの経路のどこが損傷されるかによって、運動障害の症状が異なります。

運動にかかわる2つの経路が「錐体路《すいたいろ》」と「錐体外路《すいたいがいろ》」

私たちは、発声発語器官をどのようにして動かしているのでしょうか。「運動」は、大脳からの指令が運動神経を介して筋に伝わり、筋が収縮することで起こり、それにかかわる経路は主に2つに分類されます。

1つは**錐体路**と呼ばれるメインルートとなる経路で、大脳皮質の一次運動野から出た指令を伝え、自分の意思でコントロールする随意的《ずいいてき》な運動を起こします。もう1つは**錐体外路**と呼ばれる経路で、主に大脳基底核の働きを指します。感覚器などから運動に関する情報を収集し、小脳系と協力して、運動が円滑に誤りなく行われるように調整するなど、錐体路の補助的役割を果たします。

両者は複雑なフィードバック機構を形成しており、そのおかげで、私たちは自分の意図した運動を、スムーズに行えるといえます。

「上位運動ニューロン」と「下位運動ニューロン」

随意的な運動を起こす神経は、さらに指令を出す役割の**上位運動ニューロン**と、その指令を各々の筋へ伝える**下位運動ニューロン**に分かれます。上位運動ニューロンが錐体路を通って指令を伝えた後、頭頸部《とうけいぶ》の筋へ向かう神経は脳幹の脳神経核で、頸部以下の筋へ向かう神経は脊髄《せきずい》（前角）で、それぞれ下位運動ニューロンへ指令がバトンタッチされます。そしてさらに、脳神経、脊髄神経といった末梢神経、神経・筋接合部、筋へと指令が伝達されていきます。

上位、下位のいずれの運動ニューロンの損傷でも、随意的な運動がうまくできない**運動麻痺《まひ》**が起こりますが、どちらの損傷かによって麻痺のタイプが異なります。上位運動ニューロンの損傷では、司令塔を失った下位運動ニューロンが好き勝手に働いてしまう状態となり、急性期には筋が弛緩《しかん》するものの、次第に筋の緊張が高まる**痙性《けいせい》麻痺**が生じます。一方、下位運動ニューロンの損傷では、指令が出ても、筋を動かす装置が動かない状態となり、筋の緊張が低下する**弛緩性《しかんせい》麻痺**が生じます。上位運動ニューロンの障害は「**錐体路障害**」「**中枢性麻痺**」「**核上性麻痺**」とも呼ばれ、下位運動ニューロンの障害は「**末梢性麻痺**」「**核性、あ**

錐体路と脳神経

左右の一次運動野から四肢、体幹へ向かう神経線維が延髄の錐体で交叉することから、この経路を錐体路（＝皮質脊髄路）と呼びます。口腔・顔面・咽頭へ向かう経路は皮質延髄路と呼ばれ、これらの神経線維は途中で枝分かれするために錐体を通りませんが、広義にはこれも錐体路に含まれます。

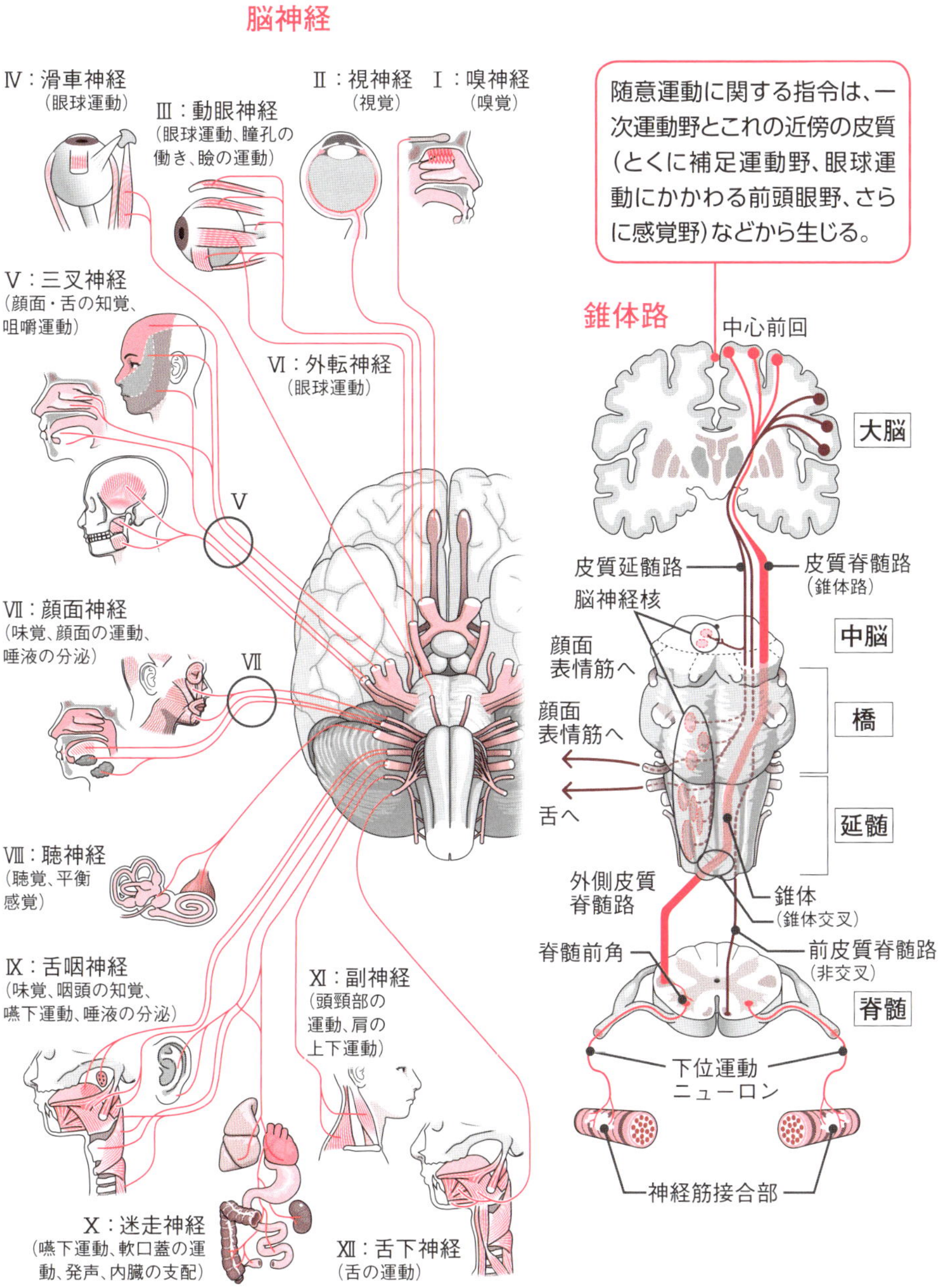

るいは核下性麻痺」とも呼ばれます。

加えて、左右の脳から出た指令は、上位運動ニューロンから下位運動ニューロンにバトンタッチする前に、伝導経路が交叉するため、上位運動ニューロンの損傷では病巣と反対側に、下位運動ニューロンの損傷では病巣と同側に運動麻痺が生じます。

また、錐体外路の損傷では、基本的には運動麻痺は生じませんが、運動のコントロールがうまくいかない状態となります。

3

運動障害性構音障害のタイプと症状

発声・発語にさまざまな変化が起こる

運動障害性構音《こうおん》障害は、運動の経路の損傷された部位によって大きく6つのタイプに分けられ、発声・発語の症状にさまざまな違いがみられます。

脳神経の損傷部分によって症状の重さや種類は異なる

発声発語器官の運動や感覚を司るのは、脳神経です。上位運動ニューロンからの指令を受けて運動を起こしたり、末梢受容器からの感覚の情報を大脳に伝えます。脳神経は左右12対あり、それぞれ番号と、働きなどを表す名称を持っています（63ページ参照）。

これらに指令を伝える運動の経路を**皮質延髄《えんずい》路**（63ページ参照）と呼びますが、この経路のほとんどは、左右一方の筋に対して両側の大脳からの指令を伝えます。これを、**両側性支配**といいます。そのため、**一側性支配**（反対側の脳からの指令だけ）の舌、顔面下部以外の筋は、片側の上位運動ニューロンが損傷しても、もう一方からの指令を受けることができるため、明らかな麻痺《まひ》は起こりにくいといえます。

しかし、両側の大脳が損傷されると、重い症状が起こりやすくなります。また、上位運動ニューロンから下位運動ニューロンへバトンタッチする中継地点は**脳神経核**と呼ばれ、脳神経によって場所が異なります。発声発語や嚥下《えんげ》にかかわる脳神経の脳神経核の多くは、脳幹の延髄にあり、これらの脳神経核の損傷では、構音障害や嚥下障害を生じることがあります。これを**球麻痺**※と呼びます。また、上位運動ニューロンの両側損傷によって、症状の質は異なるものの、球麻痺と同様に構音障害や嚥下障害を示すものを、**仮性球麻痺**と呼びます。

以上より、運動の経路の種類（錐体路・錐体外路）と、どこの損傷か（上位運動ニューロン・下位運動ニューロン）という視点から、運動障害性構音障害は6つのタイプに分類されます（左ページ参照）。

運動障害性構音障害の具体的な症状とは

具体的な症状について、発声・発語のプロセスにしたがって説明します。

❶呼吸・発声の問題

呼吸筋に何らかの問題があって、肺への吸気が不十分になったり、呼気の調整がうまくいかなかったりする場合や、声帯にかかわる筋に問題が生じた場合は、声が小さい、声が途切れる、声の強弱や高低の調整がうまくいかない、などの症状が現れます。また、ガラガラ声（**粗糙性嗄声《そぞうせいさせい》**）、息漏れ声（**気《き》息性《そくせい》嗄声**）、弱々しい声（**無力性嗄声**）、

※「球麻痺」の「球」とは延髄のことをさす

のど詰め声（**努力性嗄声**）などの、声質の変化がみられることがあります（第I部第3章「音声障害」参照）。

❷共鳴の問題

口腔《こうくう》と鼻腔《びくう》を隔てる役目をする軟口《なんこう》蓋《がい》（8ページ「発声・発語のしくみ」参照）が働かなくなると、常に鼻腔に息が漏れ、共鳴の異常が起きます。

❸構音の問題

下顎《かがく》や頬《ほお》、舌、口唇《こうしん》などの構音器官の運動に問題が生じると、呂律《ろれつ》が回らなくなり、音が歪《ひず》む、置換する、欠落するなど、不明瞭な発話になります。

❹発声と構音異常の反映

アクセントや抑揚、声の高低・強弱、発話の速度の緩急変化などを適切に調節できなくなる、プロソディの異常が生じます。

運動障害性構音障害のタイプと障害の概要

タイプ		病変レベル	運動障害の特徴	発話障害の概要	主な疾患
錐体路障害	痙性《けいせい》	・錐体路 ・両側上位運動ニューロン	・両側性痙性麻痺《まひ》 ・病的反射	・粗糙性《そぞうせい》・気息性《きそくせい》嗄声《させい》 ・開鼻声 ・構音の歪《ひず》み・置換・省略 ・発話速度の低下	脳血管疾患（大脳皮質～脳幹）、頭部外傷、多発性硬化症など
	UUMN※	・錐体路 ・一側性上位運動ニューロン	・一側性の痙性麻痺（病変と対側）	・嗄声 ・構音の歪み ・発話速度の低下	
弛緩性《しかんせい》		・脳神経核 ・下位運動ニューロン ・神経筋接合部 ・筋	・弛緩性麻痺（病変と同側）	・無力性嗄声 ・声量低下 ・開鼻声 ・構音の歪み・省略 ・発話速度の低下	脳血管疾患（脳幹部）、頭部外傷、重症筋無力症、多発性筋炎、筋ジストロフィーなど
運動低下性		・錐体外路 ・大脳基底核	・無動 ・固縮 ・振戦	・気息性嗄声 ・声量低下 ・声の震え ・加速現象 ・構音の歪み	パーキンソン病など
運動過多性		・錐体外路 ・大脳基底核	・不随意運動	・声量や声域の変化 ・声の震え ・構音の歪み・付加	ハンチントン舞踏病、ジストニアなど
失調性		・小脳 ・小脳路	・測定障害 ・変換運動障害 ・企図振戦	・声量・声の高さ・発話速度の調節障害 ・構音の歪み・省略	脳血管疾患（脳幹部・小脳・小脳路）、脊髄小脳変性症など
混合性		・複数の神経障害	・複数の障害が混在	・上記のいくつかの症状が混在	筋萎縮性《きんいしゅくせい》側索硬化症、ウィルソン病、シャイ・ドレーガー症候群など

※UUMN：unilateral upper motor neuron　一側性上位運動ニューロン性

4

運動障害性構音障害の評価

問題がある器官と障害の特徴を見きわめる

スピーチ・チェーンのどこに問題があるのかを見きわめ、発声発語器官の運動に主な原因があれば、運動障害性構音《こうおん》障害を疑って、発声発語器官の障害を評価していきます。

運動障害性構音障害かどうかの鑑別診断を行う

まず、スピーチ・チェーンのどこに問題があって、発音の障害が生じているのかを、次のように判断します。

❶失語と構音障害の鑑別

話す・聞く・読む・書くのすべてに問題がある場合は、ことばの処理の段階に問題があると考えられ、**失語症**を疑います。発声や発音だけに問題がある場合は、構音障害が疑われます。

❷運動障害性構音障害とアナルトリー（発語失行）の鑑別

発声や発音だけに問題があり、発声発語器官に麻痺《まひ》などの運動障害がなければ、**アナルトリー**（43ページ参照）を疑います。運動障害がある場合は、運動障害性構音障害が疑われます。

発声発語器官ごとに運動機能を評価する

運動障害性構音障害だと判断した場合は、呼吸・発声・共鳴・構音にかかわる各器官のどの部分に、どのような問題があるかについて、器官ごとにチェックしていきます。

❶呼吸

呼吸数や呼吸様式を評価します。呼吸に問題があると、声を出すもとになるエネルギーが不足して、十分な声が出せなくなります。

❷発声（声帯など）

声の大きさ・高さ・声質（嗄声《させい》の状態）、発声持続時間（MPT）などを評価します。

❸共鳴（鼻咽腔閉鎖機能）

軟口蓋《なんこうがい》の挙上や咽頭《いんとう》収縮の様子から、鼻咽腔《びいんくう》閉鎖機能について評価します。鼻咽腔閉鎖が不十分だと、開鼻声になります。

❹口腔《こうくう》構音器官

下顎《かがく》、頬《ほお》、口唇《こうしん》、舌のそれぞれについて、動き（運動範囲・力・速度・巧《こう》緻性《ちせい》・持続力）を評価します。

❺その他

反射、口腔構音器官の安静時形態、知覚についても評価します。

発話を聴いて発音の特徴や話す速度などを評価する

発話を聴いて、その特徴や発話の速度などを分析します。自由会話・音読・復唱で、特徴や発話明瞭度が異なることがあるので注意します。

❶構音（単音節・単語・短文・長文）

どの音がどのように聴こえるか、歪《ひず》

運動障害性構音障害の評価

❶ 鑑別診断

- 内言語に問題あり
  - YES → 失語症
  - NO → 発声発語器官に運動障害あり
    - YES → 運動障害性構音障害
    - NO → アナルトリー

↓

❷ 運動機能をみる

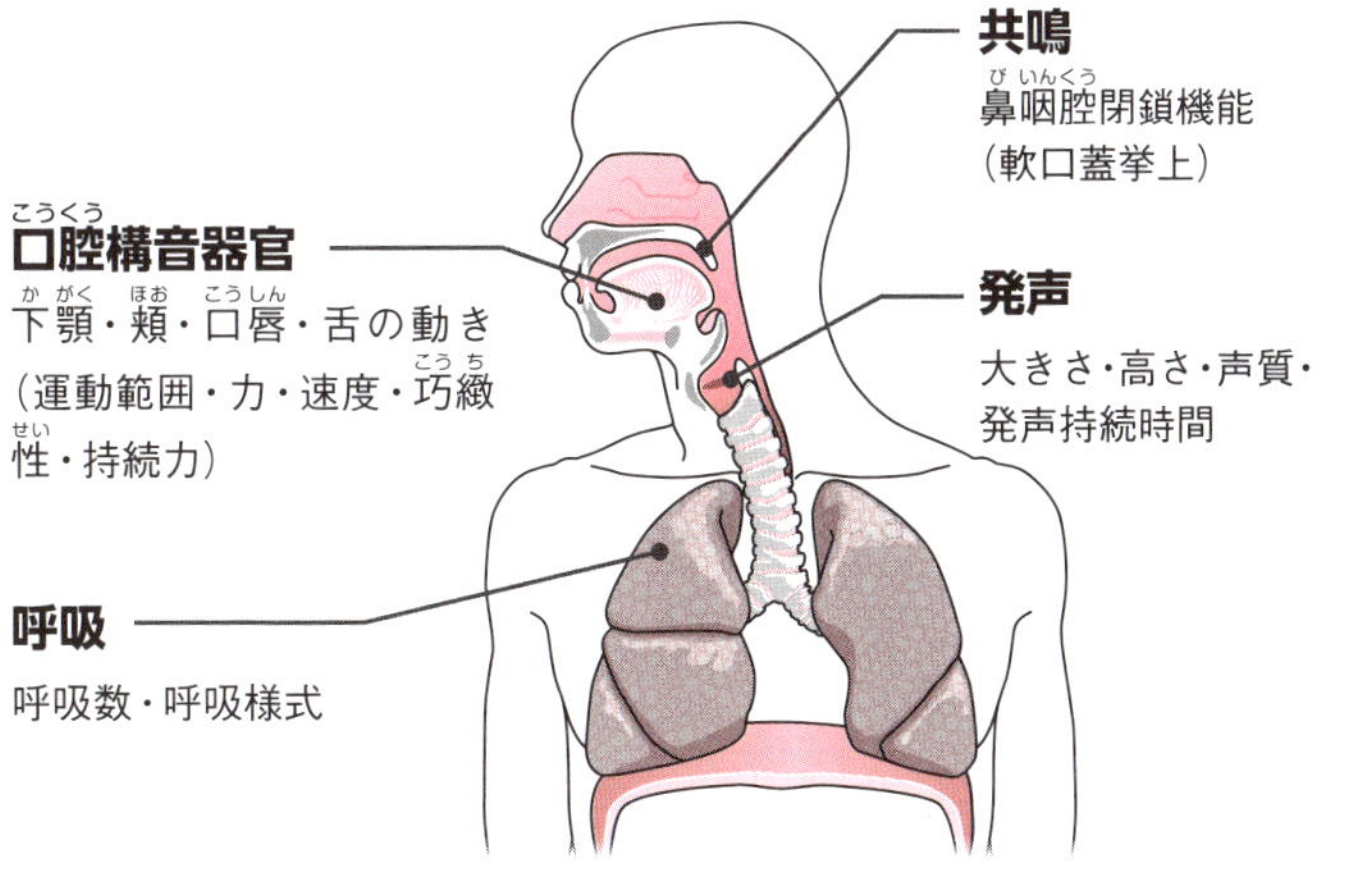

↓

❸ 発話を聴く

↓

❹ 治療計画を立てる

み・置換・省略・付加などについて、国際音声字母（IPA）を用いて、聴き取ったとおりに記録し、構音点や構音方法ごとに分析します。

❷プロソディ（速度・抑揚など）

発話の速度や抑揚（アクセント、イントネーション）などについて、評価します。

❸発話明瞭度・自然度（異常度）

発話明瞭度とは、発話内容を他者がどれだけ聴き取れるかの指標です。また、**自然度（異常度）**とは、発話がどれだけ自然に聴こえるかの指標です。それぞれについて発話全体の印象を、1〈問題なし〉～5〈重症〉の5段階で評価します。

評価に基づいて治療計画を立てる

運動障害性構音障害では、各発声発語器官の運動機能に生じた問題が原因となって、発音の問題が生じると考えます。

評価によって明らかになった問題点に対して、治療計画を立てていきます。

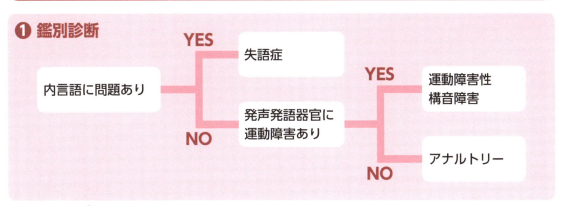

5

運動障害性構音障害の治療・マネージメント・予後

原因疾患や障害のタイプに合わせて対応する

障害された機能の評価や、回復のための訓練などは、主に言語聴覚士が行います。原因疾患の進行性の有無や運動障害性構音《こうおん》障害のタイプによって、方法が異なります。

非進行性の疾患では病期に合わせて対応する

運動障害性構音障害を生じる疾患には、非進行性のものと、進行性のものがあります（60〜61ページ参照）。

進行性でない疾患には脳卒中や脳外傷などがあり、その多くは突然発症します（「失語症」52ページ参照）。発症したばかりの急性期には医学的治療が優先され、状態が安定した後に、障害された機能の回復に向けた積極的なリハビリテーションが展開されます。

発症時の状態によって程度の差はありますが、回復が見込まれます。しかし、症状が軽度であれば発症前の状態まで回復する場合もありますが、症状があとに残ることも多くあります。

発症からある程度の期間を過ぎると、機能回復自体は横ばいになります（一般的には、運動機能は認知機能に比べて回復する期間は短いといわれます）。そこからは、機能を維持するための訓練や、日常生活上の工夫を続け、コミュニケーションを豊かにすることを目指します。症状によっては、代替手段（ＡＡＣ／71ページ参照）を活用することも有効です。

進行性の疾患は進行に合わせて対応する

進行性の疾患では、進行にともなって構音障害も悪化していきます。そのため、現状の機能をできるだけ維持するリハビリテーションに、進行に合わせたコミュニケーションの代替手段をうまく活用する工夫を加えることが、その人らしい生活を支えます。

最終的には、音声によるコミュニケーションをあきらめなければならない場合もあります。たとえば、筋《きん》委縮《いしゅく》性側索硬《せいそくさくこう》化《か》症《しょう》（ＡＬＳ）が進行し、気管支切開によって呼吸を確保する必要に迫られた場合などです。そのようなケースでは、本人や周囲の人の精神的葛藤《かっとう》に配慮しながら、代替手段の活用へと訓練の重点を移行していきます。

障害のタイプによって効果的な訓練方法は異なる

すでに説明したように、運動障害性構音障害にはさまざまなタイプがあり、効果的な訓練方法が異なります。専門家によって行われる訓練方法の例として、次のようなものがあります。

❶姿勢を整える

発声発語器官は身体と非常に密接な

進行性・非進行性の経過と訓練方針

一般的な経過であり、すべての人に当てはまるわけではありません。音声での表出が実用的ではない場合は、代償手段（AAC）の導入がしばしば検討されます。

非進行性の場合（脳卒中など）

発症 ➡

急性期	回復期	生活期
機能訓練	機能訓練	機能維持訓練
代償手段の導入	代償手段の利用	代償手段の利用
早急な対応を重視した選択	回復に合わせた選択	恒常的な使用、生活スタイルやQOLを考慮した選択

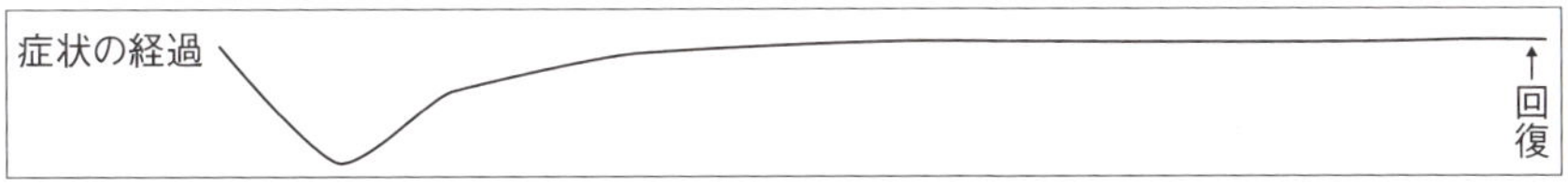

進行性の場合（ALSなど）

発症 ➡ 機能維持訓練

代償手段の導入と利用

機能維持を図りつつ、身体機能のいろいろな面の低下と残存機能、本人や家族のニーズに合わせて、継続的・定期的に評価しながら検討

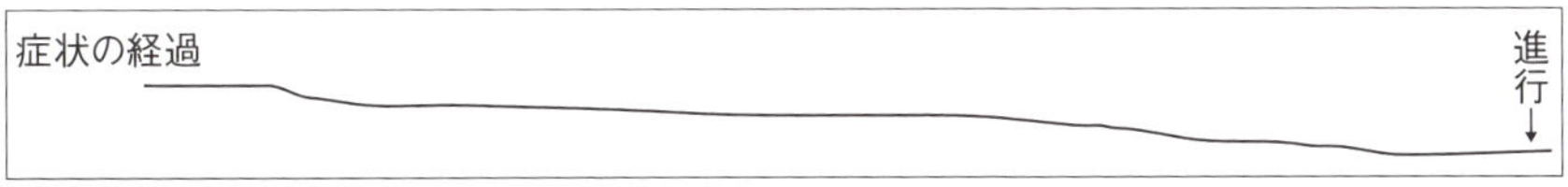

＊廣瀬肇・柴田貞雄・白坂康俊『言語聴覚士のための運動障害性構音障害学』p252-253（医歯薬出版, 2001年）を参考に作成

★コミュニケーション障害の解消や改善などのために、さまざまな工夫や機器の活用を行うことを、**拡大・代替コミュニケーション（AAC：Augmentative & Alternative Communication）**と呼ぶ（71ページ参照）。

関連があり、すべてのタイプに共通して必要な訓練。まず姿勢をしっかり整え、身体の中心部分（体幹）を安定させることで、声が出しやすくなり、構音器官も動かしやすくなる。

❷タイプ別の訓練方針

● **痙性《けいせい》タイプ**…筋力強化は筋緊張を高めすぎ、異常な運動パターンまで強化しやすくなるため、逆効果となる例が多くある。リラクゼーションによる訓練が原則となる。

● **弛緩性《しかんせい》タイプ**…筋力低下が重要な問題であるため、痙性タイプとは反対に筋力強化を主な目標とする。

● **失調性タイプ**…自分で運動を調整するのが難しい状態であるため、音や視覚的なフィードバックなど外部の手がかりを提示し、それに合わせて運動をコントロールする方法が有効。

● **運動低下性タイプ**…失調性タイプと同様、外部の手がかりを用いて、運動のコントロールを行う。筋緊張は高まるが、中等度程度までの障害では、声量低下や気息声に対して、強い発声努力による訓練が有効な場合がある。ただし、場合によっては失声につながるおそれがあるため、専門家の助言のもとで行う。

● **運動過多性タイプ**…不随意《ふずいい》運動に対しては、強制的に抑制したり、外部の手がかりを用いたりすることがある。基本的には、リラクゼーションも大切である。

● **混合性タイプ**…混合している症状に合わせて、訓練を組み合わせる。

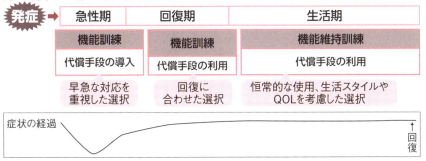

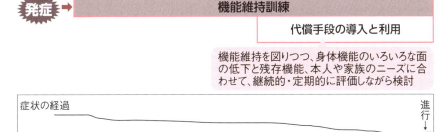

6

運動障害性構音障害の支援のポイント

障害を理解してコミュニケーションを工夫する

運動障害性構音《こうおん》障害では、表情や話し方が変化してしまうため、情報伝達ができない不便さ以上に、精神的負担が大きいといえます。それを理解して支援することが大切です。

「話せないこと」が心の負担になる場合も

表情やイントネーションなど、「話し方」は人の印象を大きく左右します。だれもがアナウンサーのような美しい話し方である必要はなく、人それぞれの話し方に個性や人柄が表れ、その人の魅力を形づくっているといえます。

しかし、構音障害になると、その個性の表れである話し方が変化してしまうため、本人も周囲の人もとまどい、ただことばが伝わりにくいということ以上に、心の負担になる場合があります。うまく話せないことへの恥ずかしさ、話しても伝わらない苦痛、どうせ伝わらないというあきらめなどが重なって、人と話すこと、さらには人とかかわること自体に消極的になり、孤独感につながることがあります。

構音障害の特徴を理解して支援する

構音障害がある人とのコミュニケーションのポイントは、次のとおりです。また、うまくやりとりができなくても、お互いを思いやる気持ちや、会話を楽しむことが何よりも大切です。

❶静かな環境を選び、本人と近い位置で話す

騒音のある場所や離れた位置で会話をすると、発話がいっそう聴き取りにくくなります。できるだけ発話内容が伝わりやすく、落ち着いて会話のできる環境を選びましょう。

❷表情や視線、口の動きなど、顔をしっかり見て話す

発話が不明瞭な場合や、表情から心情をくみ取りにくい場合でも、こうすれば聴き取りやすくなり、どういう話題なのか理解できるようになります。

❸最初に話題を確認する

何について話すのかという大まかな情報を、話し手と聴き手が共有できていると、お互いの意図や会話の展開が推測でき、会話しやすくなります。

❹ゆっくり区切って話し、話題のキーワードを知っておく

運動障害性構音障害の人は、早口で長いことばを話すと、より不明瞭さが増すことがよくあります。会話は相手のペースに影響されることがあるので、聞き手もゆっくり、区切って話すように心がけ、会話のペースを調整する必要があります。また、話題のキーワードがわかっていると内容が推測でき、聴き取りやすくなります。

❺発音しやすい表現に言い換える

構音障害のタイプや重症度によって、構音しやすい音と、しづらい音があります。一般的には母音や両唇音《りょうしんおん》（マ行やパ行のような口唇を使って発音する音）が構音しやすく、ラ行やサ行など、舌を細かく動かして構音することは苦手です。また、言葉が長くなると言いづらさが増す場合も多いため、発音しやすく短いことばに置き換えることも有効です。

❻正しく聴き取れたか、発話内容を確認する

聴き返すのは失礼ではないかとためらいがちですが、発話が正しく聴き手に伝わっているかどうか、確認しながら会話を進めることは、まったく問題ありません。話し手にもきちんと伝わっているかという不安があるので、確認することでそれを軽減できます。

❼補助手段を使う

音声でのやりとりでは不確実さがあったり、負担が大きかったりする場合には、無理せずいろいろな補助手段を用いましょう（左上参照）。

❽聴き返しや質問を工夫する

たとえば、長く発話することが負担になる人には「はい」「いいえ」で答えられる質問をするなど、返答することばが長くならないように聴き手が配慮することで、負担を軽減できます。

❾その人の背景を知る

構音障害があると、その症状に覆い隠されて、その人のパーソナリティやその時々の感情などが、くみ取りにくくなります。もともとの性格や価値観、生活状況や職業、趣味、最近気にしていることなどを知っておくと、その人が話したい内容は何か、どのようにかかわることを望んでいるか、などを推測するヒントになります。

AACの種類

ジェスチャー
- 身振りや手振り、表情、サイン、空書、手のひらに描くなど

筆談
- 書字が可能な場合の手段で、筋力が弱い場合はマグネットペンを利用した筆記用具を使用する

文字盤やコミュニケーションボード
- 五十音図を１文字ずつ指さす。よく使用する項目を加えたり、文字の大きさや配列を相手の能力に合わせて工夫したりする
- 全身の運動が困難となり、眼球運動のみが残存している場合は透明文字盤を使用し、視線の動きで伝える方法を活用する

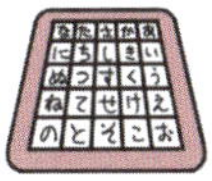

携帯型会話補助装置
- 音声出力コミュニケーションエイド（VOCA→189ページ）とも呼ばれ、音声出力機能を備えたコミュニケーション機器
- １文字ずつ入力して合成音声で伝えるものや、肉声でメッセージを録音して再生するものがあり、さまざまなスイッチも利用できる
- **トーキングエイド for iPad、指伝話《ゆびでんわ》**（商品名）などがある

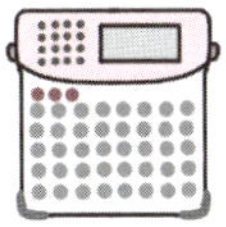

意思伝達装置
- スイッチで操作できるコンピュータ。メールやインターネット、合成音声での出力、テレビや照明などの器具の操作も可能。全身の運動機能が重度に障害された場合に、重要な手段となる
- スイッチは軽い力で押せるもの、軽く触れて操作するもの、頬や舌、眼球運動や瞬きなどの動きを感知して操作するものなどさまざま
- **伝の心《でんのしん》**（商品名）などがある

※豊かなコミュニケーションのための十か条（全国失語症友の会連合会DVD）を参考に作成

コラム

成人の器質性構音障害

●原因疾患と構音《こうおん》障害の特徴

成人の器質性構音障害は、舌《ぜつ》がんなどの頭頸《とうけい》部《ぶ》のがんや外傷などによる、発声発語器官の欠損が原因となって起こります。欠損や機能障害の生じた部位や範囲、手術による再建状況に応じて、症状や重症度が異なります。

部位としては、舌・上顎《じょうがく》・軟口蓋《なんこうがい》の欠損で、重度の構音障害が起こります。一般的に、切除範囲が大きくなるにしたがって、構音障害も重度になります。

舌や軟口蓋の場合は、半側切除で適切な再建がなされていれば、日常生活に支障がない程度に構音が保たれる場合が多いものの、広範囲切除例では、再建をしていても構音障害が残存することが多いようです。

●検査・評価

頭頸部がんのケースでは、術前から介入して評価を行うことや、術後のスケジュールについて話をしておくことが望まれます。

術後は、手術内容（切除範囲・神経切除の有無・再建の内容・気管切開など）について情報収集を行い、傷の状態が落ち着いたら、発声発語器官の形態と運動、構音について検査を行います。その際、手術をしていない器官も、腫《は》れやむくみなどの影響で一時的に障害されることがあるので、注意が必要です。

●治療

構音障害の治療は、外科的治療・補綴《ほてつ》的治療・言語治療の３つに大別されます。

外科的治療とは、手術による再建（下図参照）のことを指します。補綴的治療とは、軟口蓋挙上装置（Palatal Lift Prosthesis：PLP）や、舌接触補助床（Palatal Augmentation Prosthesis：PAP）などの補綴的発音補助装置を用いて、構音機能を改善する方法です。言語治療とは、発声発語器官の運動や代償構音の指導などによって、構音の改善を図るものです。

舌がんの外科的治療

腫瘍の大きさや部位に応じて、舌部分切除・舌半側切除・舌亜全摘などの切除手術を行い、そのあとに身体のほかの部分の組織を移植する再建術を行います。

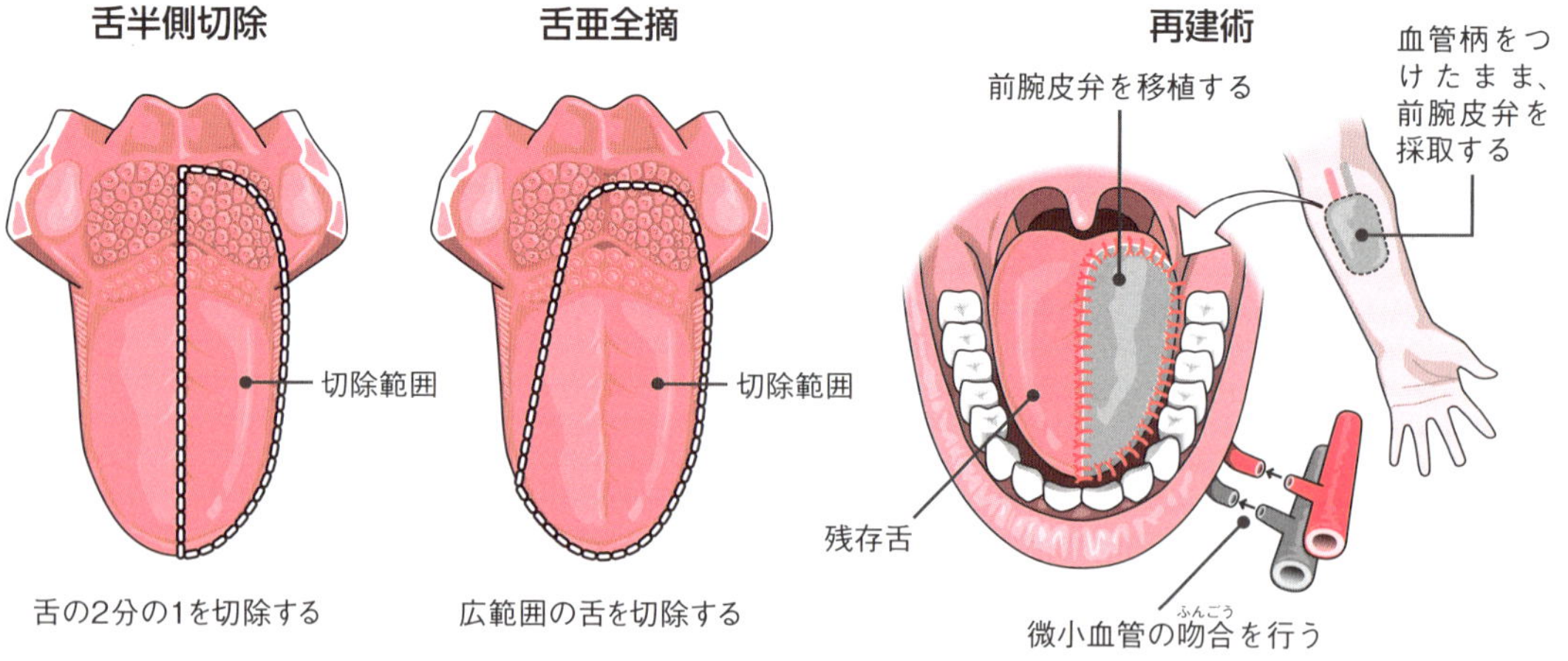

第Ⅰ部　大人の言語障害

第3章

音声障害
声の障害

肺に取り込まれた空気が吐き出されて呼気となり、その呼気が声帯を振動させることで声となります。声の出る過程に何らかのトラブルが起こると、声質や声の高さの調整などがうまくいかない音声障害になります。音声障害も大きく3つに分けられ、原因疾患によって症状や治療法が異なります。

1 音声の出るしくみ

音声障害は、声の出る過程に何らかのトラブルがあったときに生じます。音声障害について理解するために、まず音声がつくられる過程をみていきましょう。

声門を通った呼気流が声帯を振動させて声が出る

喉仏《のどぼとけ》の裏側には、2枚の声帯が、首の後ろに向けて三角形に張られています。この三角形は、**声門**と呼ばれています。肺から吐き出される空気の流れ(**呼気流**)が、声門を通って声帯を振動させると、声が出るのです。その過程は次のようになっています。

❶呼気流の発生

呼気のもととなるのは、息を吸い込むこと(**吸気**)です。**吸気筋**である横隔《おうかく》膜《まく》と肋間筋《ろっかんきん》が収縮すると、横隔膜が下がり、助骨が上がって、肺を取り囲む**胸郭**《きょうかく》が広がり、胸郭内の容量が増えます。この働きによって胸腔《きょうくう》内の圧力が大気圧より下がり、陰圧となって空気を引き込む現象が吸気です。

吸気を終えると、横隔膜と肋骨はもとの位置に戻っていきます。その際に肺の空気は自動的に吐き出され、**呼気流**が生じます。長く声を出したい場合などには、腹筋や内肋間筋など(**呼気筋**)が収縮してさらに胸郭を縮め、空気を押し出します。吸気筋は呼気が流れる間も働き、呼気の強さや量をコントロールしています。

❷声帯の振動

声が出るためには、声帯が振動しなければなりません。呼気が声帯まで上ってきたときに、左右の声帯が中央に寄り、さらに適度な緊張を保っていることが、よい振動が生じる条件です。

この役割を受け持つのは、**内喉頭筋**《ないこうとうきん》(**輪状甲状筋**《りんじょうこうじょうきん》**・甲状披裂筋**《こうじょうひれつきん》**・外側輪状披裂筋・披裂筋・後輪状披裂筋**)と呼ばれる筋群です(77ページ参照)。声帯は互いに接しており、呼気の流れはそこで止められます。しかし、声門の下にたまった空気の圧力が、上の空気の圧力を上まわると、呼気が声帯間を押し開けて、声門を通過します。

声門が広がると、空気の流れる量も増えて速い流れが生じ、声帯を引き寄せる力が生まれます(**ベルヌーイ効果**)。この働きと声帯自体の弾性によって、声門は再び閉じていきます。この開閉が何度もくり返され、その回数で声の高さが決まります。声帯で生じた**喉頭原音**は、まだブザーのような音ですが、声の通り道である声道の共鳴が影響して、個別の声がつくられます。

❸声帯を動かす神経機構

人間の声は、反射や情動にも支配されますが、ここでは随意運動としての発声について説明しましょう。

大脳皮質から出された声帯運動の指令は、神経線維を通って、延髄《えんずい》の**疑核**という部位に向かいます。右からの指令が左の疑核、左からの指令が右の疑核に入るルート、交叉しないルートの2とおりがあり、片側だけの神経損傷では、麻痺《まひ》が出ないようなしくみになっています。

指令は疑核で**迷走神経**に乗り換え、これ以降は、神経の損傷がそのまま声帯の運動に影響を与えます。迷走神経は、右は鎖骨下動脈、左は大動脈弓の前方から後方に回り（**反回神経**）、食道や気管、心臓に枝を伸ばしながら上に向かいます。喉頭に入ると**下喉頭神経**と呼ばれるようになり、声帯の開閉を支配します。

そのため、反回神経の通る器官やその領域に何らかのトラブルが起きると、反回神経麻痺となり、声に問題が生じます。声帯を引き伸ばす作用を持つ筋を動かす神経は、迷走神経本幹から枝分かれし、**上喉頭神経**となって上方から筋に至ります。

吸気と呼気

息を吸い込む

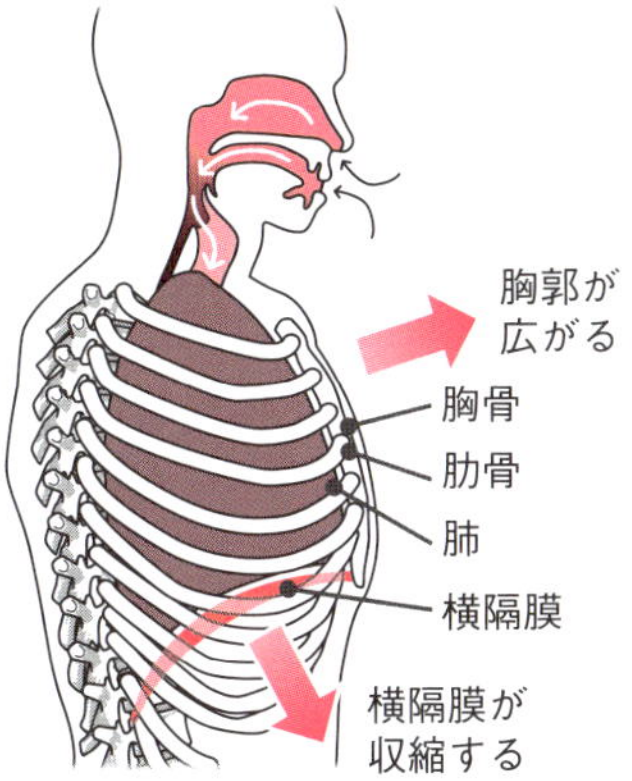

吸気筋が働くと、肺を取り囲む胸郭が広がり、胸郭内の容量が増え、陰圧が形成されて空気を取り込む

息を吐く

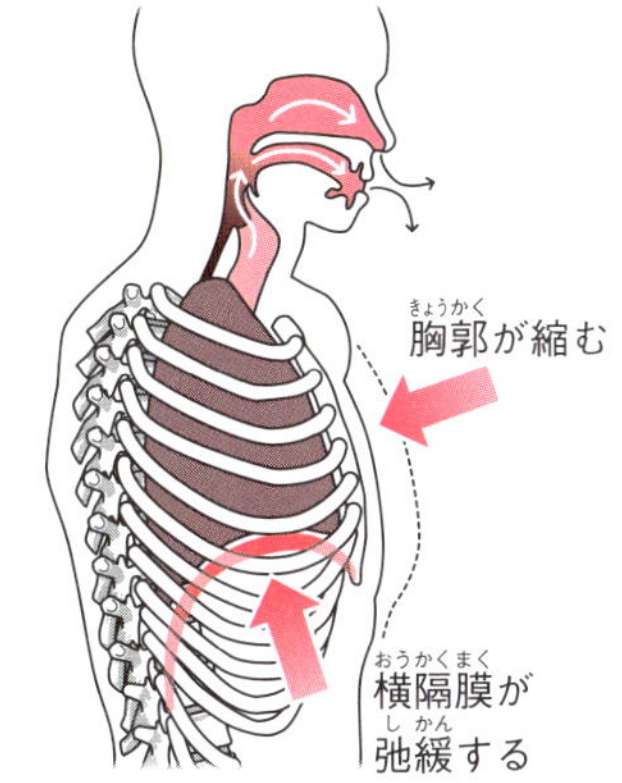

吸気筋が元に戻る復元力によって、息が吐き出される

声帯の構造と支配する神経機構

声帯を動かす神経機構

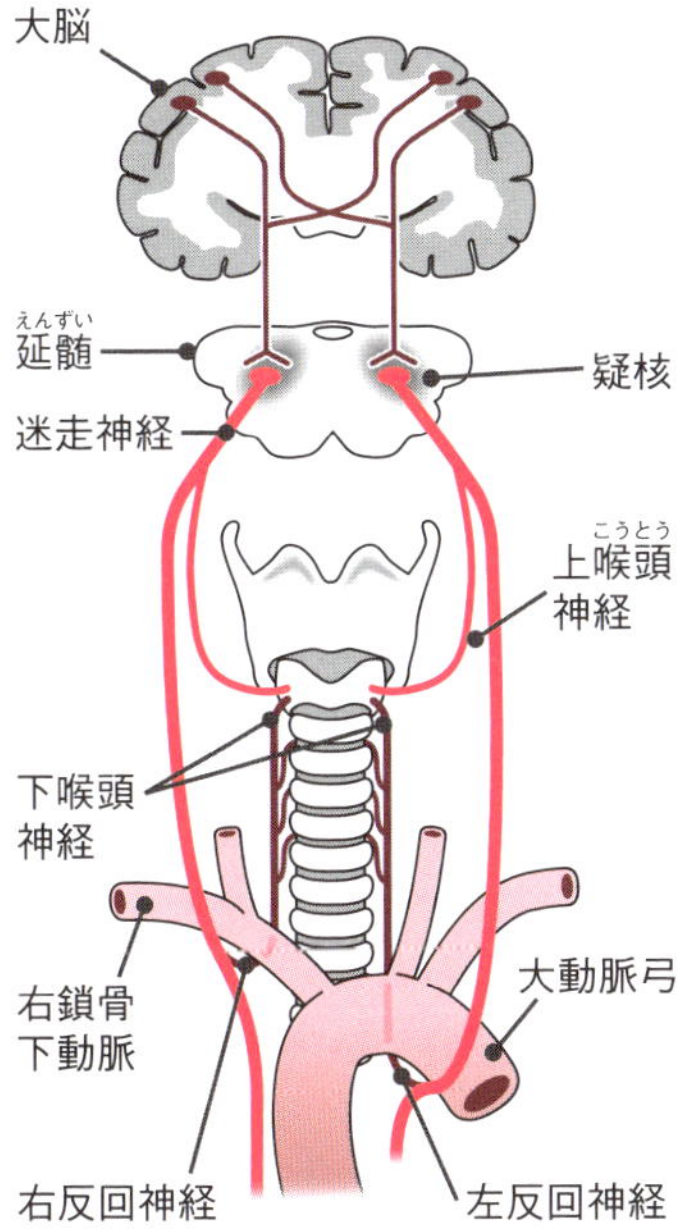

随意的発声において、声帯を動かす神経

声帯の層構造

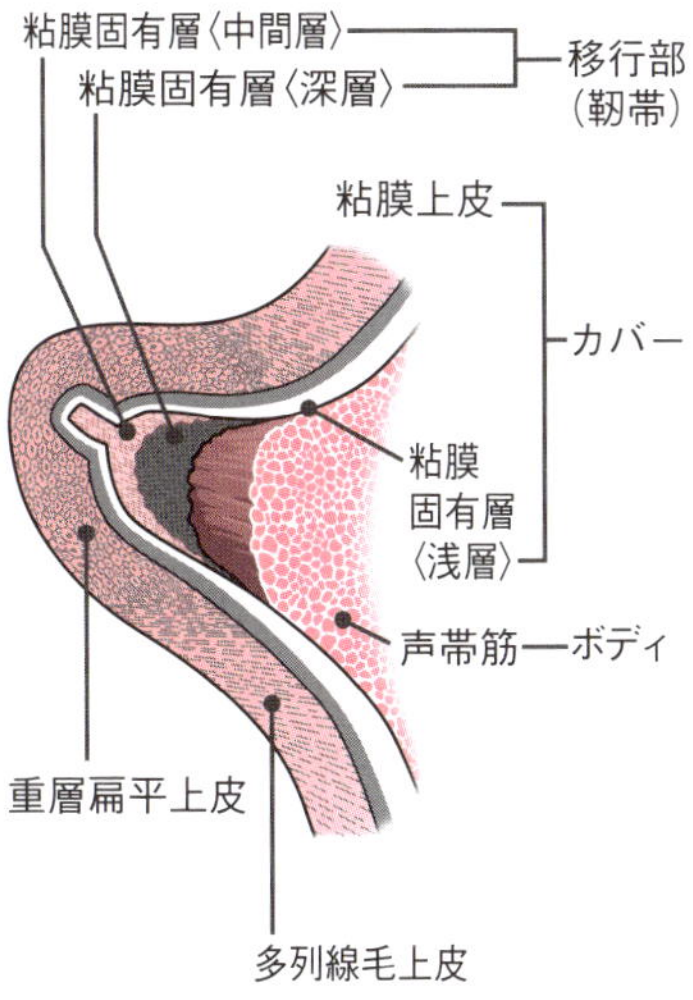

筋や靭帯《じんたい》で構成されたボディの上に、ぷるぷるとした軟らかいカバーがのっているため、弾性や柔軟性があり、ある程度の変形が可能

2 声を調節・調整するしくみ

「もっと高い声になりたい」「大きい声を出したい」など、声についての悩みを訴える人は少なくありません。声の高さや大きさなどは、どのように調整されているのでしょうか。

声には4つの要素があり、人によって声は異なる

声には、高さ・大きさ・持続時間・音色という4つの要素があります。声帯の大きさを比べると、声帯が小さく薄い人のほうが、声は高いといわれます。このように、もともとの声帯の大きさや重さ、呼吸や声道の共鳴などによって声が決まりますが、個別にも変動はみられます。

❶声の高さの調節

声は声帯が振動することによって生じますが、この振動数が多いほど、高い声になります。声の高さは、1秒間に何回振動したかをHz（ヘルツ）という単位を使って表します。

声の高さの調節は、筋肉によって声帯を伸び縮みさせることで行います。**輪状甲状筋**《りんじょうこうじょうきん》が収縮すると、声帯が前後方向に引き伸ばされて薄くなり、単位面積当たりの重さが軽くなります。このときの声帯は緊張が高まった状態になっており、声帯の薄さと緊張が高い声をつくり出すのです。

「裏声」と「地声」ということばを聞くことがあると思います。**裏声**とは、輪状甲状筋が働き、声帯を薄く引き伸ばした状態で、声帯の縁だけが震えるときに出る高い声です。それに対して、話し声（**話声**）を含む、低音域から中音域の声のことを、**地声**といいます。

地声のとき、**甲状披裂筋**《こうじょうひれつきん》と**輪状披裂筋**は同時に収縮し、互いの強さをコントロールしながら、声帯の長さと厚さを変えています。甲状披裂筋だけが縮むと、声帯は厚く重くなります。話し声は男性で120Hz前後、女性で240Hz前後ですが、通常の話し声でも抑揚によって、高さの変動は1オクターブにおよぶといわれています。

❷声の大きさの調節

声の大きさは、声帯を下から押し上げる息の圧力と、声門を閉鎖する力によって変化します。低い音で大きな声を出すときは声門を閉じる力が、裏声を出すときは息を吐き出す努力が、主に働くとされています。

声の大きさには、強さを表すdB（デシベル）という単位を使います。無理のない程度の声の大きさは、20cm離れた位置での測定で70～85dB程度、最大限の努力で出せる声は、一般に120dB程度です。

大きさを自在にコントロールする能力は、声帯と呼吸の協調の上に成り立っています。

❸声の持続の調整

話すときには通常5秒程度で息継ぎを入れるので、10秒程度発声が持続できれば、日常生活ではそれほど困ることはありません。しかし、表現者にとっては、いかに声を持続できるかは重要な能力です。

声の持続は、呼気の量と、その呼気をどれだけ効率的に声に変えられるかとの関係で、決まります。言い換えれば、声門閉鎖と声帯の振動性、そして呼吸との協調関係が、長く持続する声をつくると考えられます。

❹声の音色（声質）の調整

高さや大きさが同じであっても、音色の異なる声は聴こえ方が違います。艶《つや》のある声、重厚な声など、さまざまなことばで表現されますが、健康な声において、何が声質を決定づけるのかは特定されていません。

声の音色は、声門の閉鎖の程度や発声の始め方、声帯自体の粘弾性（柔らかさと弾力）や伸縮性、声道による共鳴など、さまざまな要素で決まり、聴き手の印象にも左右されます。声の音色を使い分けられることは、高い総合能力の現れといえるでしょう。

声質に異常があるものを**嗄声**《させい》と呼び、声門の開きや声帯緊張、声門にかかる圧力の異常などによって現れます。

声帯の筋肉とその働き

外側輪状《がいそくりんじょう》披裂筋

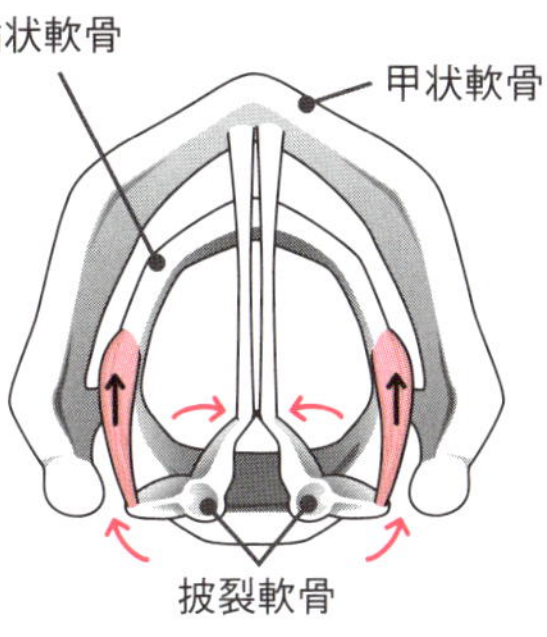

披裂筋《ひれつきん》

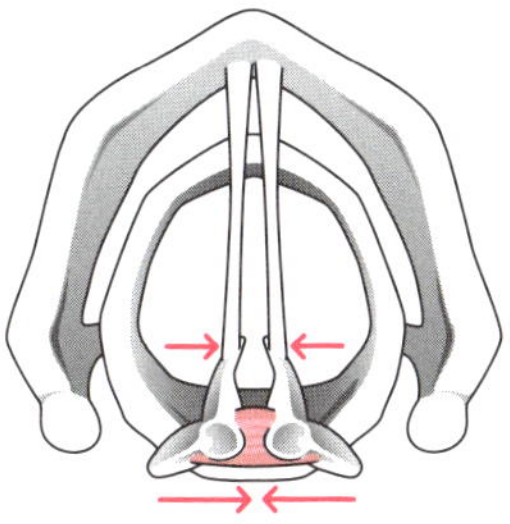

声帯を閉じる働きがある

後輪状披裂筋

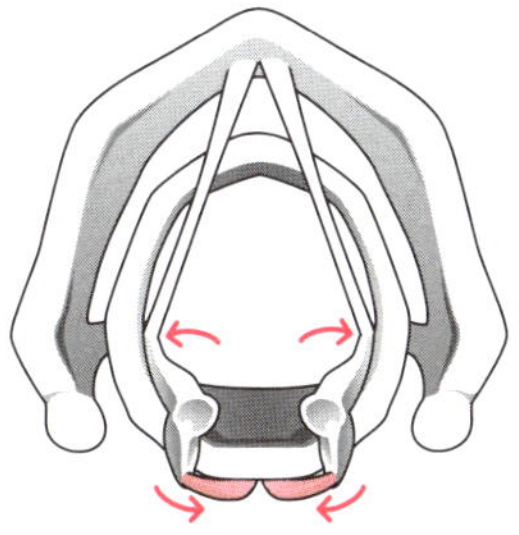

声帯を開く働きがある

甲状《こうじょう》披裂筋
（内側は声帯筋と呼ばれる）

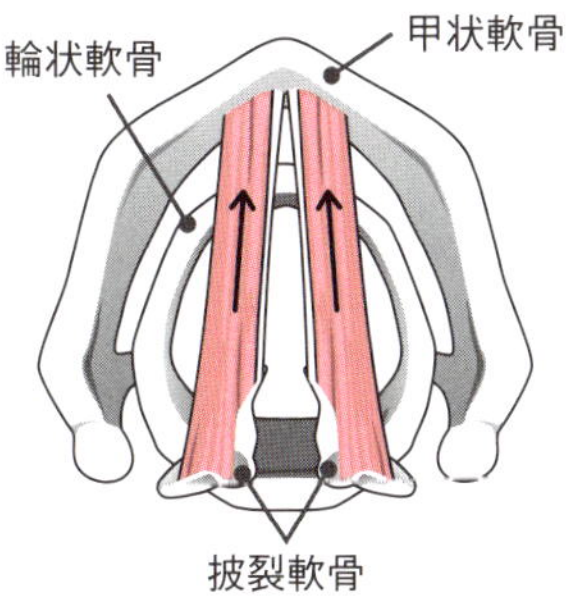

収縮すると、声帯は厚く重くなる。地声の発声時は、輪状甲状筋とともに協調して働く

輪状甲状筋

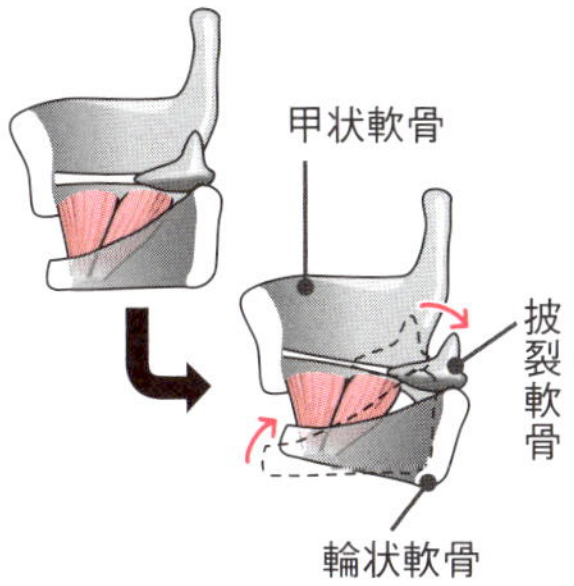

収縮すると声帯は後方に引き伸ばされ、薄く軽くなる。裏声（高音）の発声時に重要な役割を果たす

3

音声障害の原因

器質性・神経学的・機能性の3つに分類される

ひと言で音声障害といっても、その原因は1つではなく、治療法も異なります。現在3種類に分類されている音声障害それぞれの、代表的な疾患をみていきましょう。

声帯のトラブルが原因の器質性音声障害

声帯の隆起、声帯容量の増加・減少など、声帯のトラブルが原因で、音声障害が生じるものです。

❶声帯結節

歌手や教師など、日常的に声を多用する人に多くみられます。声帯同士が頻繁にぶつかり合うことで「タコ」ができ、結節となるもので、声質は**粗糙性**《そぞうせい》**嗄声**《させい》や**気息性**《きそくせい》**嗄声**です。声の安静を基本に、薬物治療や手術が選択されますが、音声訓練も有効です。

❷ポリープ様声帯

よく耳にする声帯ポリープは、声帯にできる血豆で、喉に炎症があるときに声を出しすぎるとできるものです。名称は似ていますが、こちらは声帯の浮腫《ふしゅ》で、ほぼ全長が膨らみます。原因は、喫煙・大声・飲酒・加齢で、女性に多いのが特徴です。声質は、低い**粗造性嗄声**となります。

重度になると呼吸困難を起こすケースもあるため、手術が第一選択となります。薬物治療に適応のある症例もあり、禁煙などの生活改善をめざした声の衛生指導も行われます。

❸声帯萎縮《いしゅく》

加齢によるもので、60歳以降の男性によくみられる疾患です。**気息性嗄声**となり、声の高さも上昇します。

加湿が有効で、脂肪注入などの手術が行われます。声帯には筋肉があり、トレーニングで鍛えることができるので、軽度なら音声訓練も有効です。

❹喉頭肉芽腫《こうとうにくげしゅ》

何らかの原因で声帯の軟骨（披裂《ひれつ》軟骨）部分が傷つき、肉芽が盛り上がって腫瘤《しゅりゅう》になったものです。肉芽が大きければ、声帯を閉じられなくなるので、**気息性嗄声**となります。原因の1つに胃食道逆流があり、胃酸や消化液を含んだ内容物を誤嚥《ごえん》した結果、声帯が傷ついて生じます。

そのほかに、大声や咳《せき》、気管挿管の刺激によって生じる場合もあります。薬物治療が有効で、音声訓練にも適応があります。

声帯の運動に異常が生じる神経学的な音声障害

声帯の運動を支配する神経のトラブルで、音声障害が生じるものです。

❶喉頭麻痺《まひ》

声帯の運動を支配する迷走神経の障害によって、声帯が動かなくなるものです。どこが動かなくなっているかによって、症状は異なります。

　内側に入れなくなった場合は**気息性嗄声**や**失声**となり、軽度であれば音声訓練が行われます。保存的治療で回復の見込みがなければ、手術が選択されます。

器質性音声障害の声帯

声帯結節

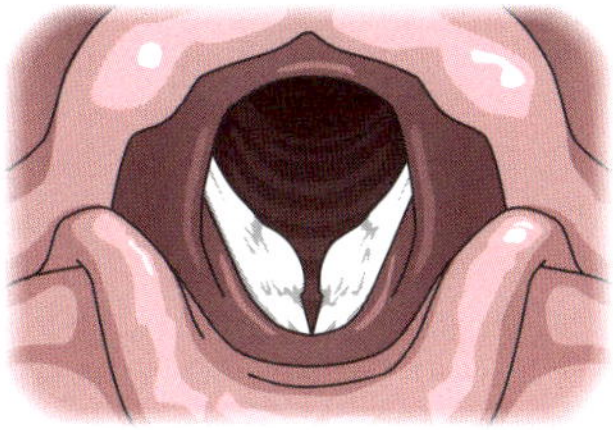

頻繁に声帯が接触することで生じ、多くは両側性。最もよく触れ合う部分である、声帯の前方から3分の1の部分に生じやすい

ポリープ様声帯

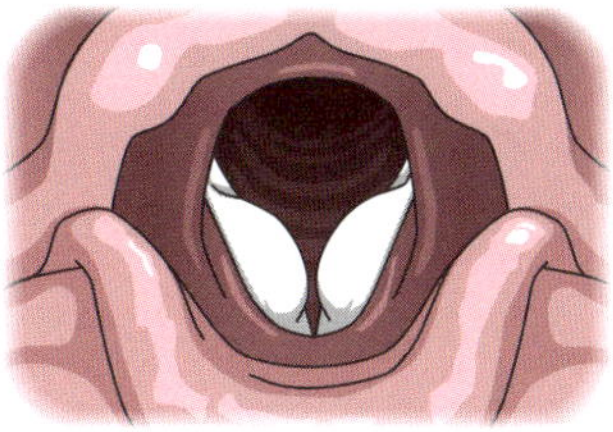

両側声帯の浅層に基質がたまり、浮腫《ふしゅ》を起こす。加齢・喫煙と関係が深い

喉頭肉芽腫《こうとうにくげしゅ》

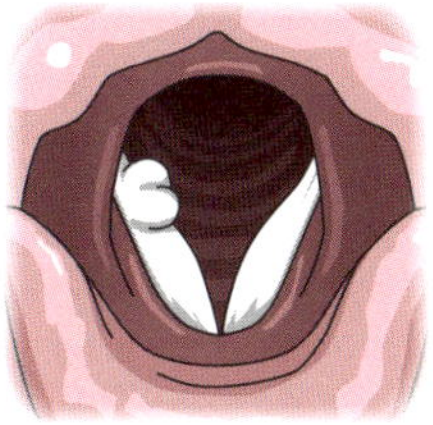

強い刺激によって声帯軟骨部に盛り上がった炎症性の腫瘤《しゅりゅう》。胃酸逆流によるものは誤嚥の徴候で、早めの受診が必要

ポリープ

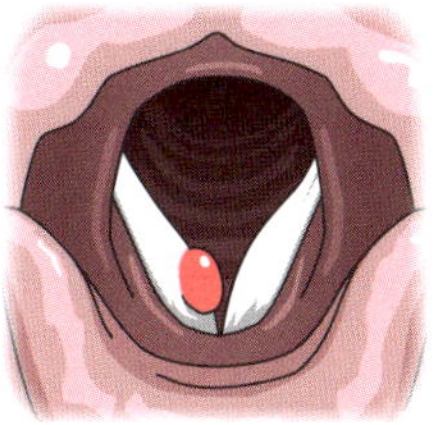

声帯の出血によりできた血豆で、ほとんど片側にできる。粗造性嗄声《そぞうせいさせい》となり、手術が第一選択

声帯萎縮《いしゅく》

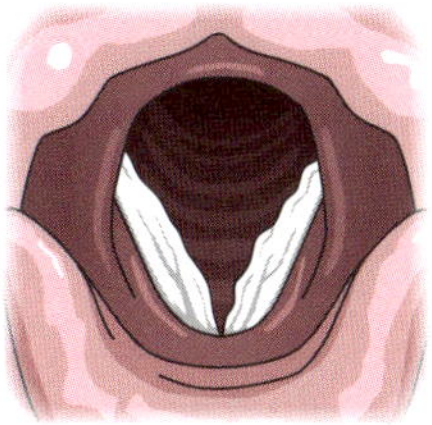

原因はさまざまだが、加齢による場合は、軽度であればリハビリテーションによい適応がある

❷**痙攣性**《けいれんせい》**発声障害**

　声帯に起こる**ジストニー**（局所的な不随意運動）です。声の途切れや詰まりが特徴で、手術が行われるケースが増えています。

❸その他

　本態性音声振戦症《しんせんしょう》、神経変性疾患、脳血管障害にともなう音声障害などがあります。

発声方法が原因の機能性音声障害

　器質的な異常もなく、神経にも問題がないにもかかわらず、発声方法の誤りから、声が出にくくなるものです。振り絞るような努力性の声や、気息性、失声など、症状はさまざまです。どのケースでも、音声訓練によって発声の習慣を変えていくことが、治療の中心となります。なお、心理的なショックやストレスが声の出しにくさにつながる場合があり、放置すると改善が遅れるので、早めの受診が必要です。
　変声障害は、男性において、身体や喉頭の発達、ホルモン分泌などに異常がないにもかかわらず、変声期前の高い声で発話を行っている状態です。通常、性同一性障害の問題はともないません。音声訓練の適応ですが、30代以上の場合は完治が難しくなります。

4

音声障害の検査

声帯の状態や音声の特徴を評価する

音声障害の診断は、耳鼻科で行います。音声障害の原因を探るうえで大切な検査は、喉頭《こうとう》の観察、空気力学的検査、そして異常音声の評価です。

器具を使用して行う喉頭の観察

医師による検査のうち、重要な位置にあるのが、喉頭に器具を挿入して行う、声帯の観察です。

喉頭ファイバースコープは、直径数ミリの光ファイバーの束を咽頭《いんとう》に挿入し、声帯を細かく観察します。声帯の器質的な異常の有無、発声時の声帯の働き方を見ることができます。

電子内視鏡は、極細のスコープの先にCCDセンサを取りつけ、高精度の画像をモニターに送り出すシステムです。鼻からスコープを挿入すれば、唇や舌の働きを妨げないため、発話や高音・低音の発声など、さまざまなケースでの声帯の様子を観察できます。

さらに、発声時の声帯の振動を詳しく観察するために、**ストロボスコープ**が使用されます。実際の声帯振動よりも少し回数を減らしてストロボを発光させると、声帯の振動の相が少しずつずれて見えるため、擬似的ではありますが、連続した画像がスローモーションのように見えます。これによって、声帯の振動様式の詳細な観察と、微細な病変の発見が可能になります。

近年は、スポーツ中継でもよく見かける、高速度撮影による声帯の観察も行われています。

呼気流や呼気圧などを調べる空気力学的検査

空気のエネルギーを効率よく声に変えているかどうか、呼気流および呼気圧と声帯の関係を知るための検査です。

最長発声持続時間は、発声時の声門閉鎖の状態を簡便に知る検査法で、できるだけ息を吸ったあと、自然な大きさと高さで「アー」と発声してもらい、その時間を測定します。男性の平均は30秒、女性の平均は20秒が目安で、発声時に声門閉鎖不全を起こす疾患では時間が短縮します。

機器を使った検査の1つに、**発声時平均呼気流率**の測定があります。発声時に声門を通過する気流量を測るもので、成人の正常値は、1秒間に男性で100～150㎖、女性で80～120㎖程度です。発声時の声門閉鎖状態が悪いと、数値が大きくなります。

尺度や音響分析による異常音声の評価

聴覚印象上の評価の代表に、GRBAS尺度があります。検査者の耳で声の質を聴き分ける方法で、G（総合）／R（粗造性…ガラガラ声）／B（気息性…息漏れ）／A（無力性…弱々しさ）／S（努力性…喉詰め声）の5つの項目を、4段階で評価します。**音響分析**では、音声波形、スペクトログラム、スペクトルなどの分析を行い、音声の特徴をつかみます。また、音響指標がパッケージされたソフトが開発されており、さまざまな項目を同時に計測して、音声パラメータの分析が簡便に行えるようになりました。

さまざまな音声障害の検査

電子内視鏡

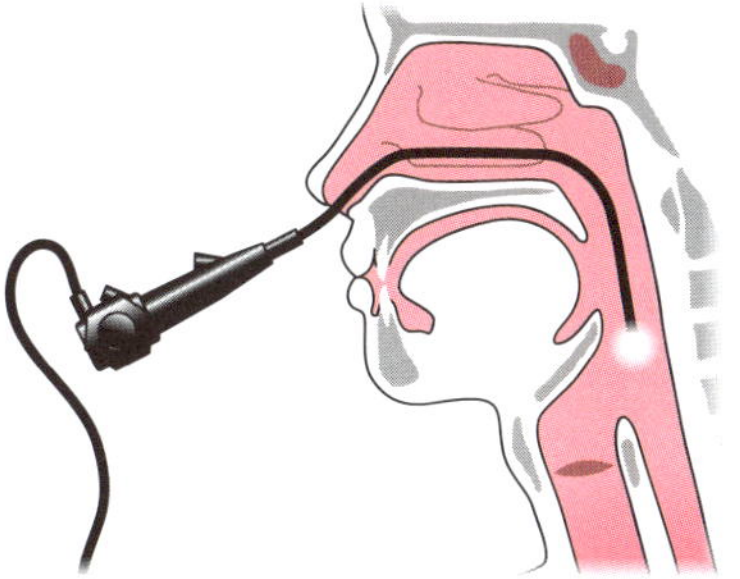

鼻から内視鏡を喉頭《こうとう》に挿入し、声帯の様子を観察する。さまざまな発声様式に対応して観察できる

ストロボスコープ

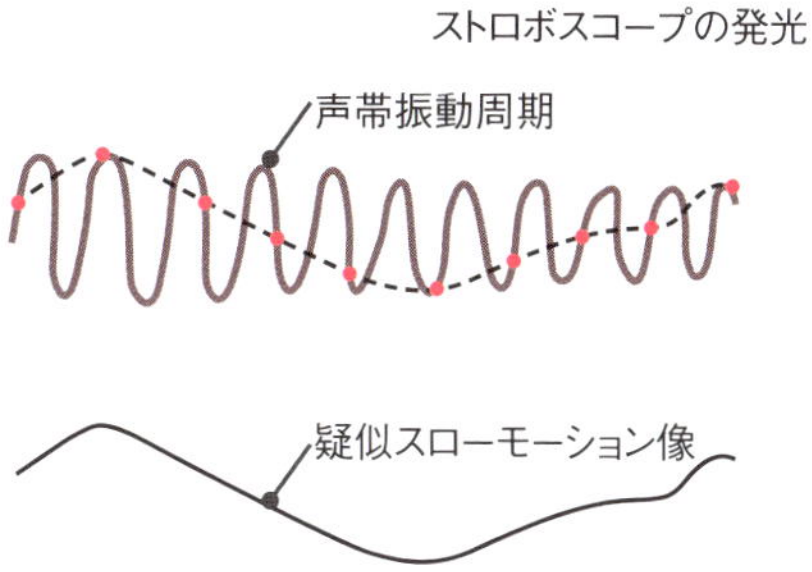

内視鏡を挿入し、基本周期から少しずらした周期で光源を発光させ、声帯振動の疑似スローモーション画像を得る

スペクトログラム

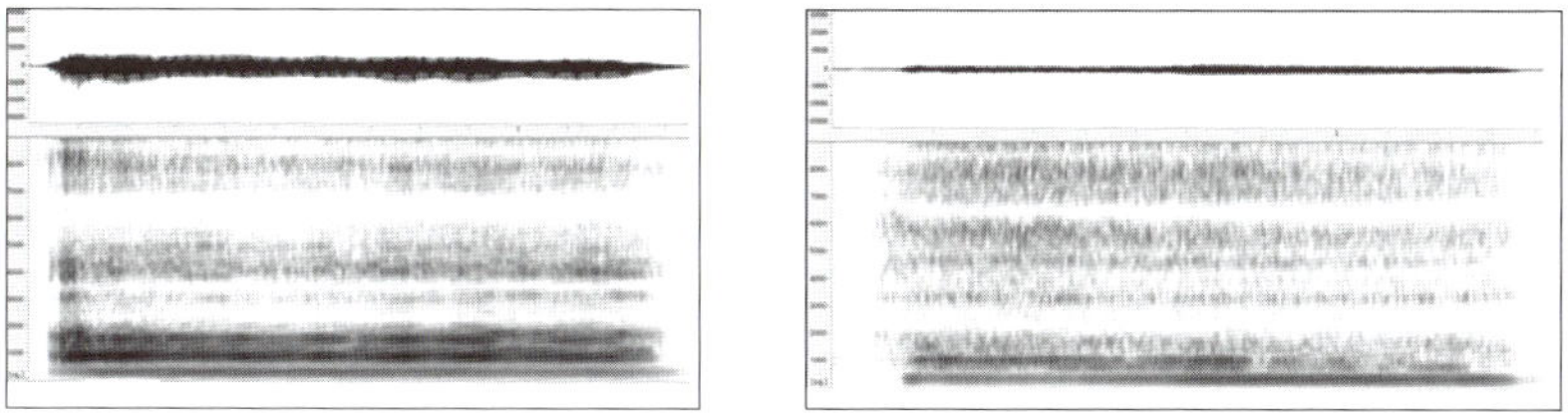

「あ」発声時の音声波形（左が正常例・右は気息性発声）

音声パラメータの分析

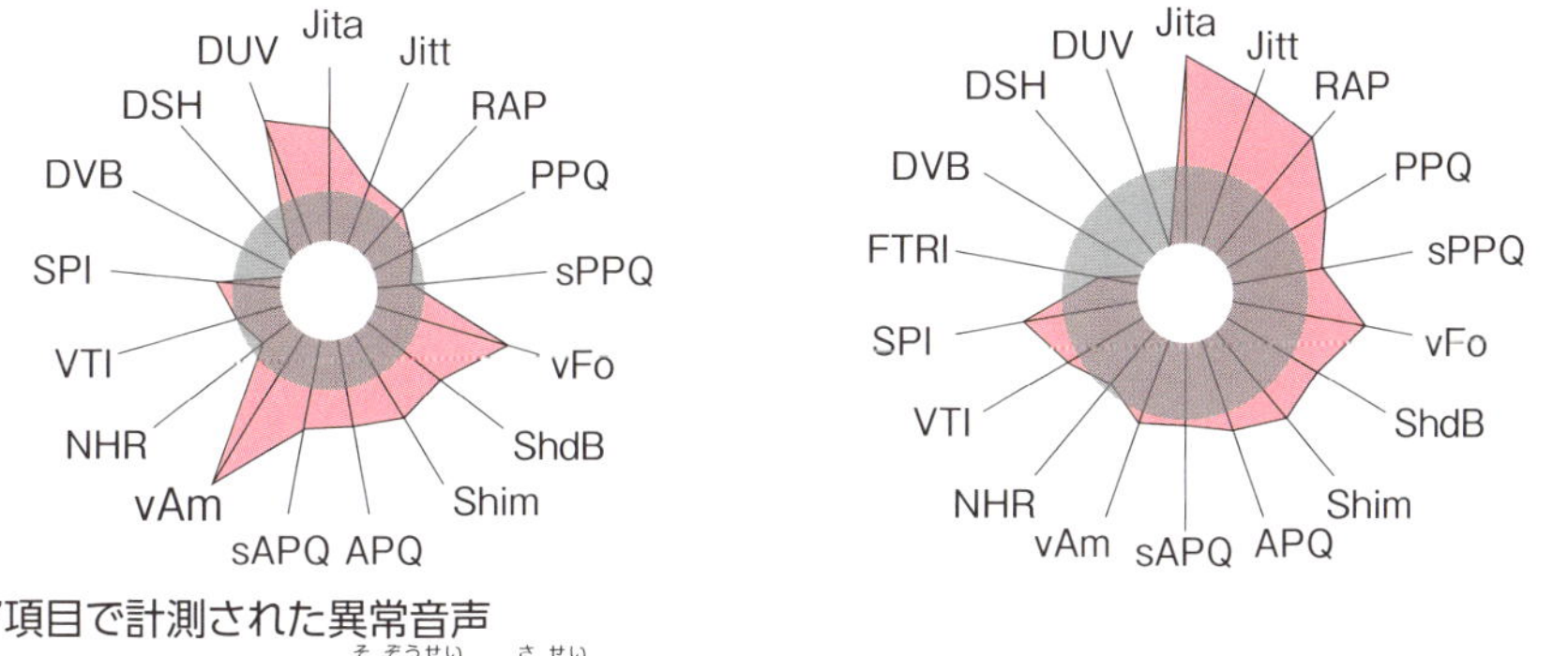

17項目で計測された異常音声
（左）丸の範囲が正常。粗造性《そぞうせい》の嗄声《させい》で、揺らぎが大きいのが特徴
（右）息漏れがあり、弱々しい印象のある声で、声門閉鎖の状態を示す値と揺らぎの値が高い

5

音声障害の治療

音声治療として声の衛生指導と音声訓練がある

耳鼻科医が行う音声障害の治療には薬物治療や手術がありますが、ここでは言語聴覚士が行う音声治療、声の衛生指導と音声訓練について説明します。

音声障害の原因を取り除く声の衛生指導

音声障害を軽減あるいは予防することを目的に、音声障害の原因となる習慣や声の使いすぎを避けて、環境に気を配り、生活を改善するものです。禁煙、節酒、十分な水分をとること、汚れた空気を避けること、発声時間の制限や発声方法の改善など、生活上の留意点について、言語聴覚士が助言します。日常生活でのチェックリストを渡すこともあります。

ただし、一方的に禁止するのではなく、喉《のど》に負担をかけている原因をいっしょに探し、患者が自分で問題点を意識することを重視します。症状が改善してからも、自分の喉と向き合い、よい環境を維持できるようにすることが目標となります。

さまざまな方法で発声の工夫を行う音声訓練

❶症状対処的訓練

症状に応じて、音声そのものを変える訓練法です。声帯の緊張を緩め、軟らかい声を出すために、身体の自然な反応を利用する方法を2つ紹介します。

1つ目は**あくび−ため息法**で、咽頭《いんとう》の奥を広くして喉を下げながら息を吸い（実際にあくびを促すこともあります）、ため息のように息を吐き出します。吐き出す息に声をのせながら、音節、単語、そして文へと、徐々に発声時間を長くしていきます。

2つ目は**チューイング法**で、ガムなどをかみながら発声し、声帯の緊張を緩和する方法です。オーバーな咀嚼《そしゃく》運動から軽い動作に移行し、最終的にはかんでいるつもりになって、軟らかい発声を目指します。

さらに、これらの方法が無効で、喉を高く固定して緊張した声を出している場合には、筋肉を緩めながら、徒手《としゅ》的《てき》に喉を下げる方法（**喉のマッサージ**）を行います。これは大変繊細な手技なので、十分にトレーニングを積んだ施術者が行うことが重要です。

逆に、息漏れがあって両声帯を寄せたい場合は、強い発声を練習します。重いものを持ち上げたときに喉が閉まる身体の反応を利用して、壁などに腕を押しつけて（腕に力を入れて）発声する、**プッシング・メソッド**を用いる場合もあります。

いずれにしても、それぞれの方法や喉の使い方を本人が覚え、実践し、やがて意識しなくても新たな発声方法ができるように、適切なフィードバックをすることが必要です。

❷包括的訓練

発声の過程である呼吸・発声・共鳴の調整能力を高めるために、総合的にプログラムされた訓練です。

- **アクセントメソッド**…腹式呼吸をベースに、ラルゴ、アンダンテ、アレグロと、段階的に速くしていくリズムにのせて発声を行い、呼吸と発声の協調の再学習をめざす。
- **共鳴強調訓練**…喉に負担をかけない効率よく響く声（レゾナントボイス）を得るために、鼻の奥や唇周辺の振動の感覚の認識を重視し、ハミングを使って発声法の習得に導く。
- **発声機能拡張訓練**…喉頭の筋力向上とバランスの調整をめざし、発声持続や高低、大小の発声を組み合わせたエクササイズを行う。

どの方法も、声の衛生指導から開始され、セッションごとに具体的な課題が設定されます。セラピーの週数とセッション回数は決まっており、日常生活へ浸透させるための方法が、具体的に組み込まれているのが特徴です。

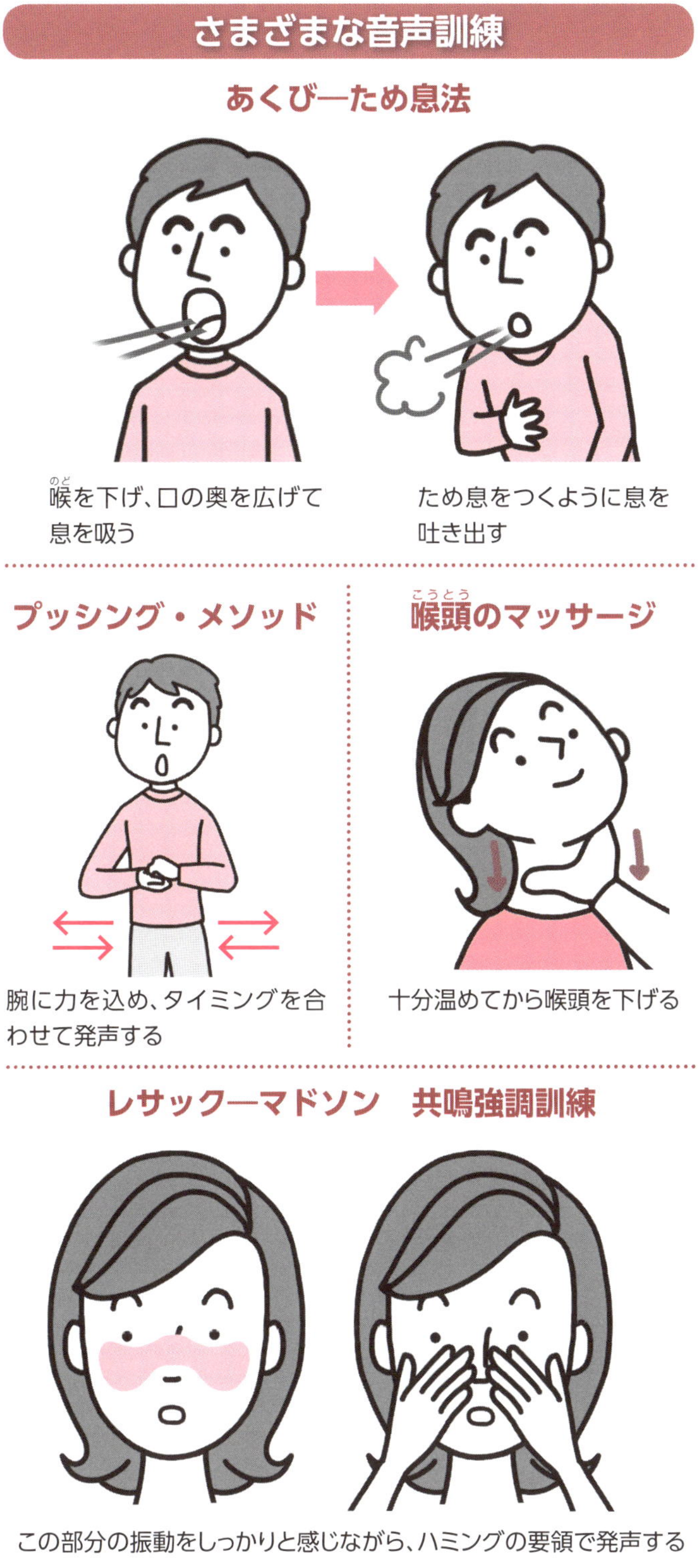
さまざまな音声訓練
あくび―ため息法
喉《のど》を下げ、口の奥を広げて息を吸う
ため息をつくように息を吐き出す
プッシング・メソッド
腕に力を込め、タイミングを合わせて発声する
喉頭《こうとう》のマッサージ
十分温めてから喉頭を下げる
レサック―マドソン　共鳴強調訓練
この部分の振動をしっかりと感じながら、ハミングの要領で発声する

コラム

さまざまな無喉頭発声の方法

喉頭《こうとう》がんなどによって喉頭を全摘出した場合は、発声ができなくなります。その場合のコミュニケーション手段として、「無喉頭発声」があります。

1 食道発声法

口や鼻から食道に空気を取り込み、逆流させて、食道入口部の粘膜のヒダを声帯の代わりに振動させることで、音源とする方法です。

2 シャント発声

手術で気管孔と食道との間に管（シャント）を作り、シャントチューブを介して肺からの空気を食道に流します。食道発声と同様に、食道入口部の粘膜のヒダを振動させて音源とします。音量や発声の持続時間も、比較的保つことができます。

シャント発声

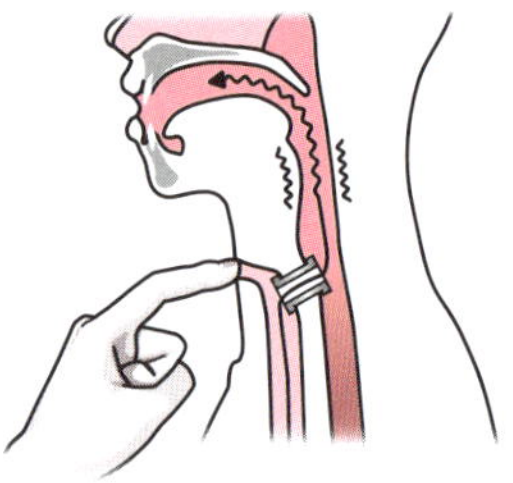

シャントの中に弁を装着することで飲食物の逆流を防ぎ、気管孔前に防塵《ぼうじん》・加温加湿フィルターを取り付ければ、気道を防御することもできます。

3 人工喉頭① 笛式人工喉頭

気管孔からの呼気を、チューブを通して口の中に導きます。リード部の弁を震わせることで、音源とします。取り扱いが簡便であまり練習の必要もなく、呼気を使うために声に抑揚を出せます。

笛式人工喉頭

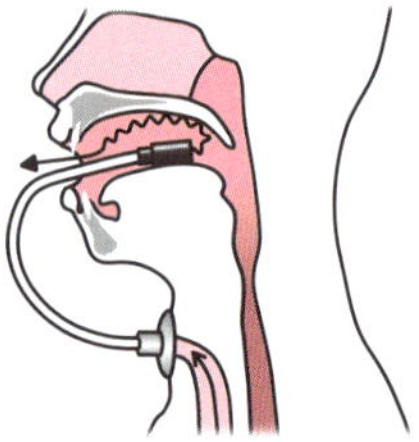

4 人工喉頭② 電気式人工喉頭

振動板を口腔《こうくう》底部の皮膚に直角に当て、振動を口の中に響かせたものを音源とします。うまく響かせるためには比較的柔らかで平らな、振動板がうまく密着するところを探すことがポイントです。音の出ているときに口の形や舌を動かせば、聴き取ることができます。呼気の使用はしません。

電気式人工喉頭

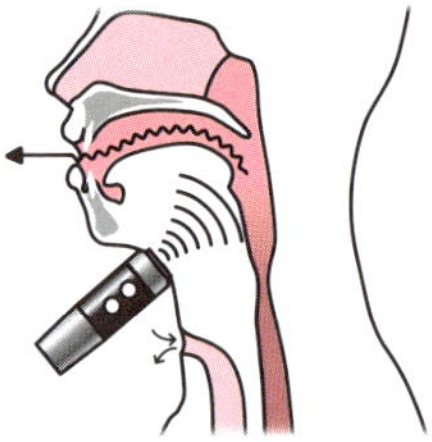

各市区町村の日常生活用具助成の対象商品となっており、喉頭摘出者であれば助成対象となります。市区町村によって対象者や自己負担率が異なることもあるので、住んでいる市区町村の福祉課などに確認する必要があります。

喉頭摘出術

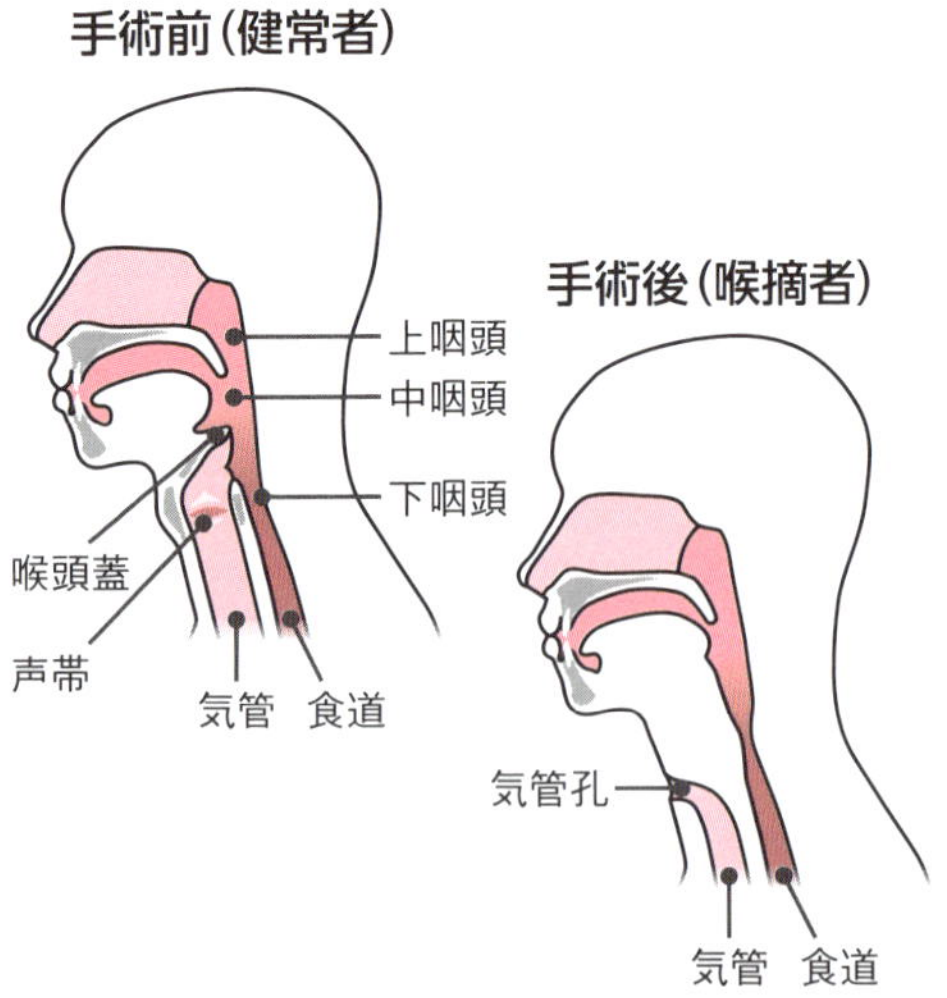

第Ⅰ部　大人の言語障害

第4章

摂食嚥下障害 発音や声の障害に合併することの多い障害

私たちが食物を認知して口に取り込み、飲みくだすまでの一連の流れを「摂食嚥下」といいます。何らかの原因によって、その段階のどこかにトラブルが生じると、摂食嚥下障害になります。リハビリテーションなどを行って、窒息、食事・水分の摂取量減少による低栄養や脱水、誤嚥性肺炎などを予防することが重要になります。

1 摂食嚥下のしくみとその障害

「摂食《せっしょく》」とは食物をとること、「嚥下《えんげ》」とは食物を飲みくだすことを意味します。摂食嚥下のしくみとその障害について、みていきましょう。

摂食と嚥下のしくみは5つの段階に分けられる

私たちはものを食べるとき、どのようなことをしているのでしょうか。**摂食嚥下**はスムーズな一連の流れですが、次の5期に分けて考えるとわかりやすくなります。

❶先行期（認知期）

過去の食物体験から、目の前にある食物の性質（食物か否か、色、におい、味、食感、大きさ、好き嫌いなど）を感知（記憶と照合）します。それに応じて、口に運ぶ食物の種類や量を決定し、食物の処理方法（なめる、すする、咀嚼《そしゃく》する、丸飲みするなど）を予測して、必要な動きのための準備をします。手を動かし、食物を口まで持っていきます。

❷準備期

口を開け、食物を口に取り込み（捕食）、口腔《こうくう》内に保持しながら、咀嚼、食塊《しょっかい》形成（食物を唾液《だえき》と混ぜて飲み込みやすい形にまとめること）を行います。

❸口腔期

舌の運動によって、口腔内の食塊を咽頭《いんとう》へ送り込みます。

❹咽頭期

食塊が咽頭に送り込まれると、**嚥下反射**が起こります。反射によって軟口《なんこう》蓋《がい》が挙上して鼻咽腔《びいんくう》閉鎖が起こり、喉《こう》頭《とう》の挙上、喉頭蓋《こうとうがい》反転と声帯・仮声帯の閉鎖によって気道が閉鎖されます。

そして、輪状《りんじょう》咽頭筋が弛緩《しかん》して食道入口部が大きく開き、舌根部《ぜっこんぶ》と咽頭後壁によって、食塊が咽頭から食道へ押し込まれます。これらの一連の動きは、わずか0.5秒の間に行われます。

この流れのどこかに問題が生じ、飲食物や唾液が誤って気道に入ってしまうことを、**誤嚥《ごえん》**といいます。

❺食道期

重力と食道の蠕動《ぜんどう》運動によって、食物が胃へと送られます。

摂食嚥下運動に問題が生じるのが摂食嚥下障害

一連の摂食嚥下運動のどこかの段階に問題が生じると、摂食嚥下障害が出現します。

構音《こうおん》障害の場合と同様に、その原因としては、頭頸部《とうけいぶ》がんの術後などの器質的なもの、脳血管疾患による麻痺《まひ》などの機能的なものがあります。そのほかに、薬剤の副作用や心理的原因によっても、摂食嚥下障害が出現することがあります。

摂食嚥下のプロセスと問題点

プロセス	障害となる問題点
❶ 先行期（認知期） ●食物を口に入れる前に、五感によって認知する 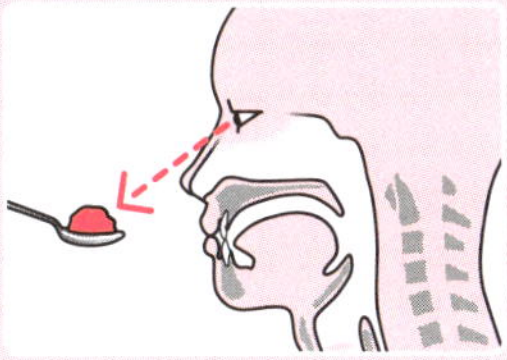	●意識レベルの低下 ●食欲の低下 ●認知機能の低下 ●姿勢や食事動作の問題
❷ 準備期 ●食物を咀嚼《そしゃく》し、食塊《しょっかい》を形成する 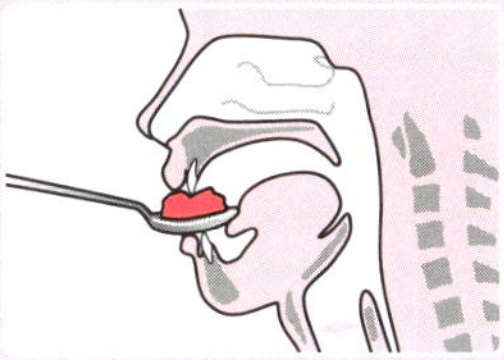	●咀嚼力の低下 ●唾液《だえき》の分泌低下 ●口腔内保持能力の低下
❸ 口腔《こうくう》期 ●食塊を咽頭《いんとう》へ送り込む 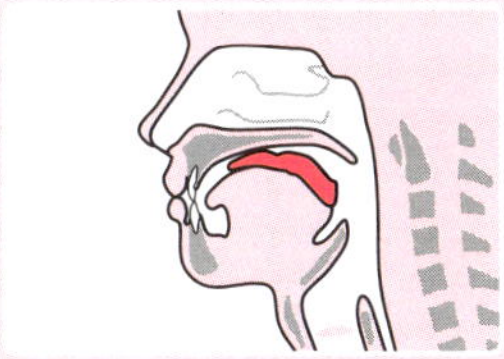	●口腔内保持能力の低下 ●舌の運動機能の低下
❹ 咽頭《いんとう》期 ●嚥《えん》下《げ》反射によって鼻や気管に通じる開口部を閉鎖する ●食道へ食塊を押し込む 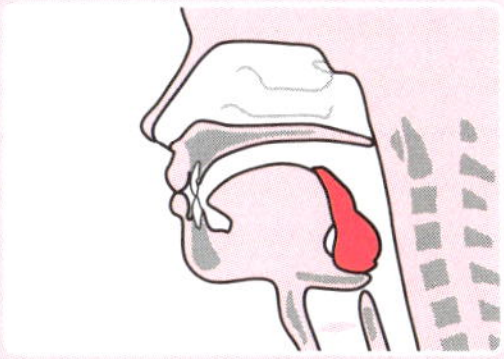	●嚥下反射の低下 ●咳反射の低下 ●喉頭《こうとう》の位置の低下
❺ 食道期 ●蠕動《ぜんどう》運動によって食物を胃へ送り込む 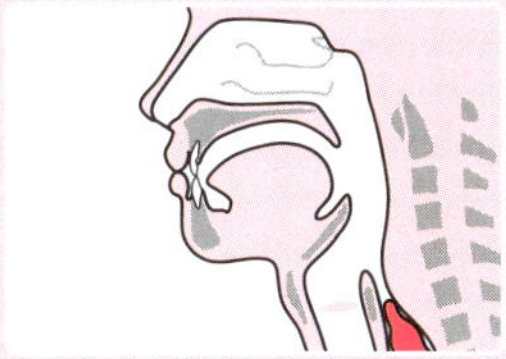	●食道蠕動運動の低下 ●逆流性食道炎 ●治療薬物の影響

摂食嚥下障害を引き起こす要因

器質的原因	頭頸部腫瘍《とうけいぶしゅよう》（手術・放射線治療など）、外傷、熱傷など
機能的原因	脳血管疾患、脳外傷、脳腫瘍《のうしゅよう》、パーキンソン病、脊髄《せきずい》小脳変性症、筋萎縮性側索硬化《きんいしゅくせいそくさくこうか》症《しょう》、ギランバレー症候群、各種筋炎など
その他の原因	廃用症候群、薬剤の副作用、認知症、心因性嚥下障害など

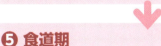

2 摂食嚥下障害の評価

摂食嚥下《せっしょくえんげ》障害が疑われた場合は、医療機関で検査を行い、摂食嚥下障害の様子を評価します。その結果をふまえて重症度や状況を検討し、治療方針を決定します。

個別の状況に合わせてさまざまな検査を行う

摂食嚥下障害の検査内容は、その人の状況（現在経口摂取をしているかどうか、入院中か在宅か、病気の種類や発症からの期間、全身状態など）によって、変わってきます。

❶情報収集

まず、その人の**原因疾患**、**既往《きおう》**（脳血管疾患や肺炎の既往は要注意）、**服薬**（薬物の副作用で摂食嚥下障害が出現することがある）、**年齢**（加齢によって摂食嚥下機能が低下する）など、摂食嚥下機能に関連する可能性がある情報を把握します。

❷検査所見

胸部X線撮影で肺炎の有無を確認したり、**血液検査**を行ったりします。血液検査では、たとえばCRPや白血球数によって炎症反応が、アルブミンによって栄養状態がわかります。このようにして、全身状態を評価します。

❸身体所見のチェック

意識レベルや**認知機能**（これらに障害があると先行期に問題が生じる）、**麻痺《まひ》**や**筋力**（頸部《けいぶ》や体幹が自由に動かせないと嚥下に不利になる）、さらに**嚥下関連器官の知覚・運動・反射**、**発音**などについても評価します。

また、全身状態を把握するために、**るい痩《そう》**（十分な栄養がとれないことで生じる）、**脱水**（水分摂取が困難になることで生じる）、**痰《たん》の量や性状**、**呼吸状態**、**発熱**、血圧や脈拍などの**循環動態**などを、視診・聴診・触診で評価します。齲歯《うし》（虫歯）や義歯、口腔《こうくう》粘膜の汚れや乾燥など、**口腔内の状態**についても確認します。

❹スクリーニング検査

反復唾液《だえき》嚥下テスト（RSST／30秒間にできるだけ多く嚥下をくり返す）、**改訂版水飲みテスト**（3㎖の水を飲む様子を観察する）など、比較的危険の少ない方法によって、嚥下の様子を視診・触診します。

その際に、**頸部聴診**（嚥下前後の呼吸音や嚥下音を聴く）や、**パルスオキシメーター**（血中酸素濃度をモニタリングする）を併用すると、より詳細な評価が可能になります。

❺食事観察

経口摂取をしている人については、実際に食事をしている場面を観察します。**咀嚼《そしゃく》**や**むせ**の様子だけでなく、所要時間、疲労、食欲、姿勢、食事への集中、取りこぼし（口に入らない、口

摂食嚥下障害の画像検査

嚥下造影(VF)

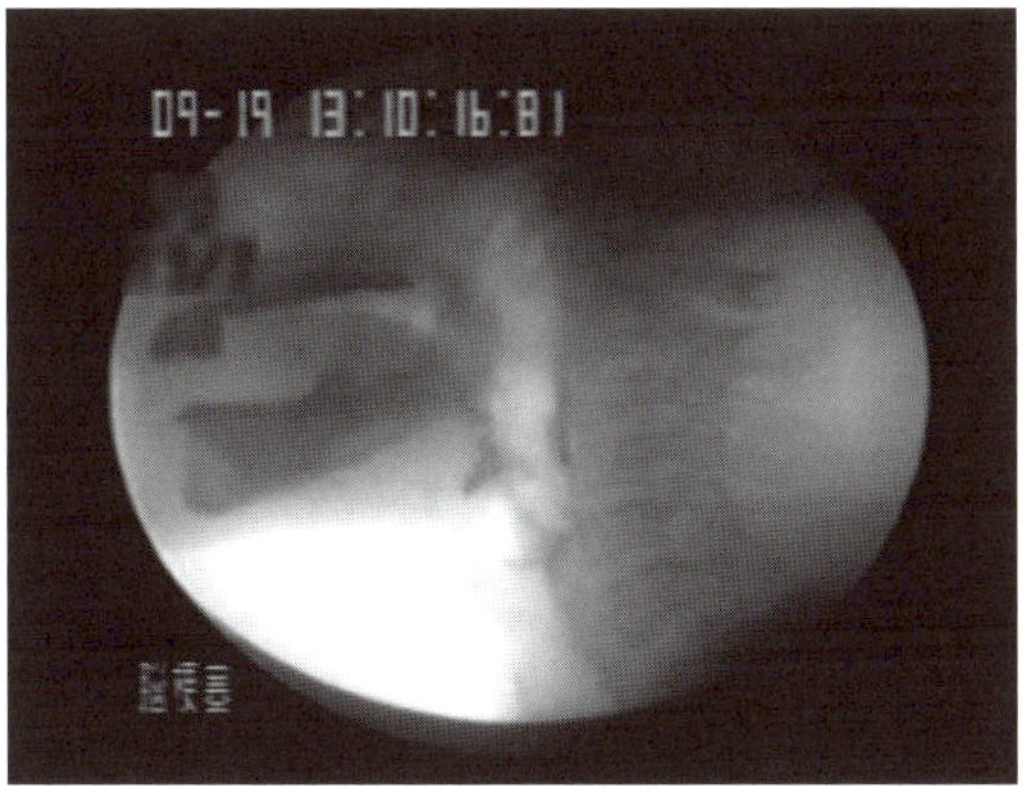

嚥下内視鏡検査(VE)

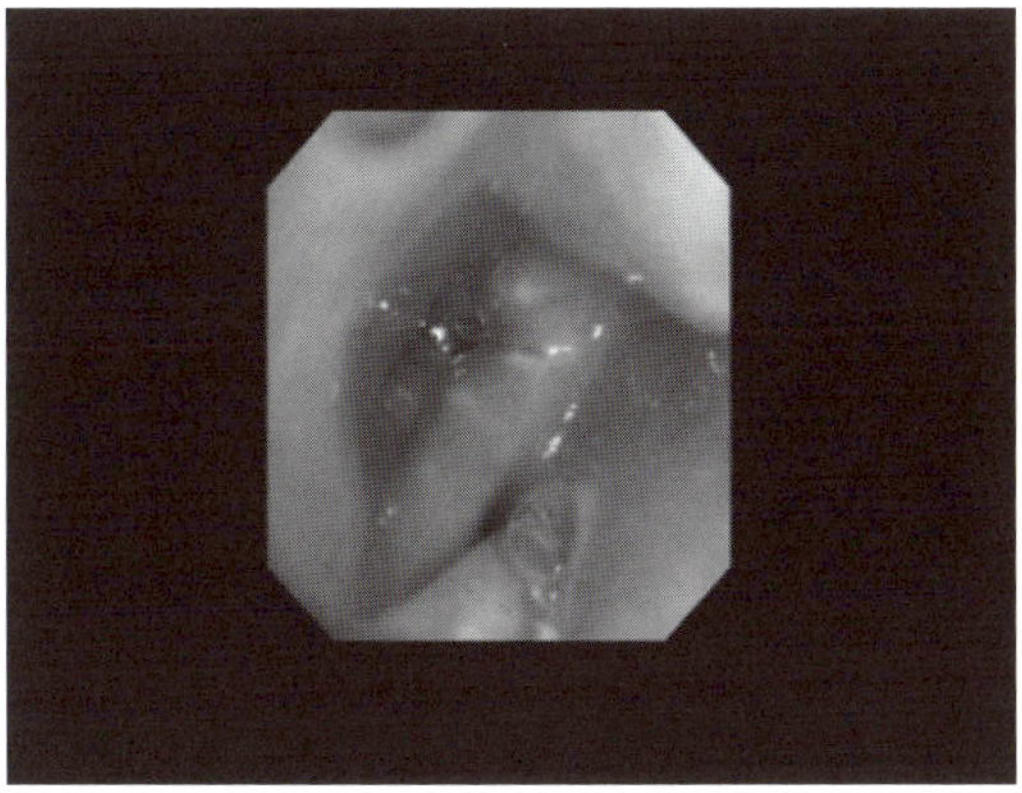

嚥下障害を疑うポイント

- 肺炎(発熱)をくり返す
- 脱水症状がある(口の中が乾燥している、尿量が少ない)
- 低栄養(徐々に体重が減る)
- 拒食がある(水分を飲みたがらないなど)
- いつも痰《たん》がからんだような声である
- 食事時間が30分以上かかる
- 食事中や食後にむせや咳《せき》が多い
- 食後にガラガラ声になる
- 夜間に咳き込む

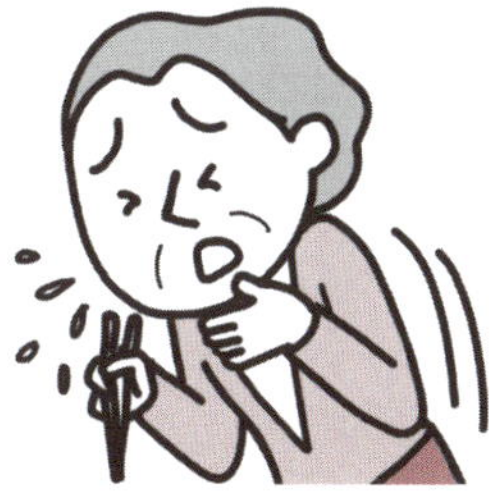

発熱や咳などかぜに似た症状がみられる場合は、誤嚥性肺炎が疑われるので注意する(92ページ参照)

ミニ知識 **不顕性誤嚥**

通常は誤嚥すると反射的に咳が出て、気道に入り込んだものを吹き飛ばそうとする**むせ**が生じます。しかし、摂食嚥下障害がある場合は、誤嚥をしてもむせないことがあり、これを**不顕《ふけん》性誤嚥《せいごえん》**といいます。一見、問題なく嚥下しているように見えるので、注意が必要です。

からこぼれる)、声の状態などを全体的に評価し、問題点を明らかにします。

❻嚥下造影(VF)と嚥下内視鏡検査(VE)

摂食嚥下時の口腔内・咽頭《いんとう》・喉頭《こうとう》・食道の様子は、外からは見えません。より精密な評価が必要な場合は、VFやVEで「中の様子」を観察します。とくに、**不顕性誤嚥《ふけんせいごえん》**が疑われるケースでは非常に有効な検査です。

VFは造影剤の入った飲食物を食べているところをレントゲンビデオで撮影し、嚥下の様子を観察する検査です。VEは鼻腔《びくう》からファイバースコープを挿入し、嚥下時の咽喉頭の様子を観察する検査です。

検査結果を検討してアセスメントを行う

摂食嚥下障害の重症度やその他の状況を総合的に検討し、治療方針(栄養摂取方法や訓練プログラムなど)を決定します。少量でも口から食べられる人の場合は、安全に食べるための訓練を行います(90〜91ページ参照)。

3 摂食嚥下障害への対処法

摂食嚥下《せっしょくえんげ》障害の主な治療法には、リハビリテーションと外科的治療（手術）があります。治療の際には、必要な栄養を確保し、誤嚥性《ごえんせい》肺炎や窒息に注意して全身状態を良好に保っておくことが重要です。

リハビリテーションは2つの方法に分けられる

リハビリテーションは、食物を使用しない基礎訓練と、実際に食べて行う摂食訓練に分けられ、言語聴覚士が行います。

❶基礎訓練（間接嚥下訓練）

嚥下関連器官の筋力トレーニングや可動域拡大訓練を行って運動機能を高めたり、口腔《こうくう》や咽頭《いんとう》へ刺激を与えたりすることによって、嚥下機能の改善を図るものです。食物を用いないため、誤嚥の危険性が低く、重度の嚥下障害がある場合でも、実施できるものが多いのが特徴です。

❷摂食訓練（直接嚥下訓練）

食物形態を調整したり、食事摂取方法をコントロールしたりすることによって、障害を代償する方法です。摂食訓練を行うにあたっては、嚥下機能の評価だけでなく、**意識レベル**（刺激がなくても覚醒《かくせい》している）や**全身状態**（安定している）の評価も必要です。

摂食訓練の方法としては、食物形態・量・摂取頻度などを、摂食嚥下障害のタイプや重症度に応じて段階的に変えていきます（左ページ参照）。一般的に、嚥下しやすいゼラチンゼリーを少量、一日1回程度から始め、安全を確認しながら徐々に食材の種類や量、頻度を増やしていきます。病院や施設では、嚥下食として**ゼリー食**、**ミキサー食**、**ムース食**、**きざみトロミ食**、**ソフト食**などが提供されます。

摂食訓練では、**息止め嚥下**、**努力嚥下**、**メンデルソン法**、**交互嚥下**などの嚥下法や、**横向き嚥下**、**頷《うなず》き嚥下**などの代償姿勢の練習をします。それと同時に、食事に集中できる**環境設定**、ベッドや椅子上での**姿勢調整**、**一口量**や**摂食ペースのコントロール**なども行います。介助が必要な場合は、介助者に対する指導も行います。

外科的治療には2種類の術式がある

リハビリテーションだけでは十分な効果が認められない場合は、外科的治療が検討されます。術式としては、食塊の流れを改善させることが目的の**嚥下機能改善術**と、飲食物と空気の通り道を分離して誤嚥が生じないようにする**誤嚥防止術**の2種類があります。

誤嚥防止術では、構造上発声機能を犠牲にせざるを得ないことが多く、適応には慎重な検討が必要となります。

代替栄養法は点滴や経管によって行う

口から必要な栄養や水分が摂取できない場合は、点滴（**中心静脈栄養・末梢静脈栄養**）や経管（**経鼻経管栄養・間欠的口腔食道経管栄養・胃瘻《いろう》**など）で栄養を補給します。

摂食嚥下障害の重症度・全身状態・生活環境などに応じて、経口摂取で不足する栄養分を経管栄養で補うなど、両者を併用する場合もあります。

嚥下しにくい食品と嚥下しやすい食品

嚥下《えんげ》しにくい食品	●硬いもの（ナッツ類、せんべい） ●口の中でまとまりにくいもの（そぼろ、ビスケット） ●かみ切りにくいもの（こんにゃく、キノコ、練り物類、イカ、タコ、貝、線維が多い野菜、すじ肉） ●粘膜にくっつきやすいもの（餅《もち》、海苔《のり》、わかめ、薄切りキュウリ） ●水分と固形物が混在しているもの（みそ汁、めん類、高野豆腐、かむと果汁が出てくる果物、雑炊） ●サラサラの水分
嚥下しやすい食品	●トロミのついた水分、ゼリー、プリン、ヨーグルト　等

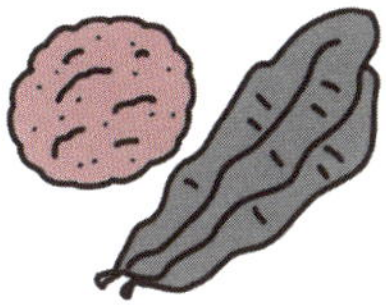

嚥下食ピラミッドに対応した食事内容

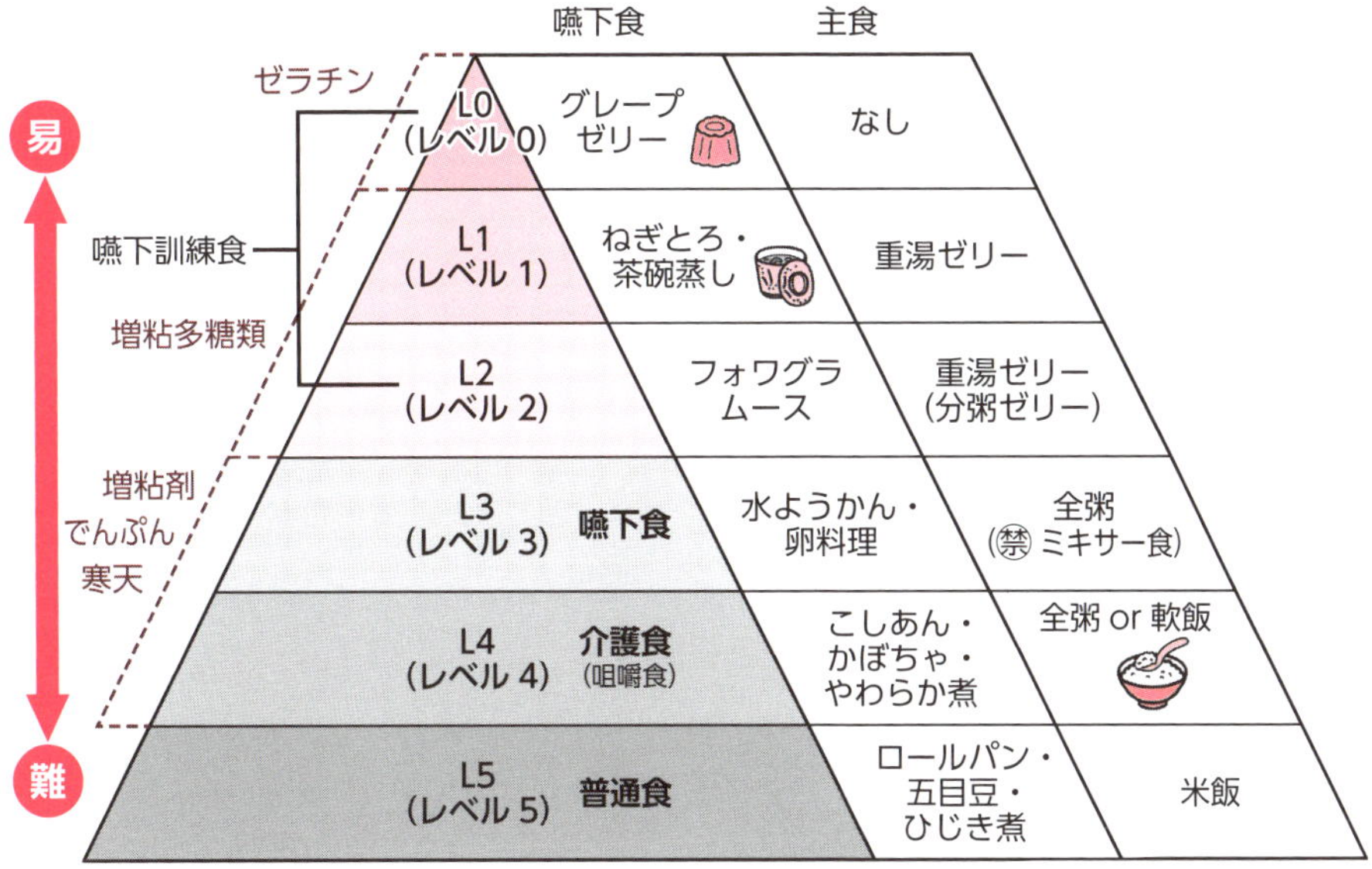

■均一な物性：「嚥下訓練食」
L0：段階1＝開始食
L1：段階2＝嚥下食Ⅰ
L2：段階3＝嚥下食Ⅱ

■不均一な物性
L3：段階4＝嚥下食Ⅲ（嚥下食）
L4：段階5＝移行食（介護食）
L5：普通食

＊金谷節子監修・指導「嚥下食ドットコム」（http://www.engesyoku.com/）を改変作成

4 誤嚥性肺炎

摂食嚥下《せっしょくえんげ》障害を持つ人にとって、最も注意すべきなのが誤嚥性肺炎《ごえんせいはいえん》で、高齢者の死亡原因の上位とされています。その原因や症状についてみていきましょう。

高齢者に多くみられる 誤嚥が原因の誤嚥性肺炎

誤嚥が原因で起きる肺炎を、**誤嚥性肺炎**といいます。肺炎は高齢者の死亡原因の第3位であり、その多くが誤嚥性肺炎によるものであるといわれています。

ただし、誤嚥をすれば必ず誤嚥性肺炎になるわけではありません。誤嚥の頻度や量、誤嚥物の種類、肺の防御機構、全身状態などによって、肺炎になるかならないかが分かれます。主な原因については、次の3点であるといわれています。

①就寝中に生じる細菌を含んだ唾液《だえき》の誤嚥

②飲食物の誤嚥

③胃食道逆流による胃内容物の誤嚥

一度肺炎になると、気道や肺胞の粘膜が傷ついてしまい、なかなか回復しません。そのため、くり返し肺炎にかかる危険性が高まります。

さらに、誤嚥性肺炎のために十分な栄養が取れず栄養状態が悪化すると、全身の抵抗力が下がり、病気の回復が遅れたり、ささいなことで病状が悪化したり、新たに病気にかかりやすくなったりします。全身状態が悪くなるにともなって摂食嚥下障害も悪化し、ますます誤嚥をしやすくなってしまいます。

このような悪循環に陥らないために、誤嚥性肺炎の予防と早期発見、早期治療が重要視されています。

なお、子どもなどが誤ってボタンなどの食物以外のものを食べてしまうことは**誤飲**といい、誤嚥とは異なるものです。

こんな症状があれば 誤嚥性肺炎が疑われる

次のような症状がある場合には、誤嚥性肺炎を疑います。

- 激しく咳《せ》き込む
- 高熱が出る
- 痰《たん》の量が増えた
- 呼吸が苦しい

ただし、高齢者では、このような典型的な肺炎の症状がみられなくても、誤嚥性肺炎が進行していることがありますので、注意が必要です。たとえば、一見肺炎とは関係がなさそうな次の症状も、誤嚥性肺炎の徴候の場合があります。

- 元気がない
- 食事時間が長くなった

●口の中に食物をため込んだまま飲み込まない
●食後に疲労でぐったりする
●ぼんやりしている

そのほかにも、ふだんと違う様子がみられたら誤嚥性肺炎を疑い、かかりつけ医や看護師などの専門家に相談することをおすすめします。

誤嚥性肺炎を予防するために

誤嚥性肺炎の予防として、以下の３点が推奨されています。

❶食前食後に口腔《こうくう》ケアを行い、口腔内の細菌を減らす

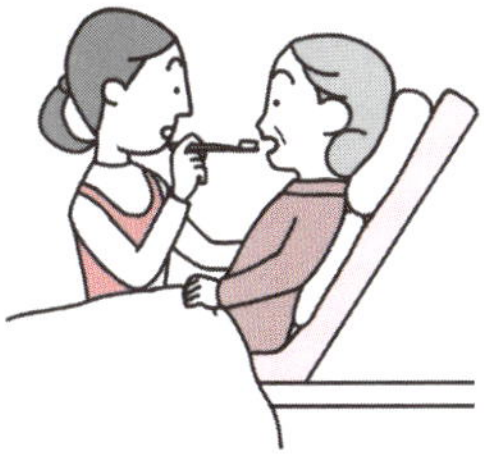

頭を起こした状態にして、顎は少し引くようにする

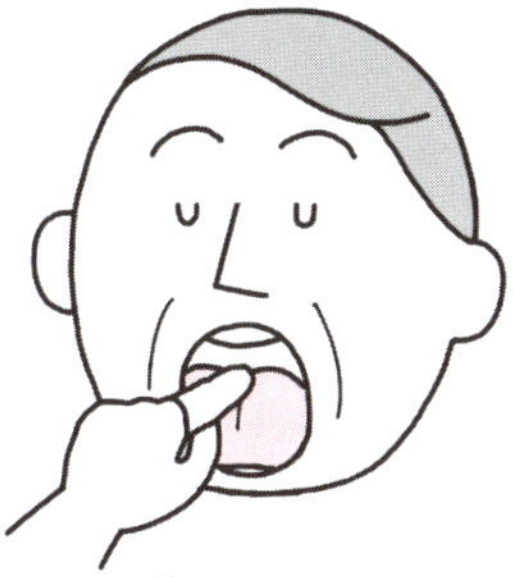

スポンジブラシやガーゼで口腔内を清拭し、食べかすを除去する

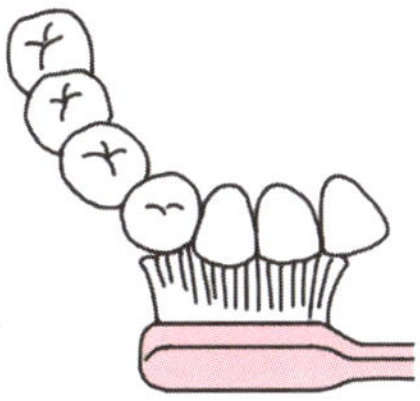

歯ブラシを使用して歯を清掃する

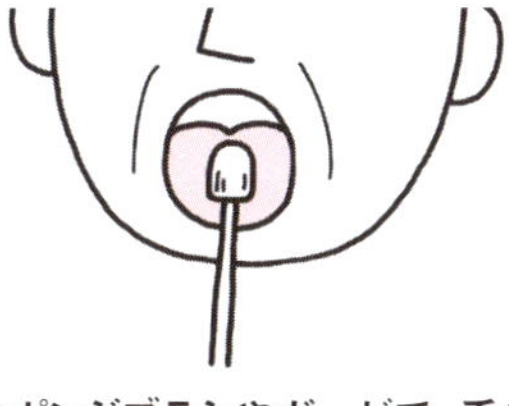

スポンジブラシやガーゼで、舌や上顎などの口腔粘膜を清拭する

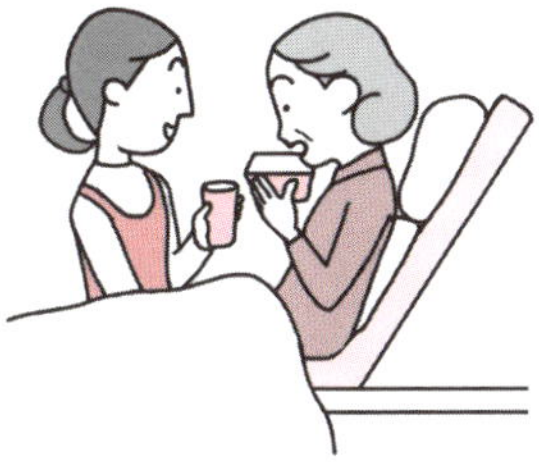

うがいができる場合は、うがいによって残存物などを除去する。うがいができない場合はガーゼなどでぬぐう

※口腔内の乾燥が強い場合は、口腔ケア前後に湿潤させることが有効である

❷食事に集中できる環境を整えたり、適切な形態の食事を提供することで、飲食物の誤嚥のリスクを下げる

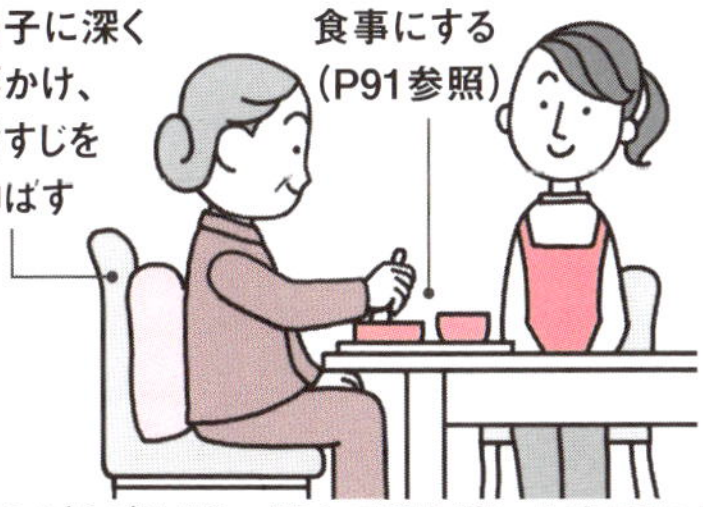
背もたれのある椅子に深く腰かけ、背すじを伸ばす
嚥下しやすい形態の食事にする（P91参照）

テレビなどは消し、静かで落ち着いた空間にする

❸食後は腹部を圧迫しないよう、体を起こした状態にして逆流を防ぐ

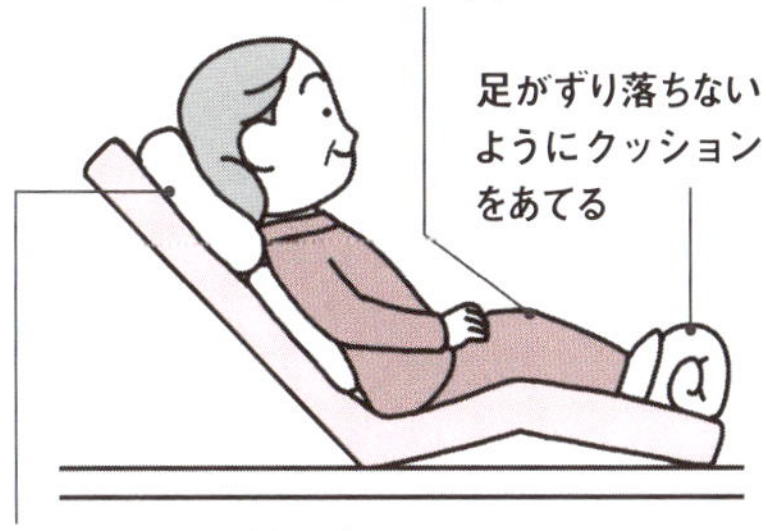

ひざはやや曲げる
足がずり落ちないようにクッションをあてる

枕やクッションで、首が後ろにそらないようにする

コラム

摂食嚥下障害へのチームアプローチとNST

●摂食嚥下《せっしょくえんげ》障害の治療にかかわる職種

摂食嚥下障害に対しては、さまざまな職種の医療従事者が、それぞれの専門性を活かしながら、チームとして治療を行います。主なメンバーと役割は次のとおりです。

- **医師**…全身状態の管理、VF・VE（89ページ参照）の実施など
- **看護師**…経管栄養・点滴の管理、吸引、口腔ケア、食事介助など
- **言語聴覚士**…摂食嚥下機能の評価・訓練、認知機能の評価・訓練など
- **介護士**…食事介助、口腔ケアなど
- **理学療法士**…体幹・頸部の機能改善、呼吸理学療法、食事時の姿勢調整など
- **作業療法士**…摂食動作の訓練、食事環境の設定、認知機能の評価・訓練など
- **歯科医師・歯科衛生士**…義歯調整、齲歯《うし》治療、口腔ケア指導など
- **管理栄養士**…嚥下食の提供、栄養マネジメント、食事に関する情報提供など
- **薬剤師**…点滴や服薬などに関する情報提供など

そのほかに、放射線技師やソーシャルワーカー、ケアマネージャー、患者の家族も、メンバーの重要な一員です。

●栄養サポートチーム（NST）

摂食嚥下障害があると、食事や水分の摂取量が減り、低栄養や脱水に陥ってしまう危険性が高まります。また、摂食嚥下障害の有無にかかわらず、病気やけがの治療効果を高めるためには、良好な栄養状態であることが望まれます。低栄養状態で過度のリハビリテーションをすると、状態が悪化することさえあります。

そのため、病院では医師、看護師、管理栄養士、薬剤師、臨床検査技師、歯科衛生士、リハビリテーションなど多職種で栄養サポートチーム（Nutrition Support Team：通称NST）をつくり、患者の栄養状態改善に努めます。
NSTの主な仕事は以下の３点です。

❶病状や活動量を考慮して、その人に必要な栄養量（エネルギー量、必要蛋白《たんぱく》量、水分量など）を算出する
❷必要な栄養および水分を安全かつ効果的に摂取する方法を検討する
❸血液検査の結果、体重・上腕周囲長・上腕三頭筋皮下脂肪厚などから栄養状態を評価・モニタリングし、必要に応じて①および②を修正する

言語聴覚士もＮＳＴの一員として活躍することが増えており、摂食嚥下機能だけでなく、栄養についての幅広い知識が求められるようになっています。

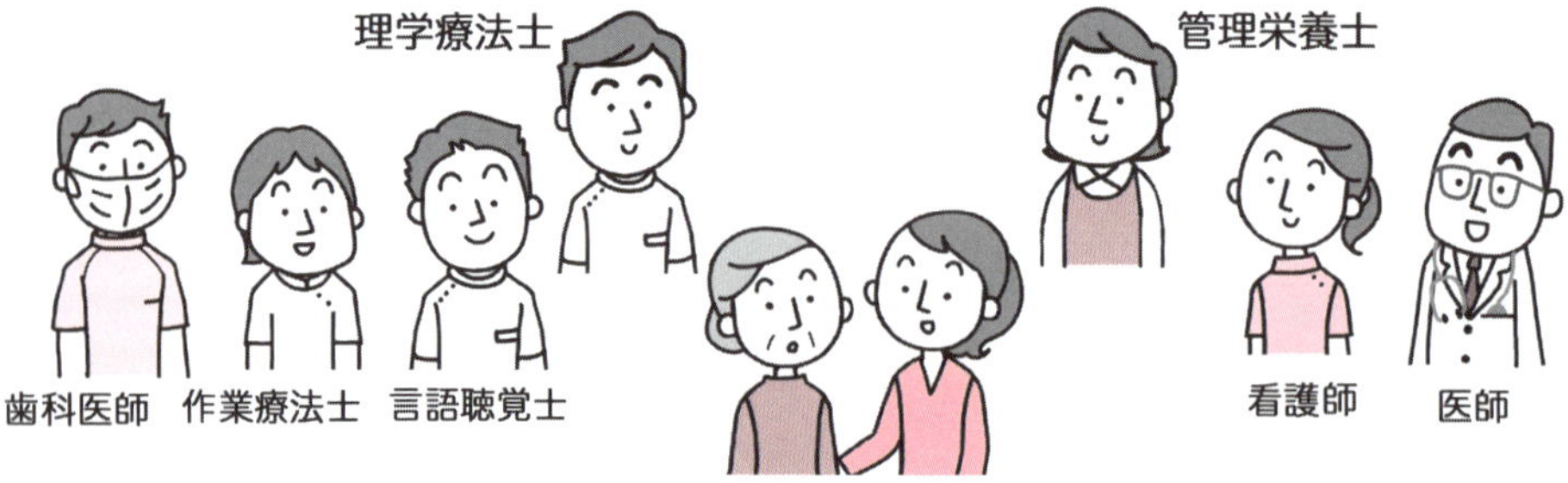

第Ⅰ部　大人の言語障害

第5章

高次脳機能障害 コミュニケーションに影響する重要な問題

「高次脳機能」とは、言語・行為・認知・記憶など、人間ならではの脳機能であり、障害されると、コミュニケーション面にさまざまな影響を及ぼします。高次脳機能障害で障害される機能にはどのようなものがあるか、症状や支援のしかたについて、具体的に解説します。

1 人間の生きる営みと脳の階層性

人間の生きていく営みは、脳科学的に階層に分けて考えることができます。高次脳機能とその障害を適切に理解するために、脳の「階層性」について知っておきましょう。

生命の営みはいくつかの異なる階層に分けられる

大脳生理学研究者の時実利彦《ときざねとしひこ》氏は、私たち人間の生きていく営みが、脳科学的にいくつかの階層に分けて考えられることを示しました。

動物や植物にもみられるような、生きるための機能は下位の階層に位置づけられ、人間ならではの高次の機能は、下位の階層に支えられていると同時に、それをコントロールしているというものです。

重要なのは、病気や外傷によって脳が損傷を受けた場合に、下位にある階層ほど予備能力がなく、一度障害されると修復が難しいという点です。反対に、上位にある階層は機能に余裕（冗長性）があるので、リハビリテーションなどで修復される部分が大きいのが特徴です。

「**階層性**」という視点で考えられる脳の機能は、それぞれ次のとおりです。

階層1—生きている 生命維持の基本的機能

生命活動の土台となる最も下位の階層で、覚醒《かくせい》・呼吸・自律神経系などの、生命を維持していくための基本的機能が管理されています。その機能の一部は、栄養の取り込み・発育・成長など、植物にさえみられるものであるため、「植物性機能」と呼ばれることもあります。

これらの機能においては、脳幹や脊《せき》髄《ずい》が重要な役割を果たしています。コンピュータにたとえると、電源の部分といえるかもしれません。

階層2—たくましく生きてゆく 本能的欲求や情動

この階層では、種の保存・闘争・外敵からの防御などの本能的欲求や、怒り・恐れなどの情動が管理されています。困難な自然環境の中で生き抜こうとする行動パターンが、進化の過程でプログラムされたと考えられます。

これらの機能で重要な役割を果たすのは、主に大脳辺縁系《へんえんけい》という部位で、下等な動物ほど発達しています。コンピュータにたとえると、システムをうまく動かすＯＳ（基本ソフト）の部分といえるかもしれません。

階層3—うまく生きてゆく 言語・認知・行為

言語・認知・行為など、単に生き抜

人間の生きる営みと脳の階層性

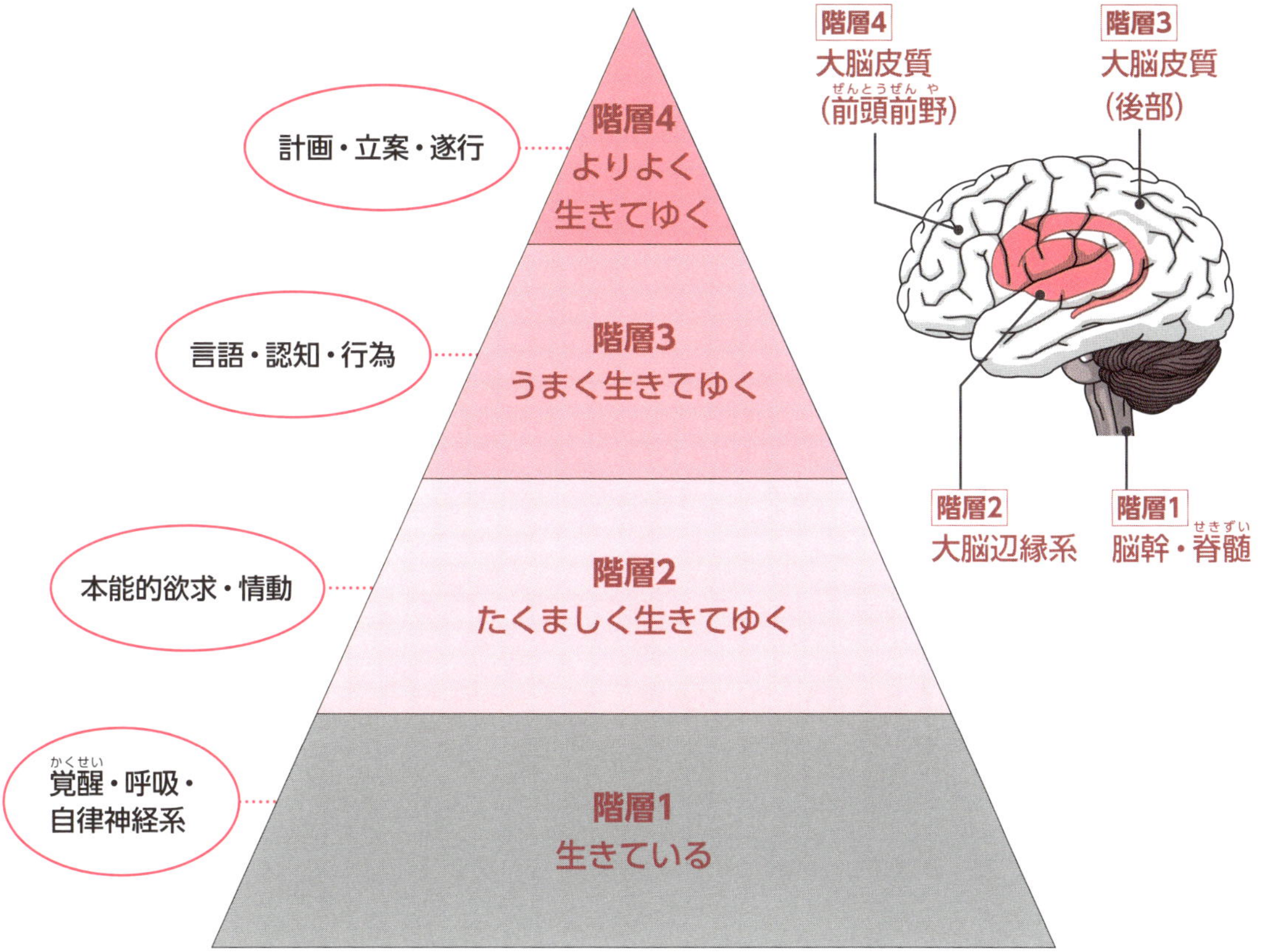

＊時実利彦『目でみる脳』p27（東京大学出版会, 1969年）を参考に作成

くためだけではなく、より合理的に生きていくために必要な、人間ならではといえる機能が管理されています。

これらの機能には、大脳皮質（新皮質）の前頭葉の一部・側頭葉・頭頂葉・後頭葉が関与します。コンピュータでは、ワープロ・表計算などのアプリケーションにあたるかもしれません。

階層4―よりよく生きてゆく
最も高度な認知活動

最上位のこの階層では、合理性だけに支配されず、より創造的に生きるための最高度な認知活動が管理されます。たとえば、行動計画の立案・遂行や、目先の利益よりも将来を展望して、最終的によい結果をもたらす判断をすることなどは、これに該当します。

いうまでもなく、この階層こそが、人間ならではの部分で、コンピュータの機能にはたとえられません。この機能には、前頭葉の前方（前頭前野《ぜんとうぜんや》）が重要な役割を果たしています。前頭前野は、ほかの動物に比べて、人間の脳で圧倒的に発達しています。

2 学問上の「高次脳機能障害」とは

「高次脳機能障害」とは、どのような能力の障害をさすのでしょうか。脳の階層性から考えると、高次の階層だけでなく、下位の階層も複合的に障害されるものも含まれます。

「高次脳機能」と「高次脳機能障害」とは？

高次脳機能（高次神経機能）とは、いったい何でしょうか？ この質問に対して、たとえば三角形の定義のような、明確な答えはありません。

神経科学の難しい専門用語を使わずに高次脳機能を定義するとしたら、「ほかの動物には（ほとんど）みられない、人間ならではの脳の機能」となるでしょう。具体的には、**言語・認知・行為・記憶・注意・遂行機能・社会的行動能力**などです。

したがって、高次脳機能障害とは、「人間ならではの脳機能の障害」と定義することができます。具体的には、**失語症・失認症・失行症・記憶障害・注意障害・遂行機能障害・社会的行動障害**などをさすのが一般的です。

学問上の高次脳機能障害は、もともとこのような障害であったことを覚えておいてください。第Ⅰ部第1章で解説した**失語症**も、高次脳機能障害の1つです。

高次脳機能障害には複合的な階層の障害もある

「高次脳機能障害」という名称を聞くと、高次の、つまり上位の階層に位置する脳機能の障害である、と思ってしまう人も多いでしょう。しかし、実際はそうとは言いきれません。

たしかに、言語・認知・行為・遂行機能などは、前項で説明した脳の階層では、3や4に位置する機能で、その障害は文字どおり高次の脳機能障害だということができます。その一方で、注意・記憶・社会的行動能力などは、さまざまな階層がかかわる複合的な機能なのです。

たとえば記憶は、ラットやハトなどの人間より下等な動物にも備わっているような学習機能から、円周率を数万桁まで暗記する場合などの高度な認知的戦略に至る、複合的機能です。

注意にも、単に覚醒《かくせい》レベル（眠気がなく、頭がはっきりしているかどうか）に依存する部分もあれば、航空管制官が複数の情報を同時並行的に処理する際に動員されるような高度な機能もあります。これも、下位から上位までの階層にわたる、きわめて複合的な機能といえます。意欲も同様です。

また、社会的行動障害の1つとして、「ギャンブル依存」があります。これに悩む高次脳機能障害者は、リスクを本能的に感知するシステムである、自律神経系から送られてくる警告信号（ドキドキする、冷や汗が流れるなど）を、適切に利用できないといわれています。これには、下位の階層での機能障害との関連が強く疑われています。

このように、高次脳機能障害と呼ばれる障害も、すべてが上位の脳機能の障害とは言いきれません。下位の階層の機能障害が含まれている場合があることを、理解することが重要です。

下位の階層の機能を多く含む障害であればあるほど、その対応策として、狭義のリハビリテーション（機能回復訓練）を行うだけでは限界があります。家族の理解や職場の協力など、当事者を取り巻く社会全体を巻き込んだ支援・ケアが、必要になってきます。

複合的な階層にまたがる高次脳機能障害

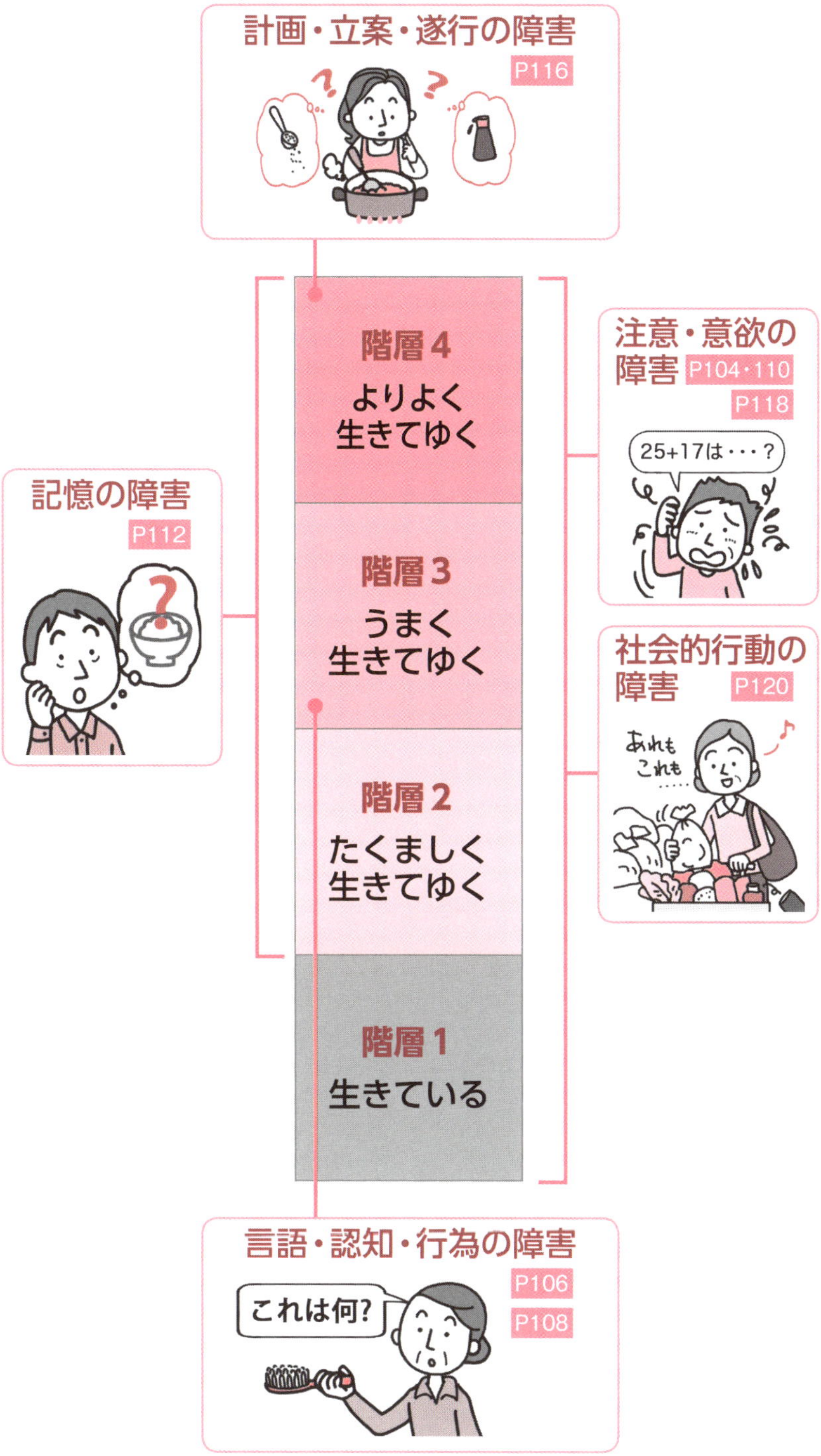

高次脳機能障害の定義・実態②

3 行政が定める「高次脳機能障害」とは

近年、しばしば「高次脳機能障害」ということばを耳にするようになりましたが、それは2001年に国が始めた「高次脳機能障害支援モデル事業」が大きなきっかけでした。

2001年から始まった高次脳機能障害支援モデル事業

わが国において高次脳機能障害に対する社会的関心が大きく高まったきっかけは、2001年から始まった「高次脳機能障害支援モデル事業」です。

脳の病気や頭の外傷で入院した人は、記憶障害・注意障害・社会的行動障害などの後遺症が、退院後に社会生活上大きな支障になるケースが多くみられました。それらの後遺症の多くは医療・福祉サービスの対象となっておらず、それを問題視した政府が、厚生労働省の事業として開始したものです。

この事業は、国立身体障害者リハビリテーションセンターと全国12の地方拠点病院等によって、5か年計画で始められ、高次脳機能障害の診断基準も策定されました。

行政的定義による高次脳機能障害診断基準

高次脳機能障害の診断基準策定のいきさつがわかるように、報告書の一節を引用します（左枠内参照）。

現在わが国で広く一般に知られている高次脳機能障害は、行政的定義に基づくもので、学問的な高次脳機能障害の定義とは、意味するところに「ずれ」

高次脳機能障害の行政的定義

『高次脳機能障害』という用語は、学術用語としては、脳損傷に起因する認知障害全般を指し、この中には～中略～失語・失行・失認のほか記憶障害、注意障害、遂行機能障害、社会的行動障害などが含まれる。一方、平成13年度に開始された高次脳機能障害支援モデル事業において集積された脳損傷者のデータを慎重に分析した結果、記憶障害、注意障害、遂行機能障害、社会的行動障害などの認知障害を主たる要因として、日常生活及び社会生活への適応に困難を有する一群が存在し、これらについては診断、リハビリテーション、生活支援等の手法が確立しておらず早急な検討が必要なことが明らかとなった。そこでこれらの者への支援対策を推進する観点から、行政的に、この一群が示す認知障害を『高次脳機能障害』と呼び、この障害を有する者を『高次脳機能障害者』と呼ぶことが適当である。

（傍線筆者）

があることに、注意が必要です。

原因についても、失語症をはじめとする学問的高次脳機能障害では、脳梗《のうこう》塞《そく》がもっとも多いのに対して、行政的高次脳機能障害では、脳外傷（交通事故など）が多いという違いがあります。また、患者の年齢層については、行政的高次脳機能障害では、10～20歳代の若年層が目立つという点が特徴です。

高次脳機能障害の診断基準

Ⅰ．主要症状等

1. 脳の器質的病変の原因となる事故による受傷や疾病の発症の事実が確認されている。
2. 現在、日常生活または社会生活に制約があり、その主たる原因が記憶障害、注意障害、遂行機能障害、社会的行動障害などの認知障害である。

Ⅱ．検査所見

MRI、CT、脳波などにより認知障害の原因と考えられる脳の器質的病変の存在が確認されているか、あるいは診断書により脳の器質的病変が存在したと確認できる。

Ⅲ．除外項目

1. 脳の器質的病変に基づく認知障害のうち、身体障害として認定可能である症状を有するが上記主要症状（I-2）を欠く者は除外する。
2. 診断にあたり、受傷または発症以前から有する症状と検査所見は除外する。
3. 先天性疾患、周産期における脳損傷、発達障害、進行性疾患を原因とする者は除外する。

Ⅳ．診断

1. I～Ⅲをすべて満たした場合に高次脳機能障害と診断する。
2. 高次脳機能障害の診断は脳の器質的病変の原因となった外傷や疾病の急性期症状を脱した後において行う。
3. 神経心理学的検査の所見を参考にすることができる。

＊高次脳機能障害及びその関連障害に対する支援普及事業（国立障害者リハビリテーションセンター http://rehab.go.jp/ri/brain_fukyu/）より

モデル事業終了後は高次脳機能障害支援普及事業へ

高次脳機能障害支援モデル事業終了後は、※障害者自立支援法の成立とともに、全国で実施される一般事業として、「**高次脳機能障害支援普及事業**」が開始されました。具体的内容としては、次の3つが行われています。

❶リハビリテーションセンター・大学病院・県立病院などを、各都道府県における高次脳機能障害者支援拠点機関として位置づけるとともに、それらの拠点機関に相談支援コーディネーターを配置する

❷講演・シンポジウム・研修会の開催やポスター・リーフレットの作成・配布を通して普及啓発活動を行う

❸関係機関同士の支援ネットワークの構築を図る

このような一連の施策を通して、全国的に、高次脳機能障害に対する相談・支援体制の構築が進められていることは、喜ばしいことです。

※平成25年4月1日から「障害者総合支援法」となった。

4 意識障害

高次脳機能障害に影響を与える要因

高次脳機能障害を的確に評価するためには、脳の階層の土台の部分にある「意識」と、その障害の判定方法について、知っておく必要があります。

医療領域での「意識」の定義とは?

「意識とは何か」というテーマを哲学的に追究すると、深遠な議論になってしまいますが、ここでは医療の領域での「意識」について考えてみましょう。一般には、「目覚めていて、人から話しかけられればすぐに応じることができ、日付や場所、周囲の人のことを正しく認識できている状態」を、「**意識が清明である**」と定義します。

そして、それから逸脱している状態、つまり「ぼんやりしていて、刺激に対してすみやかに反応を開始することができず、日付や場所、人物を誤って認識してしまう状態」を、「**意識障害がある**」または「**意識レベルが低下している**」といいます。

高次脳機能障害の評価は意識障害の回復後に行う

すでに述べている階層性の視点から考えると、「意識」は人間のすべての精神活動を支える土台ともいえる、下位の階層で管理されています。したがって、意識障害自体は、高次脳機能障害ではありません。

手術の直後や、病気発症から日の浅い時期などには、高次脳機能障害よりも、意識障害による混乱が前面に現れる場合があります（**通過症候群**）。このような時期には、高次脳機能障害があったとしても、意識障害の背後に隠れて、正しい障害像がみえません。高次脳機能障害を的確に評価・診断するには、このような時期を脱してから行う必要があります。

意識レベルの評価は尺度を使用して行う

手術や病気・外傷にともなう意識レベルの変化がどれぐらい重症なのか、医療従事者同士が共通のことばでその程度を認識できるように、意識レベルに関する尺度が考案されています。

とくに、救急医療の現場などでは、この尺度をもとに、緊急性の高さを判断しています。ここでは、2つの代表的な意識レベル評価尺度を紹介しましょう。

❶ジャパン・※コーマ・スケール(JCS)

1970年代に日本の脳外科医のチームによって開発された、意識レベルの評価尺度です。まず、刺激の有無による患者の覚醒《かくせい》状態で意識障害を3段階に分け、それぞれの段階をさらに

※「コーマ(coma)」とは意識障害のこと

グラスゴー・コーマ・スケール(GCS)

E. 開眼(eye opening)

- 4点………自発的に開眼
- 3点………呼びかけにより開眼
- 2点………痛み刺激により開眼
- 1点………開眼しない

V. 言語による反応(best verbal response)

- 5点………見当識あり
- 4点………錯乱《さくらん》状態
- 3点………不適当なことば
- 2点………理解できない声
- 1点………発声はみられない

M. 運動による反応(best motor response)

- 6点………命令に従う
- 5点………痛み刺激を認識する
- 4点………逃避反応
- 3点………四肢《しし》の異常屈曲
- 2点………四肢の伸展
- 1点………まったく動かさない

- E・V・Mの各項目の合計点で評価する。
- 合計点が15点なら「意識清明(正常)」で、点数が小さいほど重症となり、3点は「深昏睡」とされる。

ジャパン・コーマ・スケール(JCS)

Ⅰ. 覚醒《かくせい》している(1桁の点数で表現)

1. 意識清明とはいえない
2. 見当識障害がある
3. 自分の名前・生年月日が言えない

Ⅱ. 刺激に応じて一時的に覚醒する(2桁の点数で表現)

10. 普通の呼びかけで容易に開眼する
20. 大きな声または体を揺さぶることにより開眼する
30. 痛み刺激を加えつつ、呼びかけをくり返すとかろうじて開眼する

Ⅲ. 刺激しても覚醒しない(3桁の点数で表現)

100. 痛みに対して払いのけるなどの動作をする
200. 痛み刺激で少し手足を動かしたり、顔をしかめたりする
300. 痛み刺激に対してまったく反応しない

- 数値が大きいほど重症度が高く、記述は、「Ⅰ-1、Ⅱ-20、Ⅲ-300」などと表現される。
- 意識障害以外に症状がある場合は、R:restless(不穏)、I:incontinence(尿・便の失禁)、A:akinetic mutisum(自発性喪失)のように頭文字で記述する。「Ⅱ-20-I」だと「Ⅱ-20で失禁がみられる」という意味になる。

3段階に分け、合計9段階で評価します。評価基準がわかりやすいため、日本で広く普及しており、**3−3−9度**方式とも呼ばれています。

❷グラスゴー・コーマ・スケール(GCS)

JCSと同時期に、イギリスのグラスゴー大学で開発された意識レベルの評価尺度です。患者を「開眼機能」「言語機能」「運動機能」の3軸で評価し、合計15点満点で意識レベルの判定を行うもので、現在世界的に広く使用されています。

意識がなくても睡眠状態は意識障害ではない

ところで、睡眠状態にある場合、話しかけても応答が得られないことがあります。それでは、眠っている人間は、意識障害の状態なのでしょうか。

たしかに、睡眠も意識のない状態といえるのですが、外からの刺激によって容易に覚醒し、すみやかに意識清明な状態に戻ることができます。したがって、通常は睡眠状態を意識障害とはいいません。

5

全般性注意障害

「全般性注意」は高次脳機能の中で、下位の階層から上位の階層にわたる複合的な機能です。注意の機能を側面ごとにみていきましょう。

全般性注意は機能の側面ごとに分けて理解する

「注意」という機能は、**全般性注意**と**方向性注意**（110ページ参照）の2つに、大きく分けて考えられています。単に「注意」という場合には、この項目でとりあげる全般性注意をさすのが一般的で、ここでもそのように表記します。

注意とはどのようなものか、ひと言で説明するのは難しいのですが、次のようないくつかの機能的側面に分けて考えてみると、理解しやすくなると思います。

❶感度

注意の定義の1つは、「何かに気づく能力」ということができます。ことばを換えれば、「情報をキャッチするアンテナの感度」ともいえます。

そこで、まず**感度**という側面で、注意をとらえることができます。感度は意識レベルとも関連し、完全に分けて考えることはできません。なお、感度は**覚度**という場合もあります。

❷選択性

次に、注意には、「周囲の多種多様な情報の中から1つを選んで、そこに意識を向けさせる」、ことばを換えると「スポットライトを当てる」という働きがあります。このような機能的側面を、**注意の選択性**と呼びます。

❸転導性

転導性は、1つの情報にスポットライトを当てる機能である選択性とは、表と裏の関係になる機能的側面です。「今まで意識を集中させていた対象から意識をそらせる機能」ともいえます。

これが病的に過剰となった状態が、いわゆる「注意散漫」です。では、転導性はないほうがよいのかというと、そうではありません。適度な転導性がないと、意識を切り替えて別の仕事に取り組まなければならない場合に、先ほどまで行っていた作業のことを、いつまでも引きずってしまいます。このような症状を**保続**と呼びます。

❹持続性

これは、仕事や課題など、やるべき対象への意識の集中を持続する能力のことです。感度・選択性・転導性が適切に機能していても、持続性に障害があれば、一定の時間が経過した時点で、明らかにパフォーマンスが低下するという現象が生じます。

または、ミスがたびたび起こる時間帯があって、作業効率が安定しないという場合もあります。

注意の機能的側面

① 感度
何かに気づく、情報をキャッチする能力

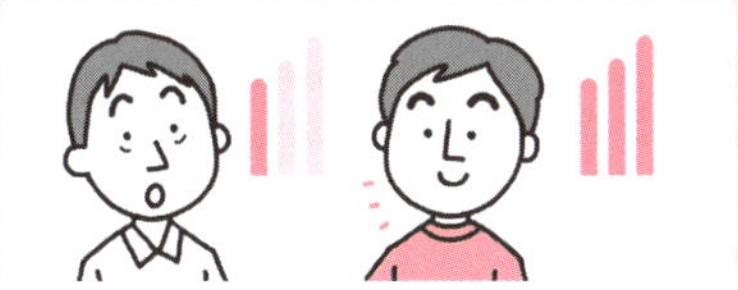

② 選択性
多種多様な情報から1つを選び、そこに意識を向ける機能

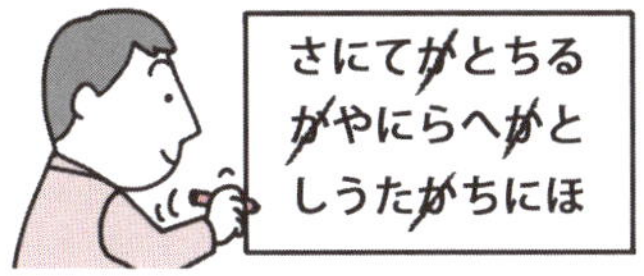

③ 転導性
意識を集中させていた対象から、必要に応じて意識をそらせる機能

④ 持続性
意識の集中を持続する能力

⑤ 制御機能
複数の作業を同時に処理する機能

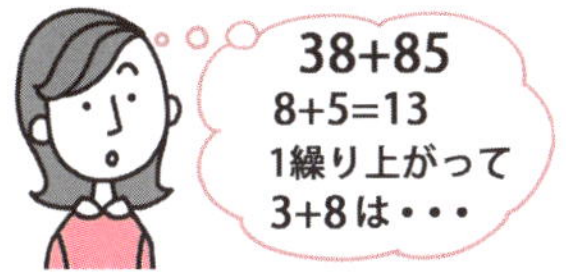

⑤制御機能

これは、注意の機能の中でも最も高次な側面で、航空機の管制塔のような役割を果たします。

具体的には、複数の作業を同時に処理する、処理した結果をいったん脳内のクリップボードに一時的に保存しておき、数秒～十数秒後にまた呼び出して使用する、などの複雑な作業を可能にする機能です。

全般性注意障害の評価と支援で注意すべきこと

全般性注意の低下がよくみられるのは、病気の発症や手術などの直後ですが、この時期は意識障害との鑑別が難しいケースも多くみられます。

一方、明らかな意識レベルの低下がみられなくなったあとに、全般性注意障害が数か月以上にわたって残存することもあります。このような場合、ただ注意障害と判定するのではなく、前ページであげた機能的側面のどれに障害が強く現れているのかを丁寧に評価し、その側面に焦点をあてた支援の方法を考える必要があります。

高次脳機能障害者の職場復帰を検討する際には、脳損傷後に手足に麻痺《まひ》がなく、日常生活動作が自立していて、ことばも話せるという場合でも、全般性注意障害の有無や重症度、タイプについて、専門家による慎重な評価を行う必要があります。

医療機関で高次脳機能障害は認められないと判断されて職場復帰をしたものの、実際には注意障害が残っていて仕事に大きな支障があった、というケースも少なくないので、注意が必要です。

行為の障害ー失行症

脳損傷によって、運動麻痺《まひ》や筋力の低下がないにもかかわらず、手足の動作がうまくいかなくなる症状を「失行症」といいます。障害される行為は、いくつかに分けられます。

特定の意味や目的を持つ手足の動きのセットが「行為」

私たちは、日常生活においてさまざまな動作を行っています。たとえば、道具の使用もその1つです。ほかにも、OKのサインや人を呼ぶ手招きなど、社会のなかで特定の意味が共有されている、慣習的動作があります。

道具使用や慣習的動作は、手や足の「一連の動きのセット」としてプログラムされ、脳内の特定の場所にストックされていると考えられています。それは、単語が脳内語彙《ごい》にストックされているのに似ています。

このような、「特定の、目的あるいは意味を持った手足の一連の動きのセット」を、**行為**と呼びます。行為のプログラムは、健康な状態なら、必要に応じていつでも呼び出せます。

失行症では目的の行為がうまくできなくなる

脳卒中などが原因で半身不随になることは、よく知られています。これは、脳からの命令が、運動を支配する神経に伝わらないために起こるものです。また、末梢神経や筋肉に病気が生じた場合も、身体のその部分を動かすことが困難になります。

ところが、そのような問題がなくても、脳内の**行為の中枢**が損傷されると、人間は、道具を目的にそって使用することができなくなったり、社会的慣習動作を正しく行えなくなったりします。このような障害を、**失行症**といいます。

失行症には、単にその動作がうまくできなくなる場合や、明らかに目的とは異なる動作が出現する場合、動作の順序が入れ替わる場合などがあります。失語症の**錯語**《さくご》や**アナルトリー**（42～43ページ参照）と対比させて考えることもできると思います。

さらに興味深いことに、失行症にかかわる脳の部位と、失語症にかかわる脳の部位は、近接していることが知られています。そういう意味でも、言語と行為には何らかのつながりがあるのかもしれません。

失行症の概念と分類のポイント

失行症という概念に関する系統的な記述を行ったのは、H・リープマン（1900年）が最初だといわれています。その後、失行症の概念や分類に関する考え方にはさまざまな説が生まれ、とくにこの約20年間でかなり変わってきました。

それらのすべての学説について、ここで説明することは不可能ですが、それらの全体像を眺めると、障害が生じている行為を分類・整理するうえで重要なのは次の3点だと考えられます。

❶何らかの対象物を使用する行為（物品使用）なのか、そうではない行為（慣習的な動作や、物品使用動作のパントマイムなど）なのか

失行症の検査の例

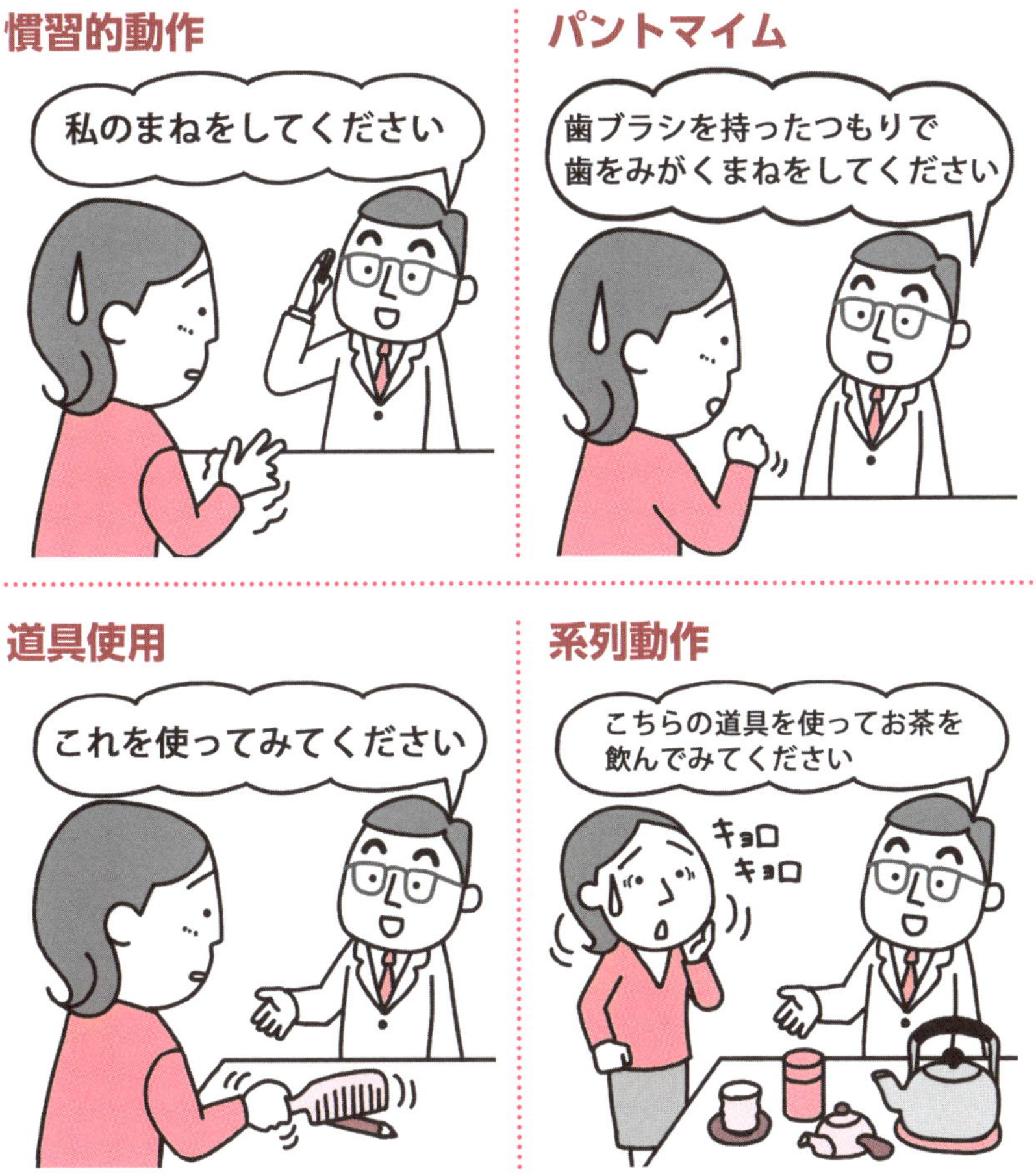
慣習的動作
私のまねをしてください
パントマイム
歯ブラシを持ったつもりで
歯をみがくまねをしてください
道具使用
これを使ってみてください
系列動作
こちらの道具を使ってお茶を
飲んでみてください
キョロ
キョロ

❷何らかの対象に向かう行為（他動詞的行為）なのか、そうではない行為（自動詞的行為）なのか

❸多くのステップを含む系列的行為（急須に茶葉を入れる→湯を注ぐ→湯のみに茶を注ぐ→飲む、など）なのか、単一ステップの行為なのか

これらの点を明らかにしたうえで、その人に合った支援方法を工夫します。

失行症と日常生活動作で知っておきたいこと

脳損傷後初期を過ぎたケースでは、失行症状は、検査の場面ではじめて表面化するということが少なくありません。したがって、幸いなことに、特殊な脳損傷の場合を除いて、失行症のために日常生活に大きな支障が生じることは、それほど多くないと考えてかまいません。

ただし、脳損傷後にこのような症状が現れる可能性があることを知っておくと、患者さんの動作や行為が「何かおかしい」と感じたときに原因を理解し、適切な支援をするのに役立ちます。

対象認知の障害ー失認症

大脳の障害によって、物や音などの対象を正しく認識する「認知」の機能が損なわれた状態を、「失認症」といいます。「認知症」と混同しやすいのですが、まったく異なる病態です。

失認症では感覚に入ってきた情報を正しくとらえられない

私たちはふつう、「目で物を見て、耳で音を聴き、鼻でにおいをかぐ」と考えています。しかし、感覚器官と呼ばれる目・耳・鼻などは、外界からの情報の取り込み口に過ぎません。

そこで取り込まれた情報が、大脳のそれぞれの感覚領域に到達し、その後さらに情報の分析が行われてはじめて、見たもの・聴いたもの・かいだものが何であるか、「わかる」のです。このような、感覚器官から取り込んだ情報を解釈するプロセスを**認知**といいます。

しかし、大脳の特定の領域が損傷されると、感覚器官には障害がないにもかかわらず、視覚・聴覚・嗅覚《きゅうかく》など、特定のモダリティに入力された情報の意味を、正しくとらえることができなくなります。このような状態を、**失認症**といいます。失認症は通常、視覚や聴覚など、特定の1つのモダリティに現れ、実際の医療現場で目にする機会が最も多いのは、**視覚失認**です。

視知覚のしくみと視覚失認の種類

私たちが物を見るときには、まずカメラのレンズに相当する瞳が、物体から反射された光をとらえます。そして、その情報は眼底にある視細胞で電気信号に変えられ、視神経を通って、カメラのフィルムにあたる後頭葉の1次視覚野に到達します。

さらにその後、2次視覚野・3次視覚野など、より高次の視覚野で、形・色・奥行き・動きなど、その物の持つさまざまな特徴について、同時並行的に分析が行われます。最終的にそれらの分析結果が集約され、意味記憶の中枢で照合されると、それが何でどこにあるかが理解されます。

1次視覚野およびそれ以降の処理を支配する脳の部位が損傷されると、眼球や視神経には異常がないにもかかわらず、「見る」という営みが障害されます。また、1次視覚野以降の処理過程のなかでも、どの段階で障害されたのかによって、また病変が後頭葉内の左右どちらなのかによって、次に示すようなさまざまな症状が現れます。

ここでは、基本的ないくつかの障害タイプについて、紹介します。

❶皮質盲《ひしつもう》

1次視覚野またはその直下（皮質下）が両側とも損傷されると、視力を消失

視覚認知のしくみ

光の刺激が1次視覚野に伝わる経路

脳を真上から見たところ

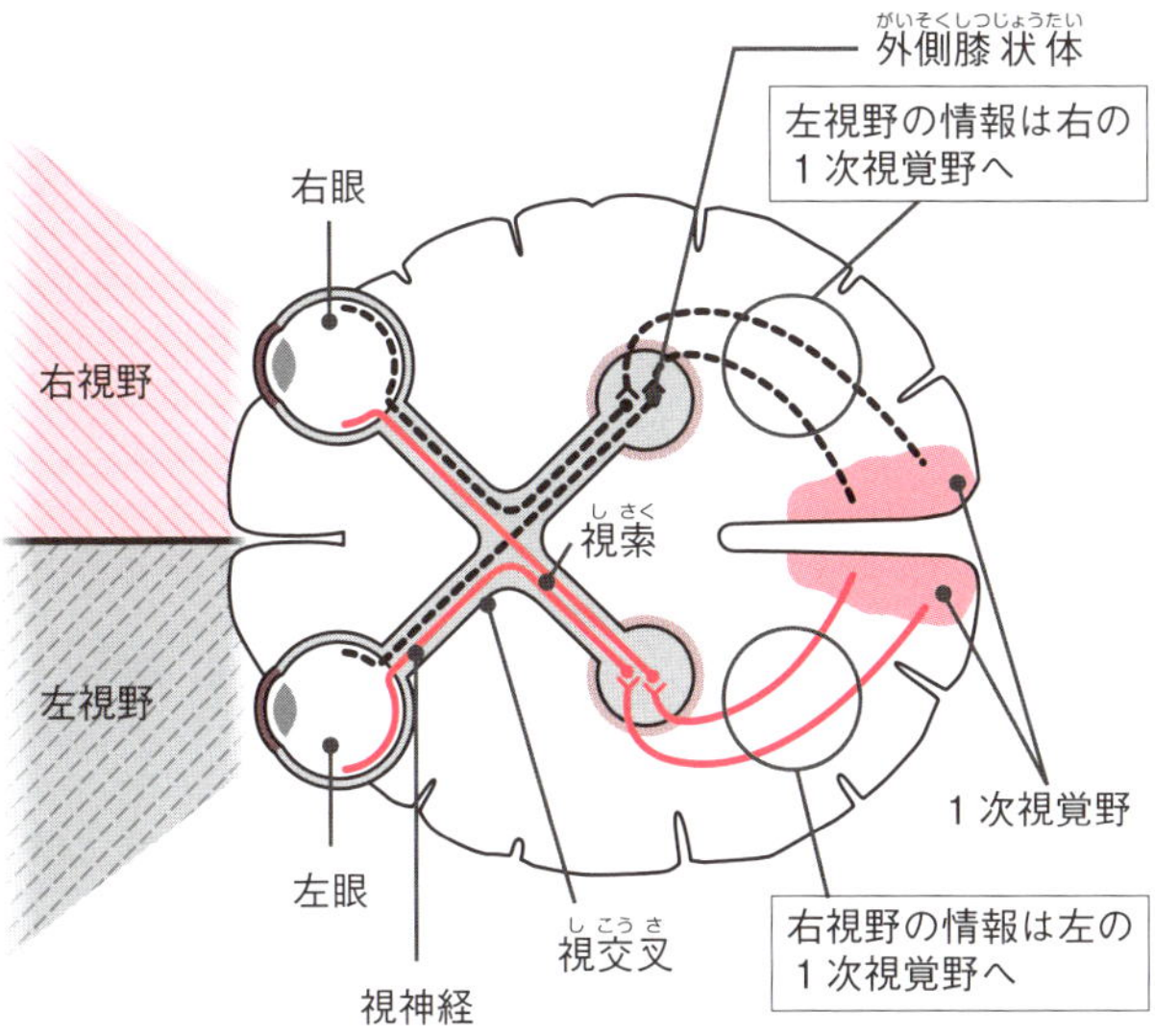

1次視覚野以降の経路

脳を左後方から見たところ

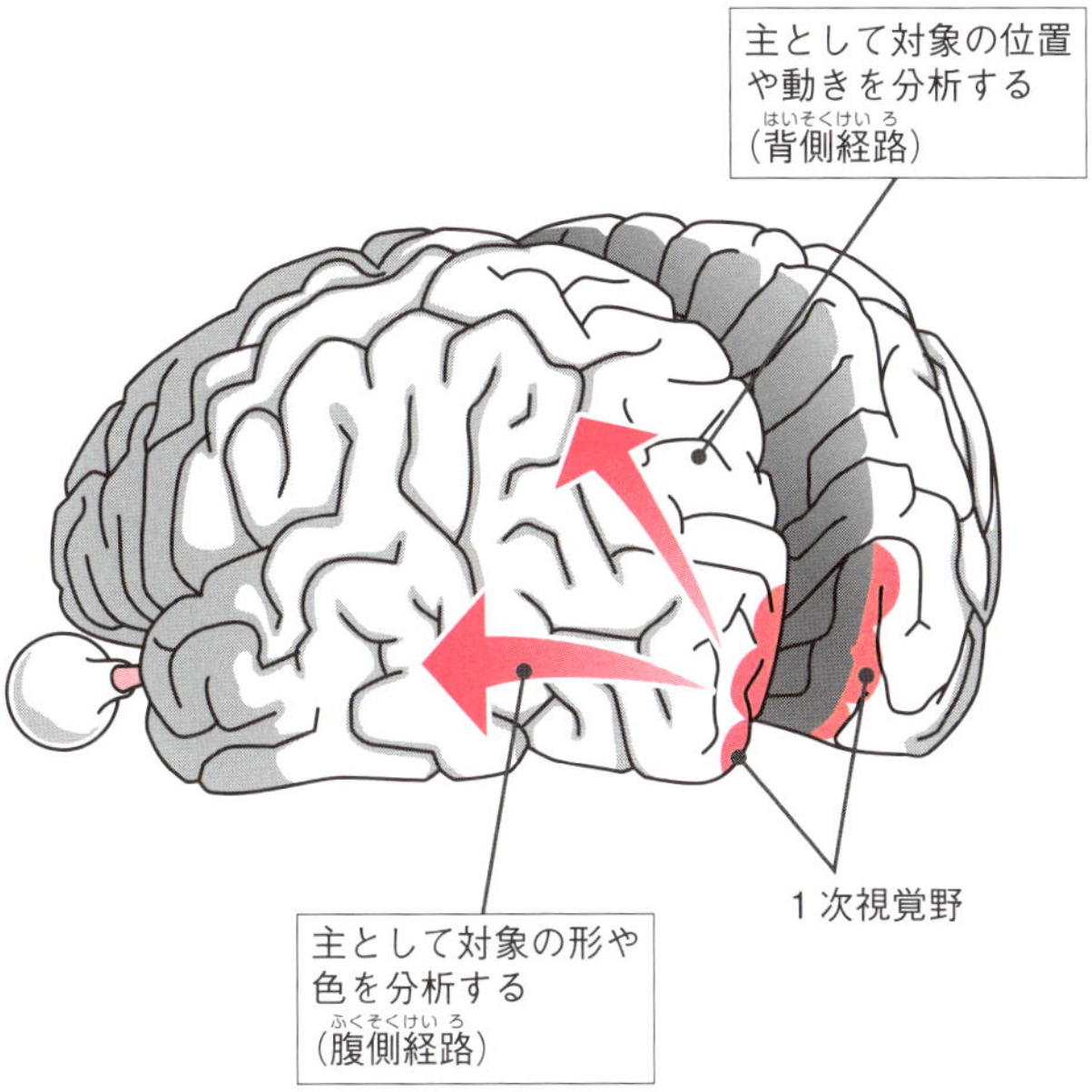

した状態になります。ただし、盲のケースと異なり、時間経過とともにある程度回復する例が多くみられます。

また、見えない症状を自分で認めなかったり、症状に無関心な場合があったりする点も、盲とは異なります。

❷視覚物体失認

見えているにもかかわらず、見た物が何であるか、わからない状態です。障害が生じているポイントによって、対象の全体像を正しくとらえていないと考えられるタイプ（**統覚型**）、全体像をほぼ正しくとらえていると考えられるタイプ（**連合型**）、その中間的なタイプ（**統合型**）に分類されます。

❸相貌《そうぼう》失認

視覚物体失認の症状が、人の顔に限定して現れる障害です。よくみられる例では、家族の写真はもちろん、目の前に家族が立っていても、家族であることが認知できません。ただし、声を聴けばすぐにだれなのかわかります。

❹その他の失認

そのほかに、視覚物体失認よりも症状がやや軽度である**画像失認**や、対象物が何であるかはわかるが、その動きや奥行き、または自分の身体との位置関係などをとらえられなくなるタイプの障害もあり、広い意味での視覚失認に含めることができます。

8

高次脳機能障害の種類 4

方向性注意障害―半側空間無視

自分から見て、身体の左右どちらかの空間に対する注意が障害された状態を、「半側《はんそく》空間無視」といいます。日常生活上しばしば問題となるのは、右大脳半球の病変による左半側空間無視のほうです。

「方向性注意」が障害される半側空間無視

注意という機能が**全般性注意**と**方向性注意**に分けられることは、104ページで述べました。この項では、方向性注意とその障害について、説明します。

方向性注意とは、自分の身体から見て、右または左方向へ向けるアンテナのことで、主に大脳の頭頂葉《とうちょうよう》という部位が関与する機能です。

大脳の中で方向性注意を支配している部位が損傷されると、損傷された側の脳と反対の空間に対する注意機能が大きく低下する場合があり、これを**半側空間無視**と呼びます。大脳の左半球に病変がある場合には**右半側空間無視**、右半球に病変がある場合には**左半側空間無視**が生じます。

半側空間無視でよくみられる症状

右半側空間無視は軽度である場合が多く、単に半側空間無視といった場合、通常は左半側空間無視のことをさします。また、この半側空間無視は視覚モダリティ（視空間）だけでなく、聴覚や触覚など、ほかのモダリティにおける空間にも生じうる症状ですが、視空間に現れる症状が最も目につきやすいのが特徴です。

典型的な半側空間無視のケースでは、左側にある物によく身体をぶつける、食事の場面で左側に置かれたおかずに気づかない（手をつけない）、などの症状がみられます。また、顔の左半分のひげを完全にそり残したケースも、報告されています。

半側空間無視を起こす大脳の左右による機能の違い

なぜ、左半側空間無視の症状のほうが目立つのでしょうか。それは、人間の左右の大脳半球における**機能的非対称性**によって説明できます。

大脳右半球の方向性注意機能は、左右の空間それぞれに、ほぼ等しく働きかけることができます。それに対して、左半球の方向性注意機能は、右の空間に偏っていると考えられています。そのため、左半球が損傷されても極端な方向性注意障害は生じないのに、右半球が損傷されると、左方向への注意が極端に障害されてしまうのです。

このような機能的非対称性が生じた理由として、左半球の広い領域が言語中枢で占められてしまったためではないかと考えられています。人間は、進化の過程で「ことば」を手に入れたのと引き換えに、大切な機能を犠牲にしてしまったのかもしれません。

半側空間無視の検査方法と日常生活上の留意点

半側空間無視の有無は、簡単な方法でチェックすることができます。1つは**線分二等分検査**、もう1つは**線分抹《まっ》消《しょう》検査**と呼ばれるものです。また、簡単な図形を模写することによっても、半側空間無視の有無を調べることができます。

大脳右半球損傷による後遺症のうち、半側空間無視は、最も長期間残りやすい症状といわれています。また、治療法やリハビリテーション方法も、十分に確立されているとはいえないのが現状です。

残念ながら、事故のおそれがある車の運転の再開や、工場での作業などの危険をともなう業種への復帰は、おすすめできません。

半側空間無視のチェック方法

線分二等分検査

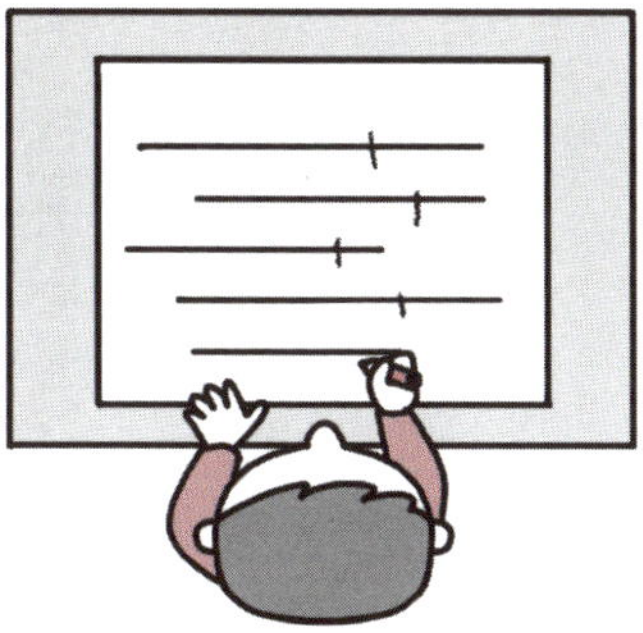

15～20cmくらいの直線の中点に印をつけるように求める。左半《ひだりはん》側《そく》空間無視のケースでは、中点が右へ寄る

線分抹消《まっしょう》検査

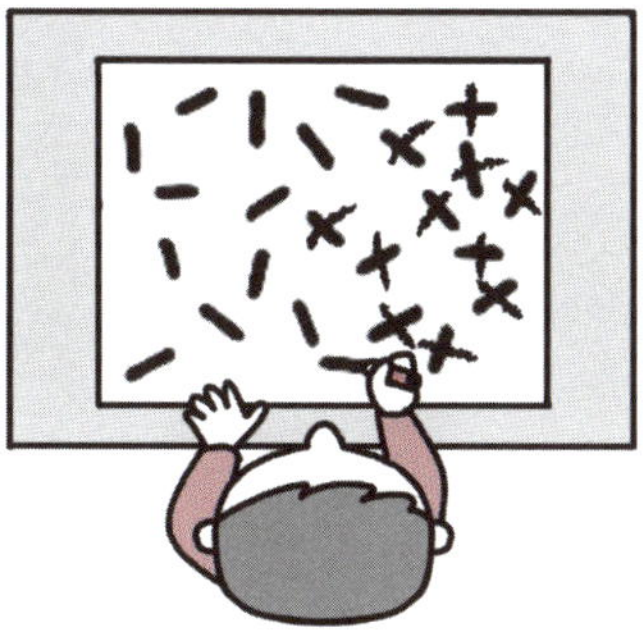

紙の上に書かれた短い線分を、すべて残らずチェックするように求める。左半側空間無視のケースでは、左側が見落とされる

図形や絵の模写

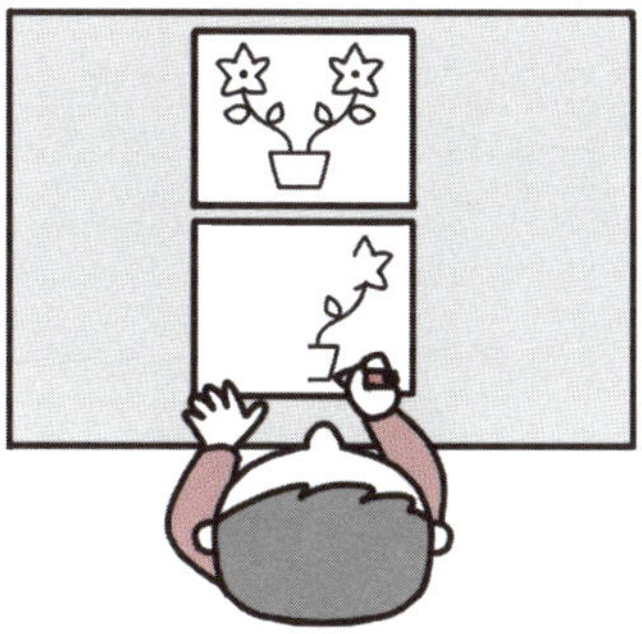

左半側空間無視のケースでは、図形や絵の左側を残す

記憶障害―健忘症候群

記憶という機能があってはじめて、人間の言語・行為・認知などが成り立つといえます。記憶のしくみとその障害について、さまざまな観点から分類・整理してみましょう。

情報処理過程による記憶の分類

記憶は、情報処理過程ごとにみると、**覚えること（記銘）→忘れないこと（保持）→思い出すこと（想起）**という3つのプロセスから成り立っています。それぞれは独立した情報処理で、支える脳の神経機構も異なり、障害も処理過程別に起こる可能性があります。

したがって、「記憶」という場合は、これらの3つのプロセスのうち、どの段階を話題にしているのか、明確にする必要があります。

情報の保存期間による記憶の分類

記憶は、情報の保存期間によって、次の2つに分類することができます。

❶短期記憶（即時記憶）

まず、数秒から数十秒程度の保持にかかわる記憶システムを、**短期記憶**といいます。**即時記憶**という用語も、ほぼ同じ意味で使われます。

日常生活場面では、電話番号の記憶がこれに該当します。電話をかけるまでは覚えていて、相手につながったらもう忘れてしまう、というタイプの記憶です。

❷長期記憶

短期記憶よりも長い時間の情報保持にかかわる記憶システムを、**長期記憶**といいます。さらに細かく、数時間〜数日程度の**近時記憶**と、数か月〜数年、さらには一生続く**遠隔記憶**に分類される場合もあります。

近時記憶の例としては、1時間前の食事のメニューや、昨日見たテレビ番組などの記憶があります。遠隔記憶の例としては、去年の夏の旅行の思い出や、小学校の遠足の思い出などが、あげられます。

情報タイプによる記憶の分類

情報の保存時間とは関係なく、保存されている情報のタイプによって、記憶を次の2つに分類することもあります。

❶宣言的記憶（陳述《ちんじゅつ》記憶）

ことばで説明できるようなタイプの記憶のことを、**宣言的記憶（陳述記憶）**といいます。宣言的記憶はさらに、自分が体験した出来事の記憶である**エピソード記憶**と、これまでに学習して覚えた知識の記憶である**意味記憶**に分類されます。

記憶の分類

情報処理過程による分類

記銘 覚えること ― **保持** 忘れないこと ― **再生** 思い出すこと

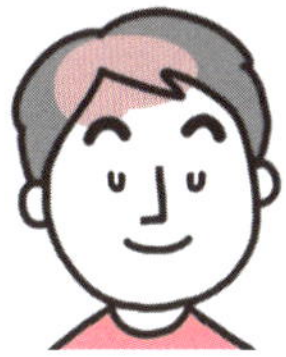

保存期間による分類

- **短期記憶**
  - **即時記憶**　数秒～数十秒の情報保持
- **長期記憶**
  - **近時記憶**　数時間～数日程度の情報保持
  - **遠隔記憶**　数か月～数年、あるいは一生続く情報保持

情報タイプによる分類

- **宣言的記憶（陳述《ちんじゅつ》記憶）**
  - **エピソード記憶**　自分が体験した出来事の記憶
  - **意味記憶**　学習して覚えた知識の記憶
- **非宣言的記憶（非陳述記憶）**
  - **手続き記憶**　身体で覚えた技能の記憶
  - **プライミング**　以前に体験した出来事に影響される現象

参考までに、アルツハイマー型認知症で問題になる「物忘れ」とは、保存期間の分類では近時記憶の障害、情報タイプの分類ではエピソード記憶の障害ということができます。

❷非宣言的記憶（非陳述記憶）

ことばでは説明できないタイプの記憶のことを**非宣言的記憶（非陳述記憶）**といい、さらに**手続き記憶**と**プライミング**に分類されます。

手続き記憶とは、「技能」と言い換えることもできるもので、自転車の乗り方、楽器の弾き方など、いわゆる「身体で覚えた」記憶のことです。

プライミングとは、簡単にいうと、自分の行動が以前に体験した出来事の影響を受ける、という現象のことです。本人は、その「以前の出来事」に対する自覚がないのが特徴で、無意識の記憶ということも可能です。

たとえば、家電製品などを選ぶ際に、無意識のうちに以前に見たテレビコマーシャルや新聞広告の影響を受けていた、などというのも、広い意味でのプライミングです。

近年注目されている その他の記憶の概念

前ページで説明したのは、どちらかというと古典的な記憶の分類です。それ以外の、近年注目されるようになった新しい記憶の考え方を紹介します。

❶作業記憶（ワーキングメモリ）

1970年代以降、イギリスの心理学者A・バッデリーを中心に提唱されてきた概念です。記憶を単なる情報の貯蔵とみなすのではなく、人間が目的に向かって何か行動しようとする際に必ず必要になる、アクティブな情報処理機能ととらえるものです。

保存期間による分類でいえば、短期記憶に該当します。また、105ページで述べた注意の制御機能とも重なり合う階層横断的な概念で、記憶に関する新しい視点といえます。

❷展望記憶

1990年代から文献などで目にすることの多くなった概念で、近い将来行うべき行為の記憶、つまり予定を管理する能力のことです。会議や納期などに追われるビジネスパーソンにとっては、不可欠な能力といえます。

「パペッツの回路」が記憶で重要な役割を果たす

記憶の働きを支える神経機構は、複雑な構成になっています。なかでも、側頭葉《そくとうよう》内側部に位置する、**パペッツの回路**と呼ばれる神経系が、重要な役割を果たすことがわかっています。この回路を構成する主な脳の構造物は、**海馬《かいば》・脳弓・乳頭体・視床《ししょう》前核・帯状回《たいじょうかい》・海馬傍回《ぼうかい》**などです（115ページ参照）。

さまざまな記憶障害と病巣との関係については、まだ解明されていない点が多くありますが、このパペッツの回路を含むいずれかの脳部位が病気や外傷などで損傷されると、記憶障害が生じます。

記憶の障害である健忘症候群

脳の海馬・視床・前脳基底部などの部位が損傷されて生じる記憶障害を、**健忘症候群**と呼びます。一般的な健忘症候群の症状は、次のとおりです。

❶前向性健忘

原因となる病気や外傷の発症を起点として、それ以降に起きたエピソードを記憶できない症状を、**前向性健忘**といいます。重症例になると、数分前の出来事も覚えていません。記憶の情報処理過程の側面からみると、**記銘**および**保持**の障害と考えられます。

❷逆向性健忘

反対に、発症以前のエピソードを思い出せない症状を、**逆向性健忘**といいます。発症直前の記憶ほど障害されていて、そこから遠い記憶ほど保存されているという特徴があり、これを**時間勾配《こうばい》**といいます。こちらは、記憶の情報処理過程の側面からみると、**想起**の障害といえます。

❸作話

質問に対して、事実と異なる返答をすることを**作話**といいます。これは、故意や悪意による行動ではなく、記憶の欠落を埋めようとする行動と考えられています。作話は、すべての記憶障害でみられるわけではなく、病巣や障害の重症度によっても、その程度が異なります。

❹短期記憶や意味記憶は保たれる

意外に思われるかもしれませんが、ほかの高次脳機能障害の合併がない純粋な健忘症候群では、短期記憶（即時記憶）や意味記憶は損なわれません。

そのため、その場限りの会話においては、明らかな障害が感じられないことも、よくあります。また、発症以前の学習によって得た知識も保たれるので、知能検査では高いＩＱを示すこともあります。

パペッツの回路

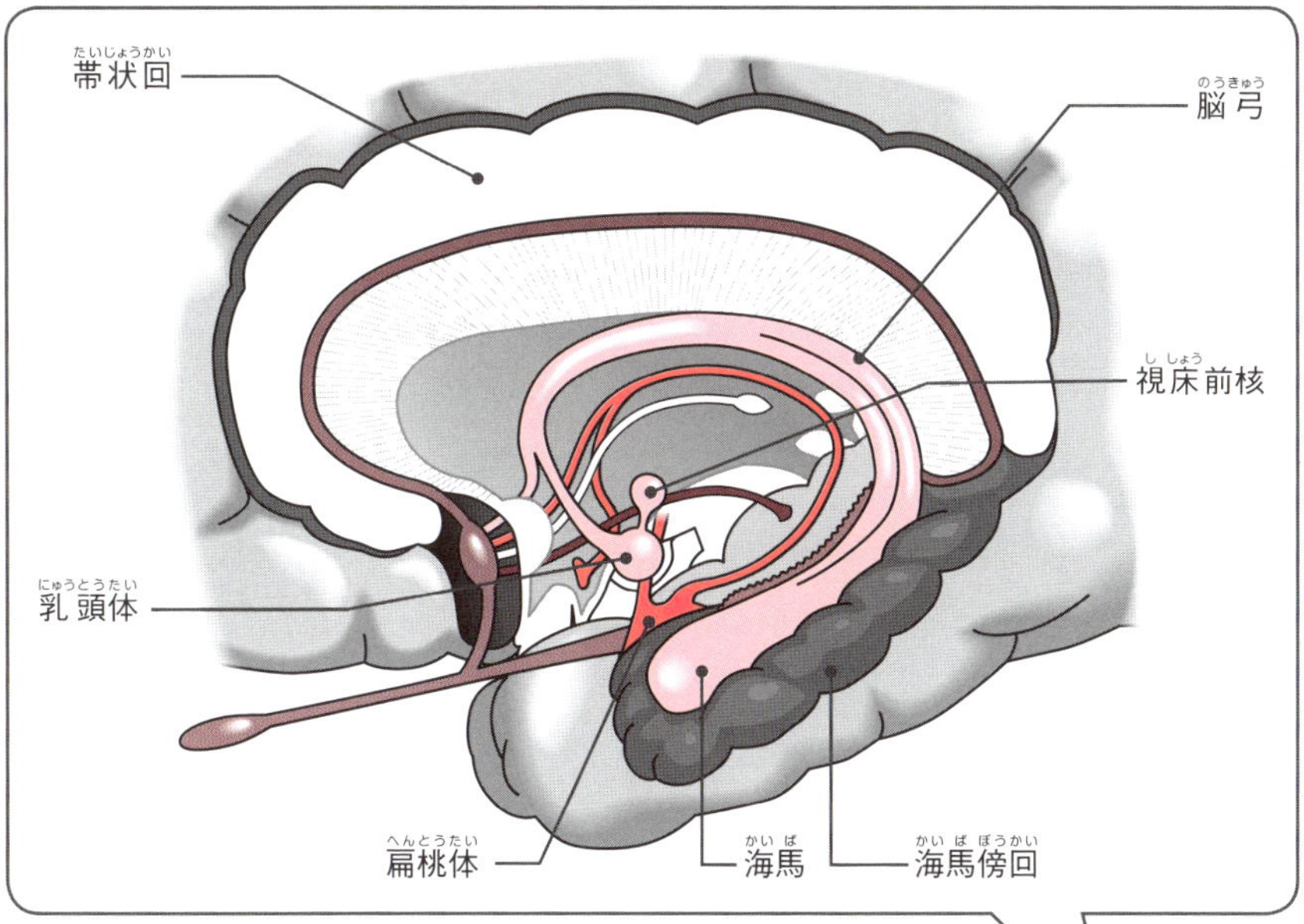

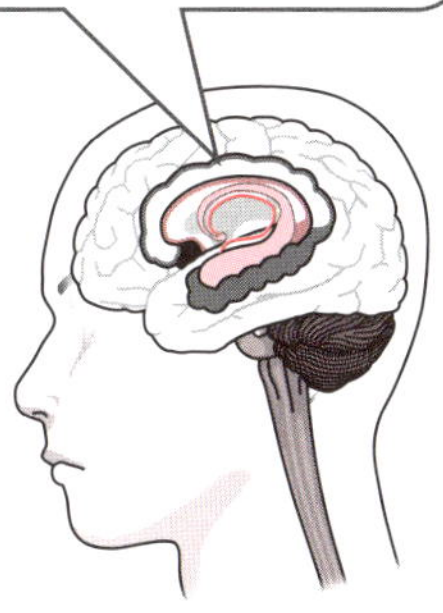

パペッツ（Papez）の回路は、アメリカの神経解剖学者であるジェームス・パペッツ（James Papez）が、1937年に情動系のシステムとして報告した。近年では、情動系よりもむしろ記憶に重要な役割を果たすシステムと考えられている。

健忘症候群に対する支援のポイント

意識障害や注意障害などの合併がある時期には、それらが落ち着くことを最優先すべきで、あせりは禁物です。脳の全体的な状態が落ち着いてくるにつれて、記憶面の混乱にも回復傾向がみられるようになります。しかし、前向性健忘や逆向性健忘自体は、長期的に残ってしまうのが実状です。

したがって、健忘症候群の患者に対しては、記憶障害に対する直接的な訓練を行う以外に、記憶のハンディを補うような工夫をすることも重要になります。

具体的には、カレンダーや手帳を活用することを指導する、タイマーやアラーム機能を備えた電子機器を使用して予定を思い出すトレーニングをする、などの方法があげられます。

10 遂行機能障害

物事を企画してやりとげるまでの精神活動を支えるのが、「遂行機能」です。高次脳機能のなかでも最高次に位置し、さまざまな高次脳機能が総動員されます。

物事の企画から実行までを統括するのが遂行機能

遂行機能とは、物事を企画立案してからやりとげるまでの一連の認知活動を統括する、複合的な高次脳機能です。その構成要素としては、**①意欲（やる気）**、**②プランニング**、**③個々の工程の効率的な実行**、**④行動のモニタリング**、**⑤想定外の事態に対応する行動修正**、などの機能が考えられます。

したがって、遂行機能は、ここまで述べてきた注意・行為・認知・記憶など、ほとんどの高次脳機能が動員される、最高次の人間の精神活動といえるでしょう。しかし、日常生活を振り返ってみると、遂行機能の全過程が必要な場面というのは、意外に少ないものです。会社や学校における私たちの毎日の行動は、ほぼパターン化されていて、想定外の事態が起こることは、めったにありません。遂行機能をそれほど使わなくてもやっていける、というのが現実ではないでしょうか。

そのようななかで、遂行機能が必要な日常生活活動の1つに、料理があります。「さあ、今日は料理をするぞ」という意欲を前提として、メニューを考える、必要な食材をそろえる、複数の品がほぼ同時にできあがるように見通しを立てて調理する、最後に体裁よく器に盛り付ける、というプロセスを経て完成に至ります。これはまさに、遂行機能そのものといえます。

遂行機能障害の主な原因は前頭前野《ぜんとうぜんや》の損傷

遂行機能においては、大脳の前頭前野のうち、背外側部という部分が重要な働きをすることがわかっています。病気や外傷などで脳のこの部位が損傷されると、一連の認知活動の統括がうまくいかなくなる**遂行機能障害**が、高い確率で生じます。

遂行機能障害があっても、その構成要素となる個々の高次脳機能は保たれている場合が多いため、短時間の診察では見逃してしまうこともあります。正しく診断するには、専門スタッフによる詳しい評価が必要になります。

遂行機能障害があると職場復帰が難しいことも

言語コミュニケーションも正常で、知能検査上のIQも高く、身体の麻痺《まひ》もないとしても、職場復帰がうまくいくとは限りません。復職後に、「指示さ

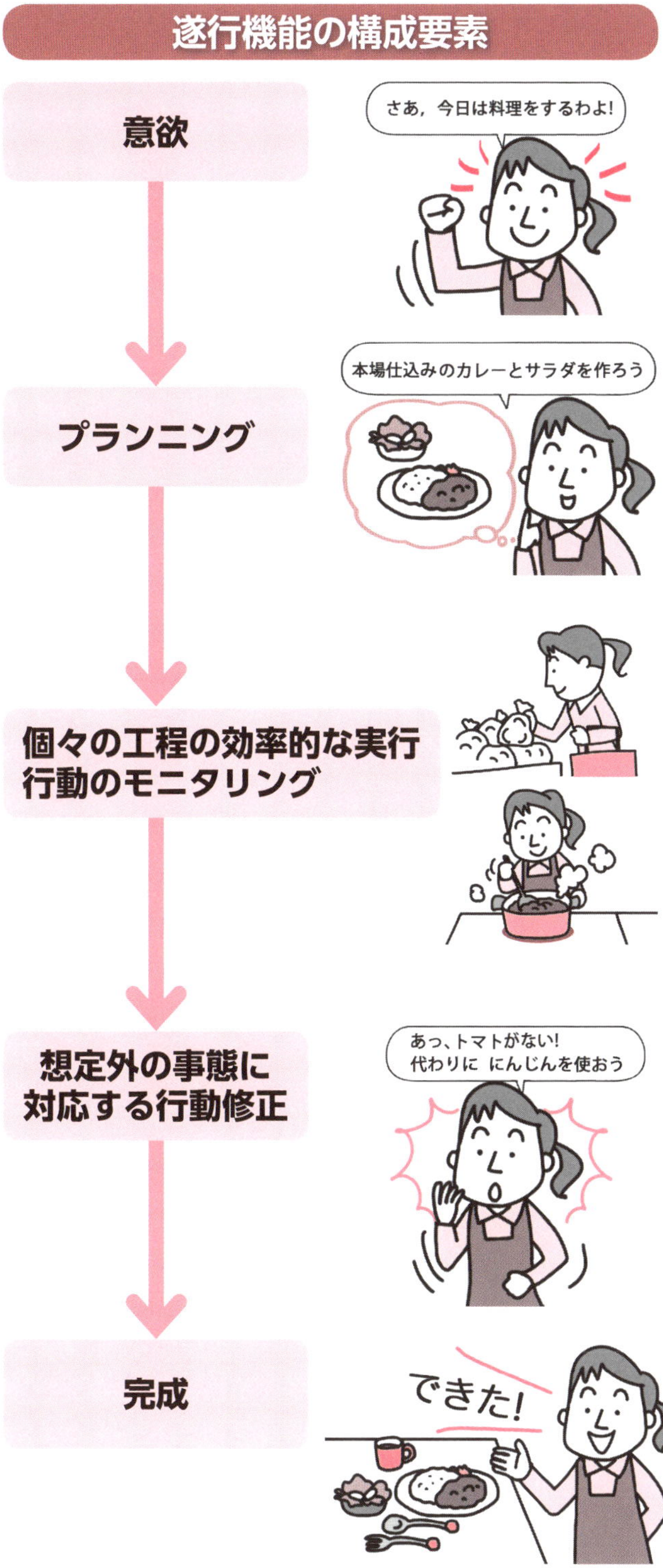
遂行機能の構成要素
意欲
さあ，今日は料理をするわよ！
プランニング
本場仕込みのカレーとサラダを作ろう
個々の工程の効率的な実行
行動のモニタリング
想定外の事態に
対応する行動修正
あっ、トマトがない！
代わりに にんじんを使おう
完成
できた！

れたことはできるが、終わったら次に何をしたらよいのかわからず、ぼーっとしている」「臨機応変な対応ができず、1つずつ具体的に指示しないと動けない」などの苦情が報告されることも、珍しくないからです。

最初は、好意的に受け入れてくれた職場の人も、そのうちストレスを感じるようになります。また、理解が不十分な場合は、「どこも悪くないのに怠けているのではないか」と誤解されることも少なくありません。

遂行機能障害に対する支援のポイント

まずは、遂行機能障害をよく知っている専門スタッフによる、正しい評価が必要です。そのうえで、職場復帰する場合には、本人と直接かかわる直属の上司や同僚に、遂行機能障害は後遺症であって、やる気がないわけではないことへの理解を求めます。

また、どのような業務が困難で、どのような業務であれば遂行できるのか、どこまで支援すれば遂行できるのか、などについて、専門スタッフから具体的な情報を提供することが重要です。さらに、仕事が軌道に乗るまで、ジョブ・コーチをつけることができれば理想的です。

「やる気」の障害―意欲障害

脳損傷後にみられる意欲障害は、「うつ症状」と間違われやすい点や、単なる「やる気のなさ」と誤解されやすい点に注意が必要で、周囲の人の正しい理解も重要です。

脳の障害の後遺症で「やる気」が消失する意欲障害

「**意欲**」について、「**発動性**」「**自発性**」などの用語が使われることもありますが、学問的には、それぞれの意味するところは微妙に違うようです。しかし、細かな学説の違いを無視すれば、私たちが日常生活のなかで使う「**やる気**」ということばと同じ意味だと解釈しても、大きな問題はありません。

人間のさまざまな認知活動を押し進める「駆動力」、または「こころの馬力」とも言うべきものが、意欲です。「やる気」が消失した状態、つまり意欲障害を、「無関心」「無気力」などと呼ぶことも可能です。ただし、ここで説明する**意欲障害**は、心理的なものや、統合失調症に代表される精神医学的なものではなく、脳の器質的障害の後遺症である、高次脳機能障害の1つです。

具体的には、病気や外傷のあとに意識が戻り、明らかな身体の麻痺《まひ》や失語・失行・失認などの高次脳機能障害がないにもかかわらず、**①自分から何かをしようとする能動性がほとんどまたはまったく認められない**、**②口数が少なく表情も乏しい**、などの症状がみられるのが特徴です。一見「うつ状態」のようですが、周囲からの働きかけがあると、それなりに応じることができる点が異なります。また、抑うつ気分や悲哀感はなく、「死にたい」などの訴えも、原則としてみられません。

ただし、意欲障害とうつ状態が合併するケースもあるので、対応を誤らないためにも、専門家による鑑別が必要です。意欲は数値化しにくい機能なので、意欲障害の検査・評価は簡単ではありませんが、参考例を119ページにあげておきます。

意欲障害にかかわるのは前部帯状回《たいじょうかい》を中心とする部分

前頭前野《ぜんとうぜんや》のどの部位が損傷されても、無関心・無気力という症状はしばしばみられます。

最近の研究では、前頭前野のなかでも、とくに意欲を生み出す働きと関連の深い部位として、内側面の前部帯状回を中心とした神経回路が注目されています。この部位の損傷が、意欲障害と関連していると考えられています。

意欲障害に対する支援のポイント

先ほども述べたとおり、意欲障害は

うつ状態と間違われやすく、また実際に合併することも珍しくありません。まずは、専門医による的確な鑑別診断が必要です。うつ状態を合併していると診断された場合には、安易な励ましや促しは禁物で、うつ症状に対する適切な治療を行います。

一方、うつ状態の合併が否定できるのであれば、本人の意思を尊重しながら、積極的にリハビリテーションに参加するように促してみるとよいでしょう。その際は、パターンの決まったプログラムを提供するのではなく、本人の趣味や職種を考慮して、できるだけ本人の自主性が引き出されやすいプログラムを、オーダーメードで立案することが重要になります。

参考までに、高齢者の場合は、孫がお見舞いに来ただけで、意欲の回復につながったなどというケースもあったことを付け加えておきます。

意欲障害のチェック項目例

	まったくない	少し	かなり	大いに
❶新しいことを学びたいと思いますか？	3	2	1	0
❷何か興味を持っていることがありますか？	3	2	1	0
❸健康状態に関心がありますか？	3	2	1	0
❹物事に打ち込めますか？	3	2	1	0
❺いつも何かしたいと思っていますか？	3	2	1	0
❻将来のことについての計画や目標を持っていますか？	3	2	1	0
❼何かをやろうとする意欲はありますか？	3	2	1	0
❽毎日張り切って過ごしていますか？	3	2	1	0

	まったく違う	少し	かなり	大いに
❾毎日何をしたらいいかだれかに言ってもらわなければなりませんか？	0	1	2	3
❿何事にも無関心ですか？	0	1	2	3
⓫関心をひかれるものなど何もないですか？	0	1	2	3
⓬だれかに言われないと何もしませんか？	0	1	2	3
⓭楽しくもなく、悲しくもなくその中間くらいの気持ちですか？	0	1	2	3
⓮自分自身にやる気がないと思いますか？	0	1	2	3

●16点以上を「意欲低下あり」とする

＊岡田和悟・小林祥泰・青木耕ほか「やる気スコアを用いた脳卒中後の意欲低下の評価」（脳卒中20, 318-323, 1998年）

12

高次脳機能障害の種類 8

社会的行動障害

脳損傷後に行動が抑制できなくなる「社会的行動障害」は、周囲の人を最も困らせる症状です。ソーシャルスキルトレーニング（SST）などで症状の改善を試みます。

脳損傷の後遺症で生じる社会的行動障害とは？

一般に**社会的行動障害**というと、社会のマナーや法律に反する行動全般をさしますが、ここで解説するのは、脳損傷の後遺症としての感情コントロールの障害（キレやすさ）、無計画な行動（アルコール・ギャンブル・買い物などへの依存）、モラルに反する行動（たとえばセクシャルハラスメント）などのことです。

社会的行動障害は、高次脳機能障害のなかでも、看護や介護にあたる人などが最も対応に苦慮する症状です。頭では「病気のせい」と理解しようと努めても、忍耐が限界に達してしまうことも、珍しくありません。

このような後遺症は、家族から情報を聴取すると、もともとそのような傾向のあった人が、病気や頭部外傷をきっかけにさらにその性癖が目立つようになった、と推察される場合が少なくありません。しかし、もともとは正反対の性格だったのに、別人のようになってしまった、というケースもあり、一概にはいえません。

前頭前野《ぜんとうぜんや》の損傷では「抑制」の機能も障害される

前頭前野の中で、背外側部は遂行機能に、内側面は意欲にかかわってくることは、すでに説明したとおりです。さらにもう1つ、社会的行動障害が生じるメカニズムにも、前頭前野が大きくかかわってきます。それは、眼窩部《がんかぶ》という領域です。

眼窩部には、私たちの行動に適切なブレーキをかける、重要な働きがあります。それは、場面ごとにわき起こってくる情動（喜怒哀楽）に対して、どのように反応すれば将来的に最も自分に利益をもたらす結果になるのか、過去の記憶や知識に照らし合わせながら、冷静に判断する神経機構です。

たとえば、他人からいら立つことばを投げかけられた際に、「憎悪」という情動が瞬間的にわき起こってしまうことは、理性ではどうすることもできません。しかし、次の瞬間、自分の過去の体験や知識をもとに、「ここで感情にまかせて相手をなぐってしまうと、そのときはすっきりしても、暴力沙汰で警察に捕まり、仕事や地位を失うかもしれない」と損得計算を行って、衝動的な行動を思いとどまります。

このように行動を抑制する際に、前

頭前野の眼窩部が、重要な働きをしていると考えられています。無計画な借金・ギャンブル・セクシャルハラスメント的行動などはすべて、このメカニズムの障害として説明できます。

社会的行動障害に対する支援のポイント

結論からいうと、現状では、社会的行動障害に対する特効薬はありません。リハビリテーションとして考えられる方法は、**ソーシャルスキルトレーニング（SST）**です。

具体的には、「電車の中で足を踏まれたら、あなたはどうするか。また、どうするのが分別ある大人の行動だと考えるか」などと、社会的行動障害が誘発されそうな場面のシミュレーションを行います。同じ後遺症に苦しむ人同士でディスカッションをして、相手の発言に対して意見を述べることも、効果的であると考えられています。

しかし、あまりに症状が重度の場合には、DVと同様の結果となり、配偶者や子どもが犠牲になるおそれもあります。そのようなケースでは、日中受け入れてくれる施設を利用することや、本人と家族を一時的に分離する、家族へのレスパイトケアを行うことが必要です。

社会的行動障害への対応の工夫例

トークンエコノミープログラム

問題行動が一定の時間みられなかった場合、ほめことばとともに報酬（カード、コインなど）を渡す（菓子、外出などの得点と交換できる）

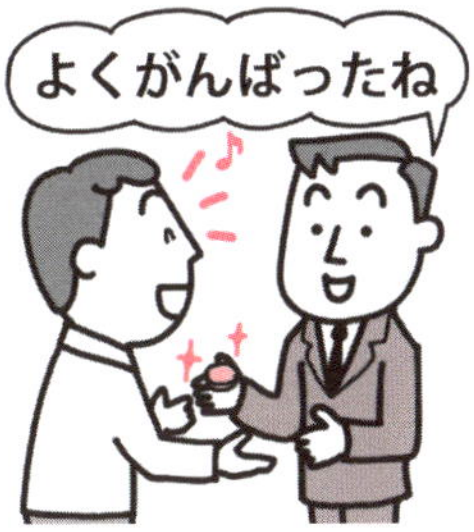

タイムアウト法

問題行動がみられた場合、かかわりを一時的に中断する

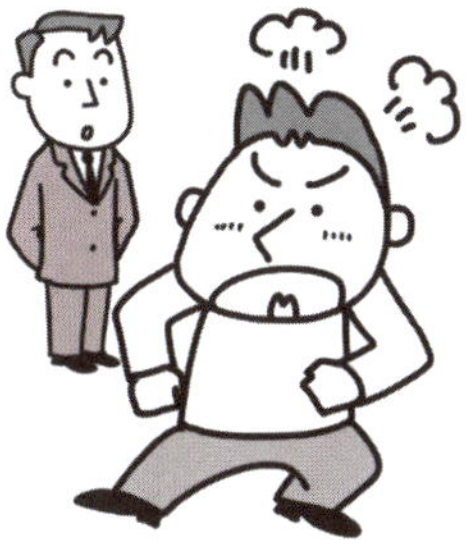

TOOTS（time-out-on-the-shot）

問題行動がみられたとき、スタッフは数秒間その場を離れ、無視する
その後、何事もなかったように振る舞う

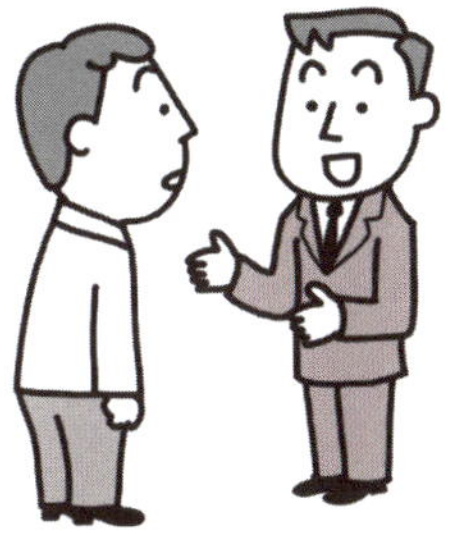

状況的タイムアウト

問題行動がみられた場合、本人をほかの部屋あるいは部屋の隅などに移す

＊本田哲三編集『高次脳機能障害のリハビリテーション』p88（医学書院, 2005年）を参考に作成

また、その人がどのような方法で発信可能なのかも、さまざまな可能性があります。たとえば、次のようなものです。

❶ **主に音声で発信する**
❷ **主に手話で発信する**
❸ **主に筆談で発信する**

一方で、そのときその人が置かれた状況にも、さまざまな可能性があります。

❶ **改札口でだれかと待ち合わせをしていて、もうすぐその人が現れるところである**
❷ **改札口でだれかと待ち合わせをしていたが、会えなくて困っている**
❸ **慣れた場所に1人で出かけているところで、とくに困ってはいない**
❹ **慣れた場所に1人で出かけているところだが、たまたま方向がわからなくなってしまった**

どれも、1つの正解があるわけではありません。そのときのその場面には、このようなさまざまな可能性が、じつに多様な組み合わせで存在しているのです。

想像してみてください。

その人が困っていても、そうでなくても、もしあなたが何もしなければ、その人にとっては、あなたがそこにいることも、あなたがその人の存在に気づいたことも、あなたがその人を気にかけたことも、伝わらない可能性が高いのです。それどころか、まわりに人がいるのかどうかも、わからない可能性があるのです。

もしあなたが手話や指点字を知らなくても、できることがあります。

まず、近づいてふつうの声で話しかけてみましょう。反応がなければ、その人の体を引いたり押したりせずに、そっと肩か腕に触れてみましょう。そして、あなたがそこにいることに相手が気づいてから、もう一度ふつうの声で話しかけてみましょう。普通の声で反応がなければ、少し声を大きくしてみましょう。それでも反応がなければ、補聴器のそば、あるいは耳元で話しかけてみましょう。

話しかける内容は、短いほうがよいでしょう。「何か手伝いましょうか？」や「何かお困りですか？」などです。

声での話しかけで伝わらなければ、片手をとって、相手の手のひらにひらがなで字を書いてみましょう。伝わらなければ、カタカナ、漢字と書き方を変えてみましょう。

その人からどのような反応があるか、落ち着いて見てみましょう。音声で返事があるかもしれません。あるいは、表情や身振りで何か返事があるかもしれません。

想像してみてください。

そのちょっとしたやりとりが、あなたにとっても、その人にとっても、世界の広がりになるかもしれないのです。

（柴崎美穂）

視覚聴覚二重障害とは

視覚と聴覚の両方に障害があることを、「盲ろう」といいます。それぞれの障害の程度や発症時期は、人によってさまざまです。社会福祉法人全国盲ろう者協会が、2012年に「盲ろう者に関する実態調査」の一環として行った全国の自治体への調査によると、日本の盲ろう児者数は約1万4,000人と推計されています。

コラム

視覚聴覚二重障害
－ひとつの行動から広がる出会い－

想像してみてください。

あなたがいつも利用する駅の改札付近に、白い杖を持って１人で立っている人がいます。何か困った様子で、杖の先で地面のさまざまな方向を探っています。よく見ると補聴器をつけています。あなたは通りすぎますか？　それとも声をかけますか？

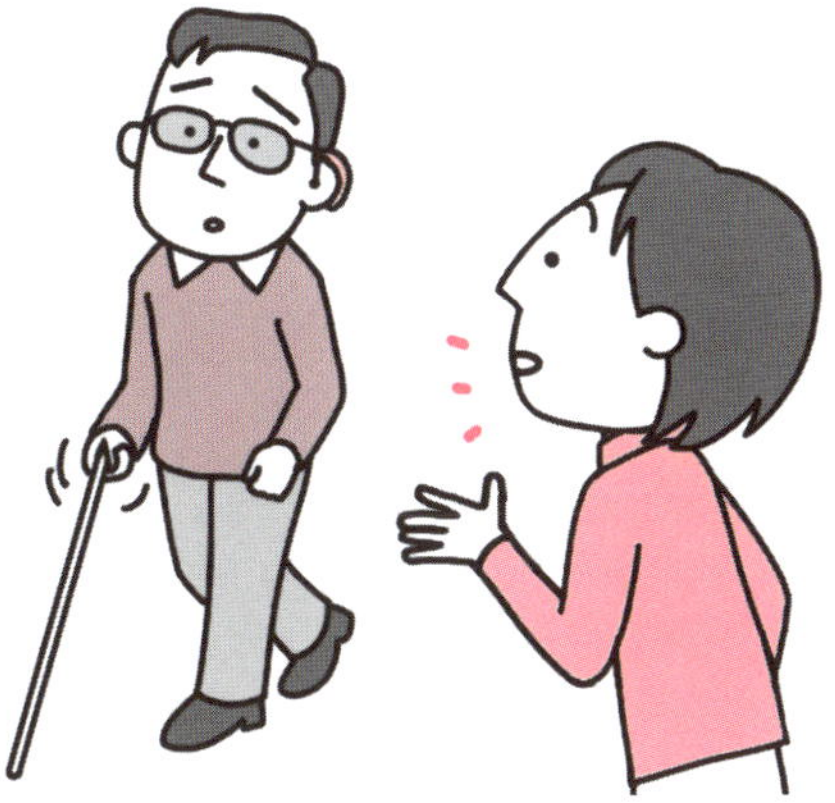

おそらく、あなたがその人に対してとる行動は、大きく分ければ、次の３つのうちのどれかに入るでしょう。

❶ 何もしないし、気にとめない
❷ 気になるが、何もしない
❸ 手伝おうとする

では、手伝おうとする場合は、どのように話しかけますか？

その人とだれかがやりとりしているところを見たことがあれば、どうすればよいか見当がつくかもしれません。しかし、そんな様子を見たことがなければ、どうすればよいでしょう？

その人は、どのようなコミュニケーション方法なら受信できるのか、さまざまな可能性があります。たとえば、次のようなものです。

❶ 主に聴覚を使っている→ふつうの声で聴き取れる／大きめの声なら聴き取れる／静かな場所で近づいて話せば聴き取れる

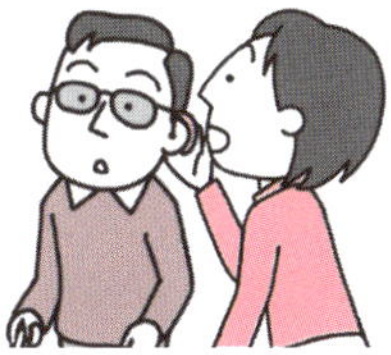

❷ 主に手話を使っている→手話を目で見ている／手話を限られた視野で見ている／手話を触って読み取る

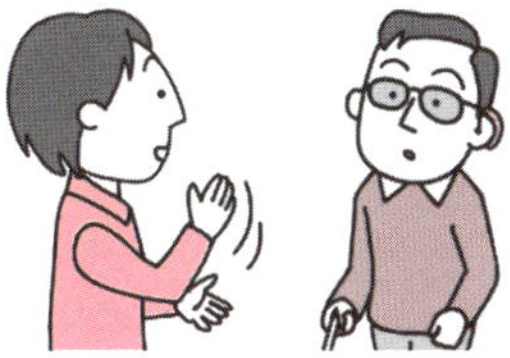

❸ 主に筆談をしている→ふつうの大きさの字で読める／太い大きな字なら読める／手書き文字（手のひらに指で書かれた文字）を読み取る

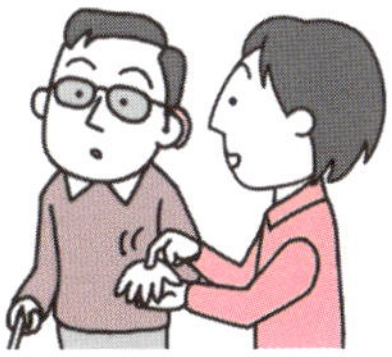

❹ 主に指点字*を使っている→指点字以外の方法も使える可能性がある

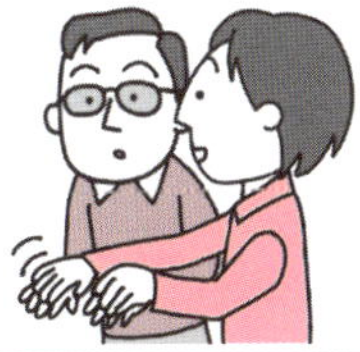

＊盲ろう者の左右６本の指（人差し指・中指・薬指）を点字タイプライターのキー配列に見立てて、指で打って伝える方法です。

第Ⅰ部　執筆者

第１章・第５章　小嶋知幸（武蔵野大学人間科学部／市川高次脳機能障害相談室）

第２章　嶋田真理子（株式会社AT 指定訪問看護アットリハ 八丁畷）

第２章・第４章　畠山恵（武蔵野大学大学院人間社会研究科）

第３章　櫻庭ゆかり（仙台青葉学院短期大学言語聴覚学科）

コラム　田村洋子（NPO法人 言語障害者の社会参加を支援するパートナーの会和音）

柴崎美穂（東京都心身障害者福祉センター）

第Ⅰ部　引用文献

〈失語症〉

- 日本高次脳機能障害学会全国実態調査委員会（2002）失語症全国実態調査報告（失語症研究，22, 241-256）

〈運動障害性構音障害〉

- 全国失語症友の会連合会（現NPO法人日本失語症協議会）（1996）豊かなコミュニケーションのための十か条（全国失語症友の会連合会DVD『乗りこえよう発音障害』（1）より）

〈高次脳機能障害〉

- 時実利彦（1969）『目でみる脳』東京大学出版会

第1章

正常なことばの発達
言語獲得を支える基盤と初期言語発達

子どもは、1歳前後ではじめてのことばを話し始めます。この章ではまず、言語獲得理論、言語獲得を支える３つの基盤、ならびに初期言語の発達について解説します。言語獲得の基盤のいずれが欠けても言語発達は阻害され、どの基盤に問題があるかによって、異なる言語発達障害の様相を呈します。

1 言語獲得理論にはさまざまな仮説がある

ことばの獲得に関してはさまざまな仮説がありますが、そのうち主要な理論である、生得説・学習説・相互作用説・多段階説について紹介しましょう。

健康な子どもの言語獲得の過程には共通点がある

赤ちゃんは健康なら、世界のどこに生まれても、生後わずか1年足らずの間に、養育者の発する音声を意味のあることばとして理解し、自らも伝達意図をもってことばを話すようになります。しかも、初めて発する意味のあることば（**初語**）は、どの言語においても、主に/p//b//m/の口唇《こうしん》音によって構成されています。これは、驚くべき現象ではないでしょうか。

赤ちゃんの言語獲得に関してはさまざまな仮説がありますが、ここでは主要な4つの理論について説明します。

❶生得説

チョムスキーによる言語理論で、ヒトには生まれつき言語獲得装置（**LAD：Language Acquisition Device**）が備わっており、周囲の言語材料がきっかけとなってこの装置が働き、言語を学習する、という説です。

この生得説は、子どもを受動的な存在とみなしていること、LADの実在を直接証明するのが難しいこと、そして環境要因を過小評価していることから、批判されています。「アヴァロンの野生児」や「狼に育てられた子」、聾《ろう》の両親に育てられた正常な聴力を持つ子どもたちのことばの発達を報告したサックスの症例など、言語環境の重要性を指摘した報告は数多くあります。

❷学習説

スキナーによる行動主義的言語理論で、刺激と反応の連合に対し、報酬を与えて強化することで獲得されるという、学習原理によるものです。この言語獲得理論は、次の2つの点から批判されました。

1つ目は、学習方法として模倣を重視している点です。自分の発話も再現できない発達段階の子どもが、他者のことば（刺激）を正確に模倣（反応）し、学習することは可能でしょうか。2歳で約300語、3歳で約1000語、6歳で約3000語という驚異的な語《ご》彙《い》の増加を、模倣だけで説明するのは困難です。子どもは言語発達の過程において、たとえば助詞の使用に関し、「ぼくの靴」という表現を学ぶと、「青いの靴」というような拡張使用をすることがあります。これは模倣による学習では起こるはずのない現象で、子どもが自分でことばのルールを見つけ出し、適用していることを示しています。

2つ目は、成人による強化は、発話内容に対して行われるという点です。一般に養育者は、子どもの発話に対して、文法的に誤った表現であっても意味が正しければ、「そうね」と言って受け止めることが報告されています。

これらから、刺激に対する模倣とその強化という原理では、言語獲得を説明しきれないことがわかります。

❸相互作用説

生得説と学習説の折衷《せっちゅう》的立場をとるものです。言語獲得には生理学的・認知発達的にそれらの体系の成熟が必要なことを認める一方で、環境、とくに養育者と子どもの社会的相互作用が重要なことも強調しています。

養育者が赤ちゃんに語りかける際の話し方は**マザリーズ**と呼ばれ、発話の声が高い、抑揚が大きい、発話速度がゆっくりである、子どもの反応を待つように間をとる、同じことばをくり返す、などの特徴があります。赤ちゃんもこれを好んで聞くことから、マザリーズの言語獲得への影響について研究が進んでいます。

また、犬を「ワンワン」、車を「ブーブー」というような**幼児語**（親が使うときは**育児語**）のくり返しのリズムパターンは、どの音からどの音までが1つの塊かの目安になり、単語を切り出すのに役立っているということが報告されています。

❹多段階説

言語獲得を決定するのは遺伝的プログラムなのか、それとも環境なのかというこれまでの論争には、言語獲得が多段階であるという認識が欠けていたと考えるのが、この説です。出生時の初期段階から、中間段階を経て最終段階へと言語獲得が進むにつれて、遺伝的要因である本能が優勢に働く状態から、環境的要因である学習が優勢になる状態へと徐々に移行すると考えるものです。言語獲得が最終段階に達すると、学習のメカニズムによって語彙と概念を増やし、完成に至るということになります。

マザリーズ

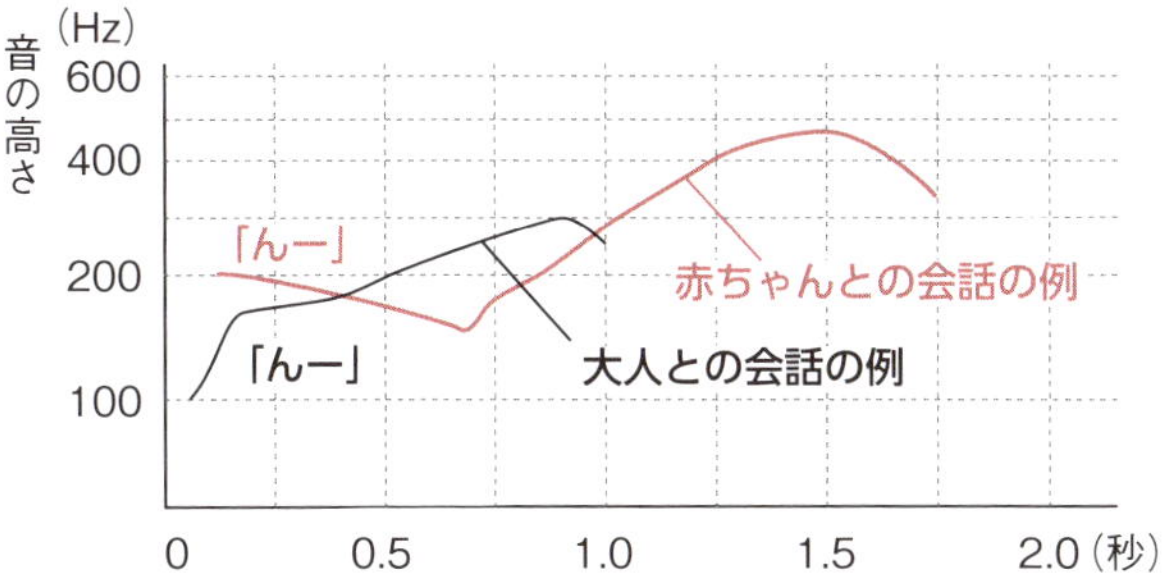

マザリーズは抑揚が大きく、ゆっくりとした口調でしゃべるのが特徴。同じ「んー」でも、大人との会話が1秒なのに対し、赤ちゃんとの会話では2秒近くかかっている。音の高さの範囲は160Hzから450Hzで、抑揚が大きいことがわかる

赤ちゃんとお母さんの相互作用

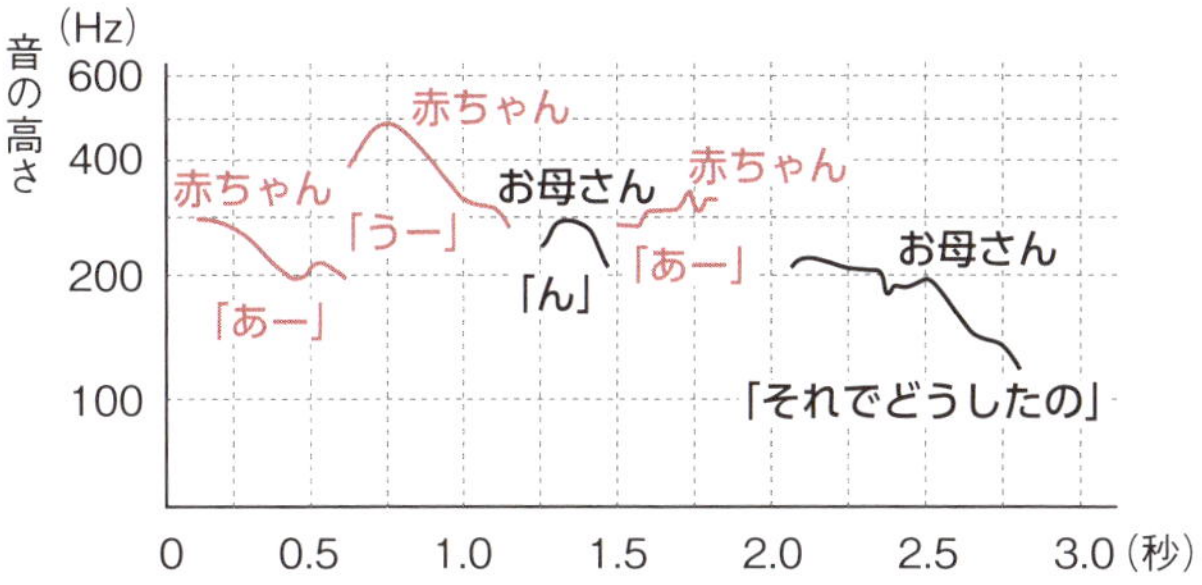

赤ちゃんの声に対して、お母さんがタイミングよく答えている。声のキャッチボールが、ますます赤ちゃんの声を活発にする

＊志村洋子『赤ちゃんとの話し方』p5（GOMA BOOKS, 1993年）を改変

2

生理学的発達

言語発達を支える3つの基盤①

ことばの獲得や発達は、さまざまな領域の発達が相互に関連しながら進みます。まず、脳神経系や発声発語器官などの、生理学的基盤についてみていきましょう。

脳の発達とともに神経ネットワークが構築される

新生児の脳の平均重量は330gですが、半年後には出生時の2倍になり、7~8歳には成人の脳重量の約95％に達します。

新生児の脳神経細胞は、成人と同じ140億個あります。神経細胞は、情報を得る樹状突起《じゅじょうとっき》と送り出す軸索（神経線維）とからなり、軸索は何本も枝分かれし、その先端のシナプスを介して次の神経細胞とつながっています。情報は、樹状突起や軸索では電気的信号で、シナプスでは神経伝達物質（化学的信号）で伝えられます。神経発達は、軸索がミエリン鞘《しょう》で覆われ（髄鞘化《ずいしょうか》）、電気的信号を速く伝えられるようになること、軸索が脳の各部位へ連絡するようになること、環境からの情報入力によってシナプスの結びつき方や情報の伝達効率が変化し、記憶として特定の情報を処理する神経細胞網が形成されていくことによります。

音への反応は、新生児期の反射から学習された行動へと発達する

音声情報を入力するためには、聴覚機能の発達が不可欠です。出生時には、聴器は完成していますが、中枢聴覚伝導路は生後も発達し、聴皮質は約12歳で成人と同様となります。新生児期の聴覚反応は、突然の大きな音にびくっとする皮質下の反射（モロー反射）ですが、4か月ごろから音のほうへ顔を向けるなどの行動や、ヒトの声や社会音の認知が進みます。聴力は4歳ごろにほぼ成人レベルになります。

音韻知覚は母語の音韻体系に適合するように発達する

個々の言語に必要な音韻数は限定されており、母音と子音を合わせて英語では約40個、日本語では約20個です。新生児には、世界中のすべての言語の音韻対を聞き分ける能力があります。しかし、母音知覚については生後6か月ごろ、子音知覚については生後10か月ごろまでに、母語の音韻体系へ適合するように発達します。

生後7か月ごろには、母語のリズム構造に基づく語形の抽出が行われるようになります。生後9か月ごろになると音韻配列規則に注目し始め、生後11か月ごろまでには、連続音声から意味のあることばを切り取ることが、より正確にできるようになります。

発声発語器官の発達で音声の使い分けが可能になる

音声情報を出力するには、呼吸と分離した多様な「声」を、自分の意思で生み出せることが必要です。

新生児は喉《のど》の形態的特徴が成人とは異なり、呼気は口腔《こうくう》との接点を持たずに気管から鼻へ流れるので、鼻腔《びくう》共鳴を起こしやすく、鼻音的な発声になります。生後2か月ごろになると、機嫌がよいときに、**クーイング**という母音に近い声を出すようになります。生後3～4か月になると、骨格が急速に成長して気管の先端が沈降し、軟口蓋《なんこうがい》との間で咽頭《いんとう》が拡張して、「はっはっはっ」と笑えるようになります。

さらに、生後7か月ごろには、手足のリズミカルな運動と同期して母音のような音をくり返す、**過渡期の喃語《なんご》**が出現します。生後8か月ごろには、身体運動とは独立して、「バ、バ、バ」「マ、マ、マ」という音を反復する、**規準喃語**がみられるようになります。生後9～11か月には、「バブ、バブ、バブ」などと、子音と母音の構成要素が異なる**非重複性喃語**を、おしゃべりしているかのように話しはじめます。

また、伝達手段としての声の使用についても、生後9か月には、注意喚起や要求では語尾を上げるというような、伝達機能に応じた語尾のメロディーパターンの使い分けができるようになり、音声によるコミュニケーションの大枠がつくり上げられていきます。

成人と新生児の喉の構造の違い

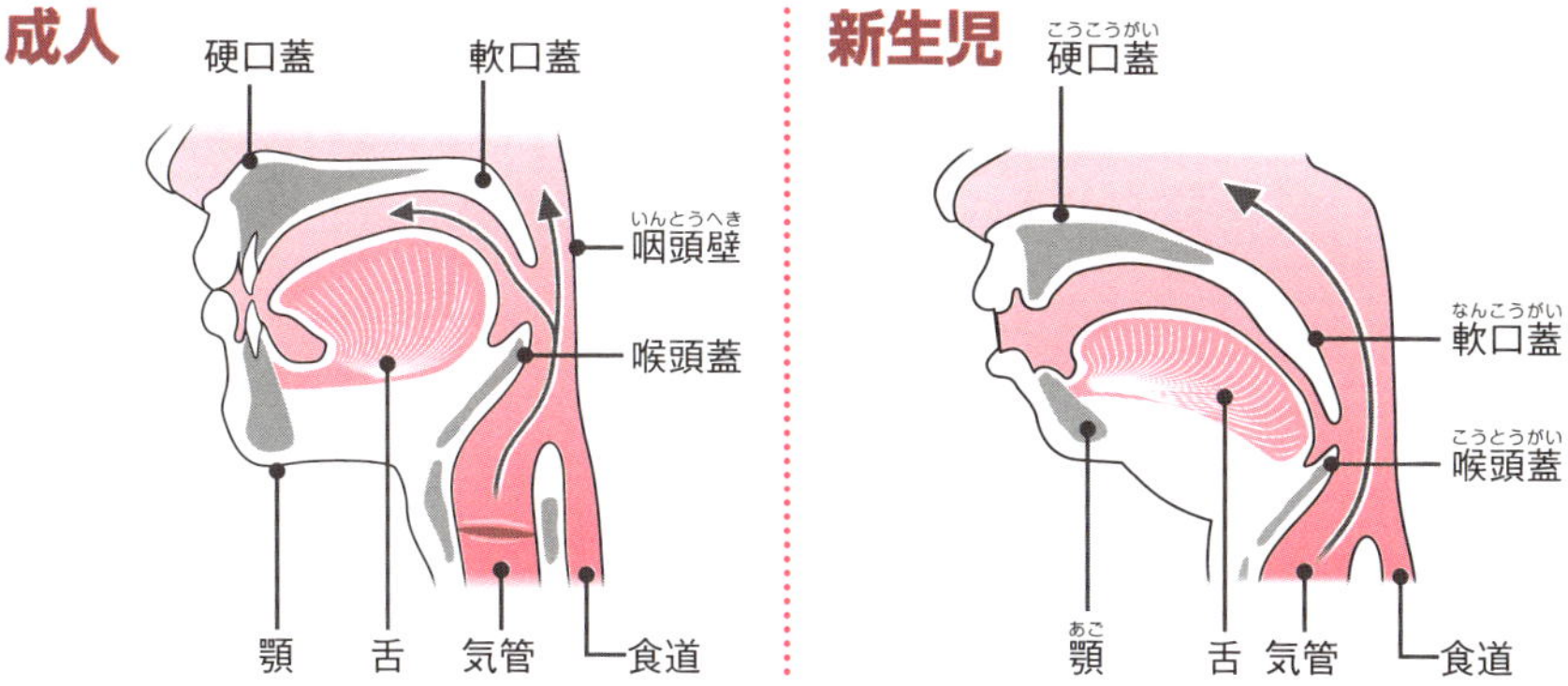

*正高信男『0歳児がことばを獲得するとき』p60（中央公論新社, 1993年）を参考に作成

発声とリズミカルな運動の同期率

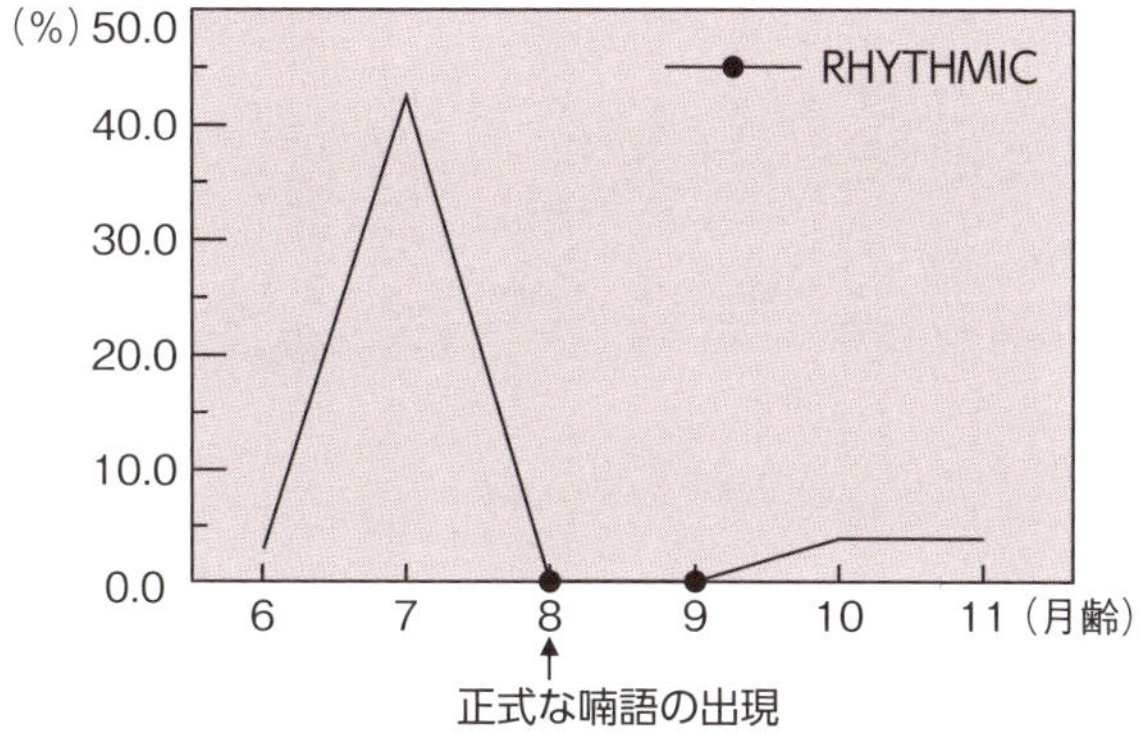

乳児の手の動きと乳児の発声における同期率が急激に減少すると同時に、規準喃語が出現していた。乳児は自らの身体のリズミカルな運動を利用して規準喃語を出現させ、いったん出現した後は、身体運動の助けを借りることなく規準喃語を産出できるようになったと思われた。

*江尻桂子「Ⅲ認知の発達を支えるもの　9ことばを話しはじめるとき」（別冊発達19, 赤ちゃんウォッチングのすすめ, 98, ミネルヴァ書房, 1996年）

3 社会的相互交渉の発達

言語発達を支える3つの基盤②

社会的相互交渉の基盤には、相手とのやりとりを楽しむ「相互伝達行為」と、要求を伝える「要求伝達行為」の2つの系列があり、両者がバランスよく発達することが重要です。

社会的相互交渉の基盤は母親とのやりとりで育まれる

コミュニケーションとは、一定の情報によって意思や感情など心の状態が相手に伝えられ、相手の態度や行動に影響を与える、相互の過程です。

乳児研究が進むにつれて、赤ちゃんには生まれつき人への志向性があり、新生児でも人の顔や声に対して敏感に反応することがわかってきました。新生児はまだ意図的に情報を発信しているわけではありませんが、赤ちゃんが空腹などの生理的不快感で泣くと、お母さんは「おなかがすいたね」と言って授乳するなど、応答的に反応します。このような母親との日常的なやりとりのなかで、**社会的相互交渉**の基盤が育まれ、コミュニケーション能力が育っていきます。その基盤となる、**相互伝達行為**と**要求伝達行為**の発達について、みていきましょう。

共同注意の成立がことばの学習につながる

生まれたばかりの赤ちゃんでも、睡眠中にほほ笑むことがあります（**自発的微笑**）。また、口元を触ったときなどに、**外発的微笑**が現れます。生後3か月ごろには、母親が赤ちゃんに向かってほほ笑むと、赤ちゃんも母親の顔を見つめ、ほほ笑み返すようになります（**社会的微笑**）。

生後4〜6か月になると、赤ちゃんのほうから母親に向かって、自発的に働きかけるようになります。そして、生後6か月以降に、子どもと大人が同時に同じ物を見る、**共同注意**が成立します。この「子ども—物—大人」の関係を**三項関係**といい、共同注意の成立は、ことばの獲得にとって重要な役割を果たします。たとえば、子どもと母親が同時にミニカーを見ている状態で、母親が「ブーブー」と言いながら車を走らせれば、子どもはあの走る物をブーブーというのか、と物—ことば—意味を結びつけ、ことばを学ぶことができるからです。

生後7か月を過ぎるころには、母親との**愛着**の形成の現れとして、**人見知り**が出現します。応じる力が向上して相互性を獲得し、生後9か月には**手渡し行動**が成立して、物を媒介にしたやりとりが数回続くようになります。また、未知の対象に接してどう行動すべきか迷うようなとき、その対象に対する母親の反応を見ようとする、**社会的**

参照も出現します。生後10か月を過ぎるころからは、相手の行動を自分の身体に置き換えて再現する**動作模倣**が可能になり、学習の下地が整います。

「指さし」が言語発達の指標になる

赤ちゃんは生理的要求を伝えるために、はじめは泣くことしかできません。赤ちゃんが何をしてほしいのか、母親は状況から察して反応します。生後4～5か月になるとほしい物に手を伸ばす、6～8か月には母親の顔を注視してから物に手を伸ばす、のように伝えたい人や物を明確に示せるようになります。

生後9～12か月には、対象を指さして母親を注視し、声を出す、というように、伝達手段を複合的に使用して、要求を間接的に伝える力がついてきます。**指さし**は言語発達の重要なマーカーで、さす物とさされる物の関係を理解していることを示し、ことば（音のつながり）と対象（意味）を結びつけて理解する力につながるものです。

赤ちゃんが声を出したときに、大人がタイミングよく応答的にかかわることで、赤ちゃんは自分の「声」が相手を動かす力を持つことを理解し、伝達手段として活用するようになります。

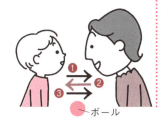

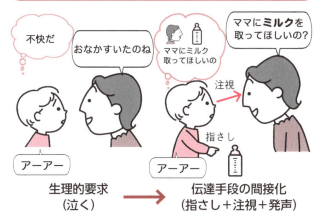

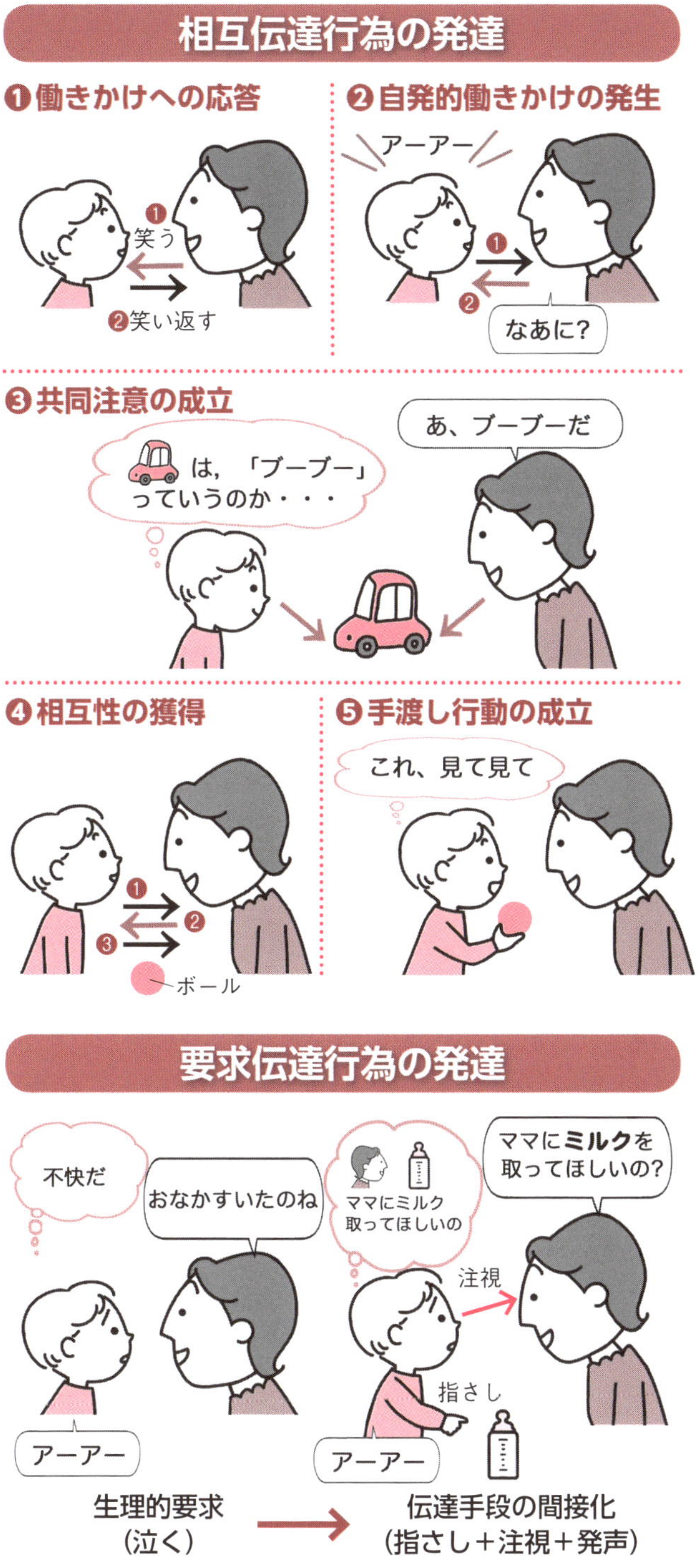

＊長崎勤・小野里美帆『コミュニケーションの発達と指導プログラム』p6,14（日本文化科学社，1996年）を改変作成

4 認知発達

言語発達を支える3つの基盤③

ことばの獲得には、ピアジェの「感覚運動期」第6段階までの知能の発達が必要であるといわれています。この時期の認知発達とコミュニケーション発達の関連について、みていきましょう。

イメージが成立し、それを示す記号を理解できる

「ワンワン」を例に、そのことばを理解し、話せるようになるまでの発達の過程を考えてみましょう。

隣の家の白いスピッツを見るたびに、母親が「ワンワンいたね」と子どもに声をかけると、その犬と「ワンワン」ということばが結びつきます。スーパーマーケットの駐車場に茶色の柴犬がいたとき、母親が「あっ、ここにもワンワンいた」と言うと、子どもは〈外見が違ってもあれも「ワンワン」というのか〉と思います。やがて、実物でなくても、縫いぐるみや、写真、絵を見ても、「犬」がわかるようになります。

6か月の子どもの場合、犬が犬小屋に入って見えなくなると、消えてしまうように感じています。しかし12か月以降になると、見えなくなった犬も小屋の中にいると考えることができ、ことばとイメージが結びつくようになります。

ピアジェの「感覚運動期」にみられる認知的発達

スイスの心理学者ピアジェは、子どもの知能の発達について、0歳からことばが出現するころまでの段階を、物と直接接する知覚や運動によって外界を認識する時期であることから、**感覚運動期**と名づけています。そして、この時期を、その後の発達の認知的基礎を形づくる重要な時期であると位置づけています。

自分の発話行為の効果に注目できる

12か月～18か月ごろの子どもは、手に持っていたボールを落としたときに、どこへ転がっていくか目で追う、というように、自分の行為の結果に関心を示すようになります。

コミュニケーションにおいても、自分の発話行為が相手にどのような効果をもたらしたか注目できるようになり、それが他者とのやりとりの成立につながっていきます。

手段と目的の関係を理解することが可能になる

また、この時期の子どもは、遠くに置かれた玩具を取るためにひもを引く、というような、物についての**手段と目的の関係**を、試行錯誤なしに理解することが可能になります。

それとともに、母親に自分の要求を伝えて、ほしい玩具を取ってもらうというような、人に何かを頼むという、伝達についての手段と目的の関係も理解できるようになります。

認知発達とコミュニケーション

ピアジェの段階	循環反応	手段―目的関係	物の永続性	記号
Ⅰ（1～2か月）				・初歩的感覚印象（乳首を口→吸啜《きゅうてつ》反射）
Ⅱ（3～4か月）	・第1次循環反応（舌出し、指吸い）〈行為自体に中心化〉			・信号（特定の姿勢→吸啜）
Ⅲ（5～7か月）	・第2次循環反応（ガラガラを鳴らす）〈外界に働きかける行為〉	・偶然に理解	・部分を手掛かりに探す（指標の利用）	・指標（ひも→ガラガラ）
Ⅳ（8～12か月）		・既知のシェマの新しい目的への適応（妨害物を手で押し退ける）	・1か所の隠し場所を捜す	
Ⅴ（12～18か月）	・第3次循環反応（バリエーションをつけて落とす）〈行為の結果に興味〉	・既知の目的への新しい手段の発見（ひもを引いておもちゃを取る）	・2か所の隠し場所を捜す	
Ⅵ（18～24か月）		・心的結合による新しい手段の発明（試行錯誤なし）	・目の前にない物を捜す	・象徴（積木をお菓子に見立てる）
コミュニケーションとの関係	・自己の発話の効果への注目	・人に～を頼む＝人を手段にする	・イメージの発生→記号	・指さし、音声言語記号へ

＊長崎勤・小野里美帆『コミュニケーションの発達と指導プログラム』p42（日本文化科学社, 1996年）より作成

まったように感じ、捜しません。しかし、8か月ごろになると、見えないが犬小屋の中にいるはずとわかり、中をのぞきます。このようなイメージの成立を、**物の永続性**といいます。そして、母親に「今日もワンワンいるかな」と言われると、目の前に犬がいなくても、〈「ワン」とほえられた〉〈しっぽを振っていた〉など、犬について経験したさまざまな出来事がイメージとしてまとまり、頭の中に「犬」を思い浮かべられるようになります。イメージが成立すると、積木などまったく関連のない物を犬に見立てる**象徴遊び**や、しばらくしてからまねる**延滞模倣**を行うようになります。成立した「犬」のイメージに対して、日本語なら/inu/、英語なら/dɔ́g/という音声を対応させ、その文化圏に共通の社会的な**記号**、すなわち「ことば」として理解し、自分からも話せるようになります。動物なら何でも「ワンワン」と言う時期がありますが（**過大般用**）、何が「犬」なのか抽出できるようになり、語彙《ごい》が増えて適切に表現できるようになります。

5 初期言語の発達

初語が出現してから就学前までの時期における話しことばの発達の過程について、語彙《ごい》、統語、談話（会話・ナラティブ）の発達の側面からみていきましょう。

10～15か月で「初語」が現れ、語彙が増加していく

生後8～9か月を過ぎるころになると、子どもは日常生活のなかで、周囲の大人のことばを理解し始め、わかることばが増えてくると、10～15か月ごろに**初語**が出ます。そして、表出語彙が50語を超える1歳半ごろから、語彙が爆発的に増加します。2歳ごろ、「**これ、なあに**」と周囲の物の名前をしきりに聞くようになります。「大きい・小さい」のような対になる形容詞や、色・形・数などの状態を表すことばも、次第にわかるようになります。

3～4歳ごろには、「**どうして**」を使って、因果関係の説明を求めるようになります。4歳前後には、「動物」「乗物」などの上位概念を表すことばがわかるようになります。

日本語の統語の発達には助詞の理解と使用が重要

2つのことばをつなげる**2語文**は、表出語彙が50～100語以上になると出現してくるといわれています。日本語の**統語**の発達には、**助詞**の理解と使用が重要です。2語発話初期には、終助詞「ね」「の」や、格助詞「が」、係助詞「は」などが出現し、使える助詞の種類が広がります。

文の理解は、まず単語の「意味」的制約を手がかりに、行為の主体と対象物を理解します。次に、「名詞＋名詞＋動詞」という文を、「語順」を手がかりに「行為の主体＋対象＋行為」と理解します。そして、「助詞」の働きがわかるようになると、通常と異なる語順の文であっても、正確に理解できるようになります。3歳ごろには、「でも」「それから」などの接続詞や接続助詞を使い、長い話を語れるようになります。

2歳を過ぎると会話する力が発達

2歳を過ぎると、目の前にある現前事象について、質問に答えられるようになり、さらに自分からも質問して、1つの話題でことばのやりとり（ターン）が数回続くようになります。

さらに3歳を過ぎると、非現前事象についても会話が可能になります。日常での母親との会話を通して、子どもは会話のルールを学び、話し手と聞き手の役割交代をスムーズに行えるようになります。共有した話題を維持しながら、文脈にそった適切な内容のやり

初期言語の発達過程

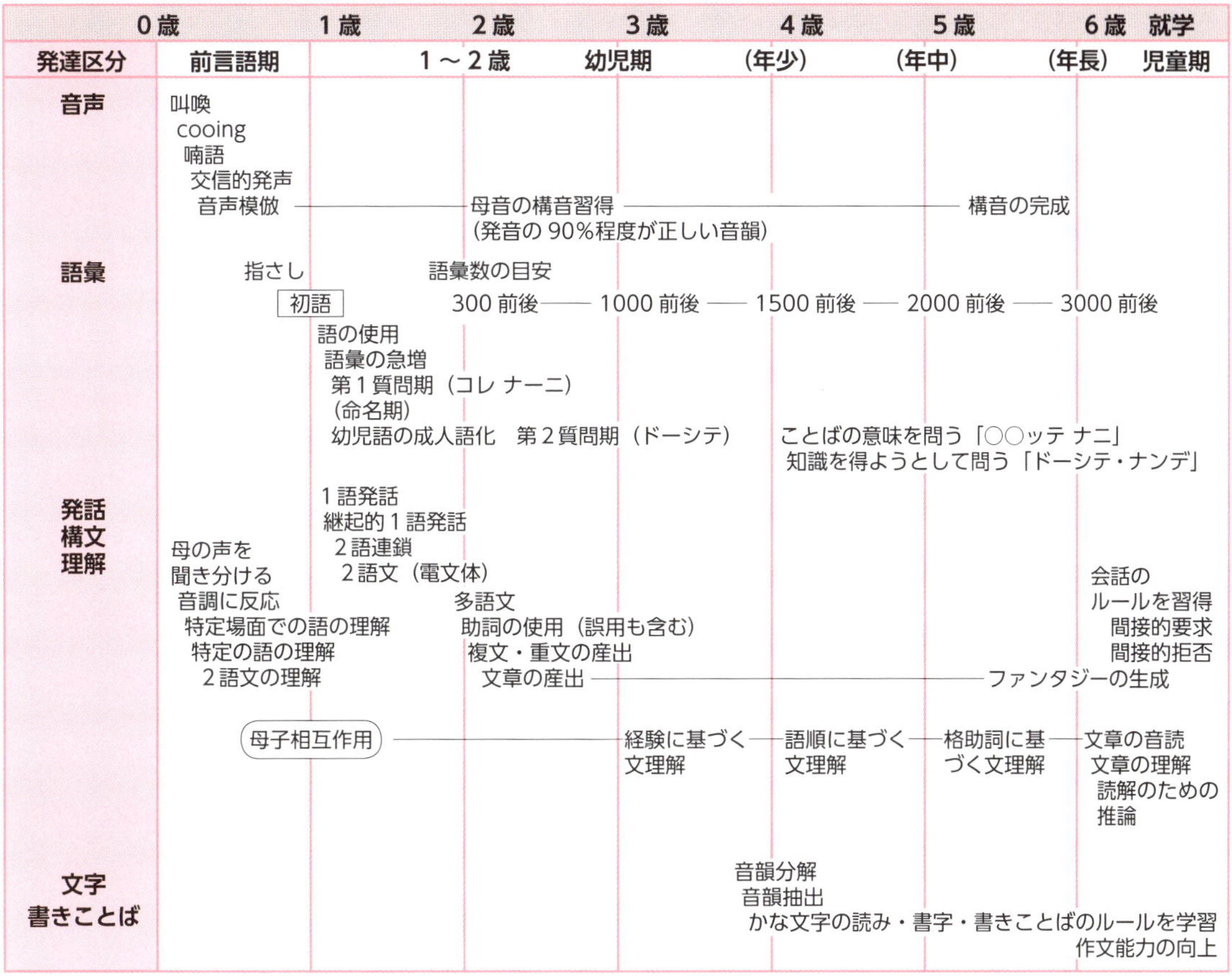

＊中條晶子著・山崎京子編著『言語聴覚療法シリーズ2　改訂言語聴覚障害総論Ⅱ』p95（建帛社, 2007年）

とりを続けられるようになります。

過去の経験などを物語る「ナラティブ」が発達する

過去の経験や1つのお話などを物語ることを、**ナラティブ**といいます。絵本の読み聞かせによって、話の流れをイメージする力を育てることが、ナラティブの発達の基礎となります。

ナラティブの発達には、ものごとがどのような流れで進むかという知識の枠組み（スクリプト）が必要です。日常生活のなかでくり返し経験するルーティンの活動を語る機会を通じ、子どもは枠組みを手がかりに、起こったことやそのときの気持ちを、時系列にそって言語化していけるようになります。

複数の場面を表す絵を見てお話を作る活動では、前後の絵から情報を読み取り、話の展開のポイントを押さえ、全体としてまとまりのある内容に統合する能力が求められます。2歳ごろには絵に制約を受けた列記的な表現にとどまりますが、5歳後半になるとファンタジーを作れるほどになります。

コラム

特異的言語発達障害（SLI）

●特異的言語発達障害の定義

特異的言語発達障害（Specific Language Impairment: SLI）とは、非言語性の知能の低下、聴覚障害など、言語発達を阻害する要因が明らかには認められないにもかかわらず、言語発達のみが特異的に障害される、先天性の発達障害をさします。SLIは医学用語ではありませんが、DSM-5では「言語症／言語障害」に相当すると思われます。日本ではSLIの臨床像がまだ明確ではなく、SLIの言語症状について共通認識が得られていないというのが現状です。

●発現率・原因

SLIの発現率は、アメリカにおける5歳児約7200人を対象にした研究では、約7%（男児8%、女児6%）であったという報告があります。

SLIの原因については、1980年ごろからSLIが家族性に発症することが報告されるようになり、双胎児研究からも遺伝の関与が示唆されました。近年の研究からは、遺伝的原因、脳神経学的原因など、複数の原因が関与している可能性が高いことがわかってきましたが、原因や発生機序を特定するには至っていません。

●英語圏におけるSLIの特徴

①語彙《ごい》・意味における問題

乳幼児期は初語の出現が遅れ、話し始めてもなかなか語彙が増えていきません。とくに理解語彙に比べ、表出語彙の発達が遅れます。学童期は抽象的な意味習得に困難を生じ、学業につまずきやすくなります。冗談や比喩《ひゆ》の理解が難しく、日常会話に問題が生じることもあります。

②文法における問題

英語圏のSLIでは、4～5歳から文法面の障害が顕著となります。時制を表す形態素（三人称単数現在形の-s、規則過去形の-ed、現在進行形の-ingなど）および統語規則の獲得に著しい困難を示すことが知られており、音韻《おんいん》の問題とともにSLIの臨床的マーカーです。

③音韻における問題

音韻の短期記憶や、ワーキングメモリーの障害がみられます。音韻認識に問題があり、機能性構音障害や発達性読み書き障害との関連が示唆されています。

④語用における問題

ナラティブにおいて、SLI児では語り全体が短い、語数が少ない、文法的誤りが多い、構成する要素についての説明が不十分である、などの問題があり、追跡調査では、中学生になっても問題は顕著であったと報告されています。

●日本語におけるSLIの特徴

①語彙・意味における問題

幼児期よりことばの遅れがあり、保護者から「こちらの言うことは理解しているが、ことばが出ない」という訴えが多く聞かれます。自発話の乏しさが目立ち、動作やジェスチャーによる表現が多いことなどが、早期の特徴です。

②文法における問題

SLIが示す文法障害は、言語によって異なります。日本語の場合は、文法障害の特徴は明らかではありません。言語学の視点からの研究では、受動動詞や使役動詞の産生、格助詞の使用、時を表す低頻度の副詞の理解、指示代名詞の理解などに問題があるとの報告がありますが、不明な点も多く、さらなる検討が必要です。

③音韻における問題

音韻の短期記憶や、言語情報処理の容量の問題を示唆する報告があります。

④語用における問題

ナラティブでは、話の筋はつかめますが、列記的表現にとどまり、キーワードが想起できず、助詞の誤用や不完全な文が認められます。

第Ⅱ部　子どもの言語障害

第2章

聴覚障害
聴こえの障害

聴覚障害は、発症時期によって先天性・周産期・後天性などに分けられ、その原因が異なります。また、耳のどの部分に障害が生じたかによって、3つのタイプに分けることができます。聴覚障害の原因や症状、療育やコミュニケーション方法について、解説します。

1 聴覚の発達と聴覚障害の原因

胎児《たいじ》期のいつごろから耳の形ができて、生後どのように聴こえの行動は発達するのでしょうか。聴こえの障害の原因とあわせて、みていきましょう。

胎児期から始まる聴覚器官の発達

人の耳は、どのように発達するのでしょうか。

まず外耳ですが、**耳介**《じかい》は胎生12週ごろに形が整ってきます。また、**外耳道**の発達は耳介の形成後も続き、胎生28週ごろまでに形成されます。そのため、胎児期3か月以前に耳介の発達が抑制されると、先天異常の**小耳症**（耳介の形が小さかったり、まったくない状態）が生じ、胎生20～24週ごろに外耳道の発達が抑制されると、**外耳道閉鎖症**（耳の穴がふさがった状態）が生じると考えられています。

中耳は、胎児期には羊水で満たされていますが、出生とともに中耳腔は空気に置き換わります。中耳の大きさは新生児期に決まり、鼓膜の振動を内耳へ伝えるしくみ（**耳小骨連鎖**）が完成します。

内耳では、音刺激を電気信号に変える働きをする**コルチ器**の形が、ほぼ胎生24週ごろで完成し、新生児期に内耳の機能が完成します。

乳幼児期の聴こえの発達は原始反射から声の認知へと進む

新生児の音への反射（**聴性行動反射**）は、大きな音に対して、びくっとする、眼瞼《がんけん》をぎゅっと閉じる、目を覚ます、などの**原始反射**が主体です。首が座ってくる生後3か月を過ぎると、周囲の音や人の声、音楽などにも反応するようになり、音のする方向に首を回すような、**音源探索行動**もみられるようになります。

5か月になると、両親の声や聞き慣れた声を認知できるようになり、6か月では、声をかけると意図的にさっと振り向くようになります。7か月になると話しかける相手の口元をじっと見ることが増え、8か月ではいろいろな社会音に敏感に反応するようになり、9～10か月ごろには人のことばのまねが始まります。11か月には、音楽に合わせて身体を動かすようになり、12か月では簡単なことばのまねができるようになります。

発症時期によって異なる聴覚障害の原因

聴覚障害の発症時期は、**先天性難聴・出産前後の時期（周産期）の難聴・後天性難聴**の3つに分けられ、それぞれの原因は次のとおりです。

❶先天性難聴の原因

先天性難聴の約50％は難聴遺伝子の異常とされ、非常に多種類の難聴遺伝子があることがわかっています。内耳の奇形の中でも、**前庭水管拡大症**は遺伝子異常であり、後に**甲状腺腫《こうじょうせんしゅ》**をともなうケースも多くみられます。

❷周産期の難聴の原因

先天性サイトメガロウイルス感染（子宮内の胎児がサイトメガロウイルスに感染し、さまざまな症状が現れる）は、胎内感染のなかで最も頻度が高く、生後3週間以内の検査で診断されます。出生時の体重が500〜1000gの超低体重児には、難聴が出現することが多いといわれています。

❸後天性難聴の原因

幼小児の場合は、感染症によるものがその多くを占めています。なかでも、**細菌性髄膜炎《ずいまくえん》**と**ムンプス難聴**は頻度が高く、重大な二大疾患といえます。細菌性髄膜炎は蝸牛《かぎゅう》の骨化をともない、難聴と蝸牛の骨化が数年かけて進行することがあります。ムンプスは**流行性耳下腺炎（おたふく風邪）**とも呼ばれるもので、ウイルス感染によって難聴が生じます。

人間の聴覚の発達

胎児期《たいじ》

- 3か月ごろに耳介の形が整い、外耳道は1か月から7か月にかけて形成される
- 中耳は胎児期には羊水で満たされているが、新生児期に中耳の機能が完成する
- 内耳はコルチ器の形が6か月ごろ完成され、新生児ではコルチ器の機能が完成している

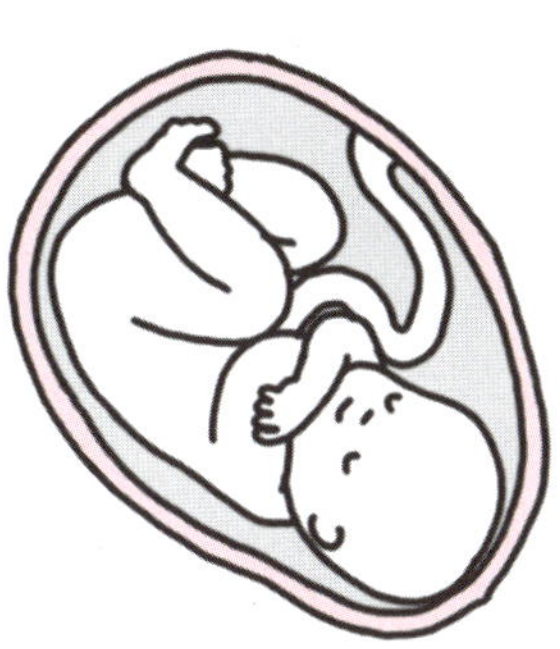

↓

新生児期

- 音への反射は原始反射が主体となる（大きな音に対して全身でびくっとする、眼瞼《がんけん》をぎゅっと閉じる、目を覚ますなど）

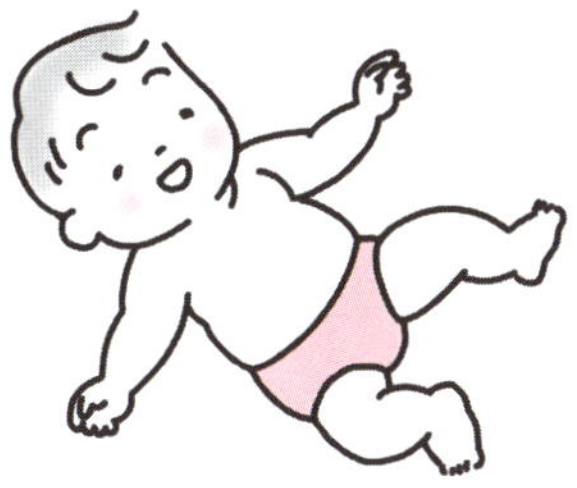

↓

乳幼児期

- 生後3か月を過ぎるころには、音のする方向に首を回す音源探索行動がみられる
- 生後6か月ごろには、音・声への振り向き反応がみられるようになる

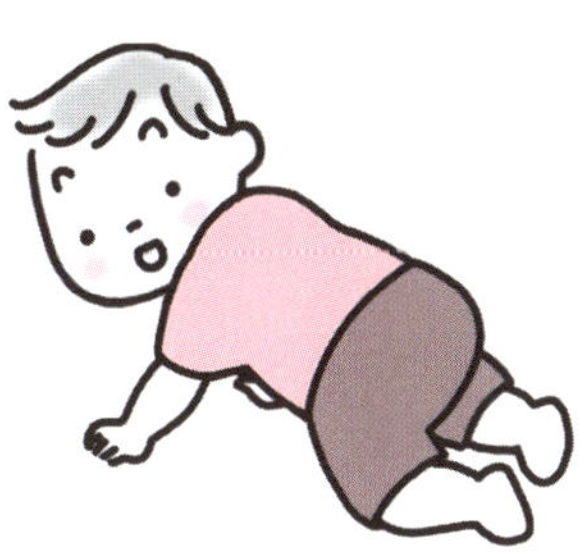

2

聴覚障害のタイプと症状

伝音性・感音性・混合性で原因や症状が異なる

聴覚障害は、聴こえの程度と障害が起こった部位によって異なる状態になり、伝音性難聴・感音性難聴・混合性難聴という3つのタイプに分けられます。

難聴は発症時期や障害部位によって分けられる

難聴とは、音やことばが聴こえにくくなった状態で、通常は「聴こえない」「聴こえにくい」「耳が遠い」「耳が悪い」などと表現されます。

難聴を考えるときに大切なことの1つは、いつから難聴になったのか、ということです。**先天性難聴**は、生まれたときから難聴があり、**後天性難聴**（**中途失聴**）は、病気や事故などによって、人生の途中から難聴になった状態です。

難聴は、聴こえの程度と障害が生じた場所（部位）によってさまざまな状態になり、**伝音性**・**感音性**・**混合性**の3つのタイプに大きく分けられます。**伝音性難聴**とは、外耳から中耳までの音を伝える部分に異常があるものをいいます。それに対して、**感音性難聴**は、中耳から伝わってきた音の振動を電気信号に変える内耳、電気信号を伝える蝸牛《かぎゅう》神経、または電気信号の音を分析・認知する脳幹や大脳のどれかに異常がある場合をいい、その多くは内耳の障害によるものです。

混合性難聴は、伝音性難聴と感音性難聴の両方の症状がみられるもので、このタイプもしばしばみられます。

聴覚障害の程度や症状はタイプによっても異なる

「聴こえない」という状態は、「音が聴こえない状態」と、「音としては聴こえているが、音を大きくしても内容が理解できない状態」に大きく分けられます。なお、音が聴こえない状態は、純音聴力検査により軽度難聴、中等度難聴、高度難聴に分けられ、まったく聴こえない場合を聾《ろう》といいます。

❶伝音性難聴の症状・原因・治療

伝音性難聴の原因としては、次のようなものがあります。

- 耳垢《じこう》が詰まっていたり、外耳道がふさがる病気（外耳道閉鎖症）の場合
- 鼓膜に孔が開いている場合
- 鼓膜が引っ込んで動かなくなっている場合
- 鼓膜の内側にある空間（鼓室）に液体（滲出液《しんしゅつえき》・膿《のう》）がたまっている場合
- 耳小骨が欠損していたり、連鎖が断裂している場合

このような状態では、音が外耳道や中耳を介して内耳に伝わりにくくなっています。聴力障害の程度は軽度から中等度で、音が小さく聴こえる状態で

伝音性難聴と感音性難聴の特徴

	伝音性難聴	感音性難聴
音の周波数と聴力レベル	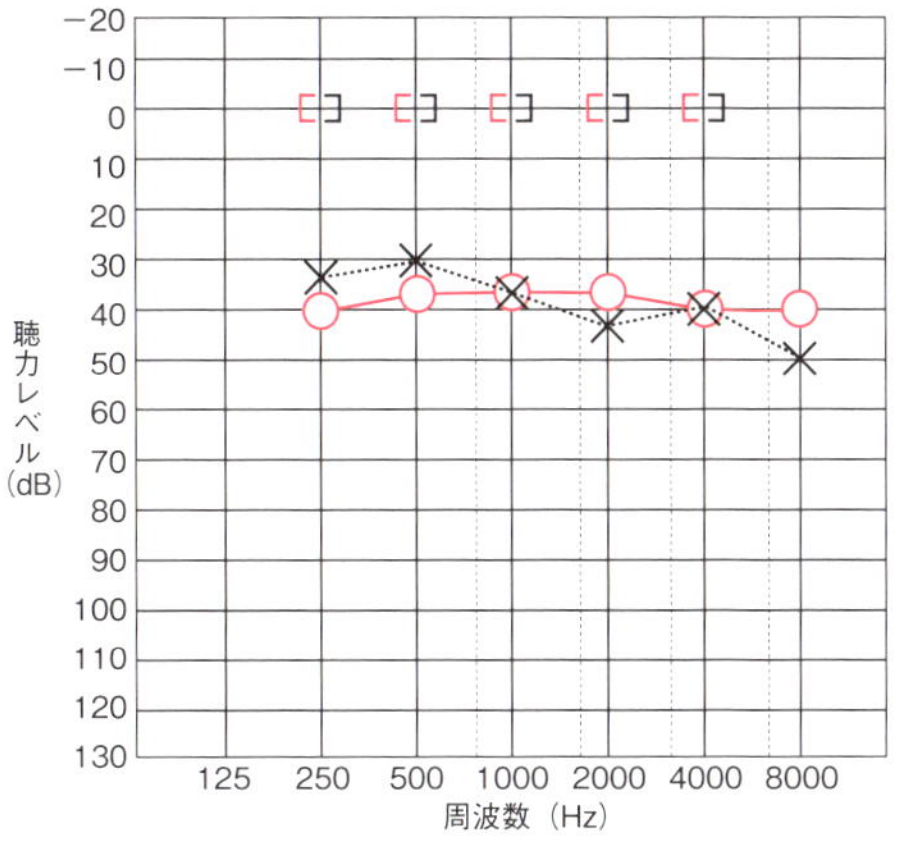 伝音性難聴のオージオグラム。[ ]で示す骨導聴力は正常聴力、右耳（○印）と左耳（×印）の気導聴力は水平型の、中等度難聴を示している	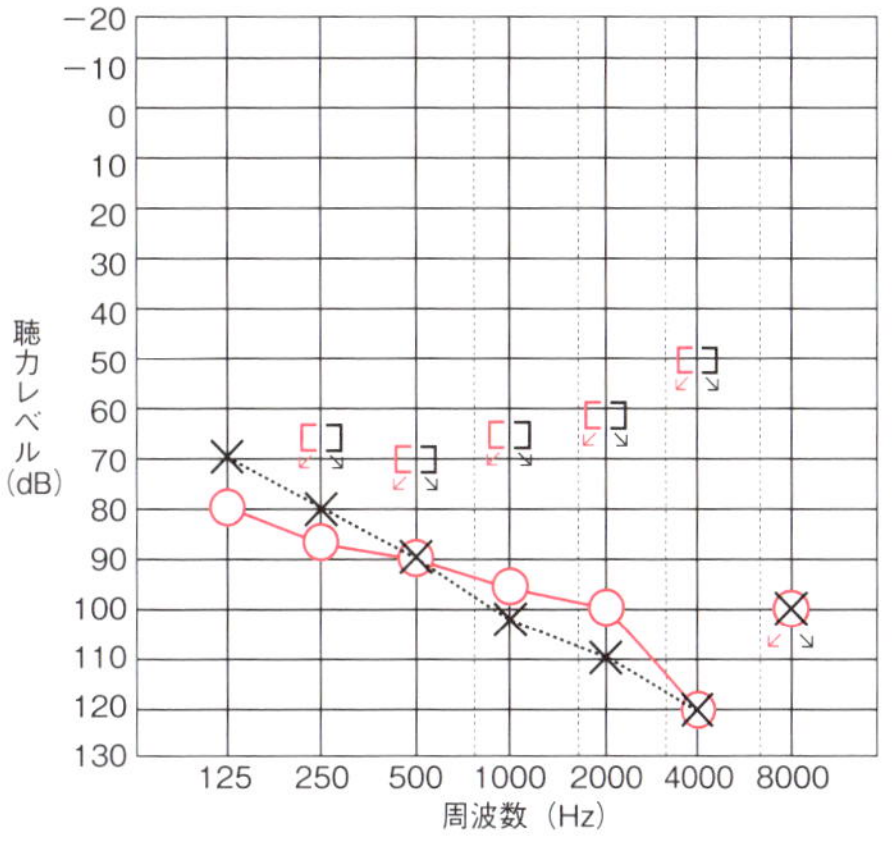 感音性難聴のオージオグラム。[ ]で示す骨導聴力はスケールアウト、右耳（○印）と左耳（×印）の気導聴力は高音障害漸傾型の高度難聴を示している
障害の部位	●外耳・中耳の障害	●内耳障害および蝸牛神経・脳幹・聴覚中枢に至る障害
障害の程度	●軽度〜中等度	●軽度〜重度
症状	●音が小さく聴こえる	●内耳障害では、高い周波数の聴こえが困難なことが多い ●音を増幅すると不快に聴こえる（補充現象）
治療	●補聴器が役立つ（ことばがはっきり聴こえる） ●外耳・中耳の手術による聴力改善も可能	●補聴器を装用してもことばは聴き取りにくい ●重度難聴は人工内耳手術での聴覚改善も可能

す。伝音性難聴の場合は内耳には異常がなく、鼓膜と耳小骨が失われても音を大きくすれば聴き取れるため、補聴器が役に立ちます。また、多くの伝音性難聴は、手術によって聴力を改善することが可能です。

❷感音性難聴の症状・治療

感音性難聴で内耳が障害されている場合は、高い周波数の音の聴こえが困難になるケースが多くみられます。内耳に障害があると、音を大きくしたときに耳に響いて、不快な現象（**リクルートメント現象**／**補充現象**）が起こります。また、音の分析機能が障害されているので、聴いたことばの理解や音の方向感が悪くなります。

感音性難聴の聴力障害の程度は、軽度から重度（聾）に至るまで広範囲であり、補聴器の適用が難しい場合があります。近年では、補聴器が役に立たない重度の感音性難聴において、内耳の蝸牛に電極を埋め込み、周囲の聴覚神経に直接電気刺激を与えて聴覚を取り戻すという、**人工内耳手術**が行われています。

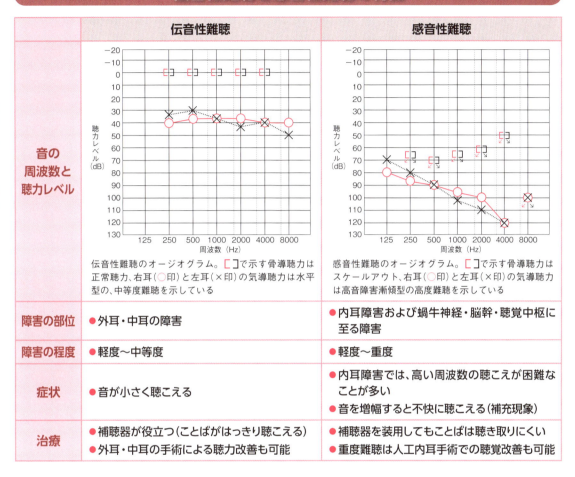

3

聴覚障害の評価

早期発見が適切な療育につながる

新生児聴覚スクリーニングによって、難聴児の早期発見が可能になりました。子どもの発達に応じた聴力検査で聴覚障害を適切に評価し、早期療育につなげることが大切です。

難聴を早期発見するための新生児聴覚スクリーニング

生まれたときから聴覚障害があると、ことばの発達に支障が生じます。そのため、難聴の早期発見・早期療育は重要です。

新生児聴覚スクリーニングは、日本では2000年から開始され、第1段階として次の2種類の他覚的（客観的）検査法が実施されています。他覚的聴力検査では、主に人体に発生する電気現象を指標にしています。

1つ目は**自動聴性脳幹反応検査（AABR）**で、睡眠中の新生児の両耳に音の刺激を与え、脳幹から出る微弱な反応波を見つけ出して、自動的に判定を行うものです。35dBの刺激音で反応があった場合にはpass（正常）、反応がみられなかった場合にはrefer（要再検）と印字されます。referの場合には、再検査が必要です。

もう1つは**耳音響放射（OAE）による検査**で、内耳に音を与えると、蝸牛《かぎゅう》に到達した機械的振動が、逆向きに外耳に向かって音を放射するという不思議な現象を利用するものです。この現象は、蝸牛に異常がある難聴ではみられません。反応がノイズレベルであれば、再検査が必要です。

再検査として行われる精密聴力検査

新生児聴覚スクリーニング後、要再検の判定になった場合は、**精密聴力検査**が必要となります。他覚的聴力検査のなかで最も重要なのは、**聴性脳幹反応検査（ABR）**です。ABR検査は、睡眠導入剤を与えて新生児を眠らせ、短時間の音刺激を与えて、内耳から脳幹までの電気現象を測定します。20dBまでの聴覚反応を読み取ることができる、信頼度が高く有用な検査です。

乳幼児の聴力検査は発達年齢に応じて行われる

乳幼児の聴性反射／行動反応聴力検査や自覚的聴力検査は、発達年齢によって適用可能な検査が異なります。

❶聴性行動反応聴力検査（BOA）

乳幼児にいろいろな音刺激を与え、音に対する反応／行動を観察して、聴こえのレベルを測定する方法です。乳児期3か月～6か月ごろまでが、適用の対象になります。生後3か月ごろまでは、**モロー反射**や**眼瞼《がんけん》反射**などの原始反射が観察されますが、それ以降は

幼小児の難聴診断の流れ

新生児聴覚スクリーニング
- AABR(自動聴性脳幹反応)
- OAE(耳音響放射)

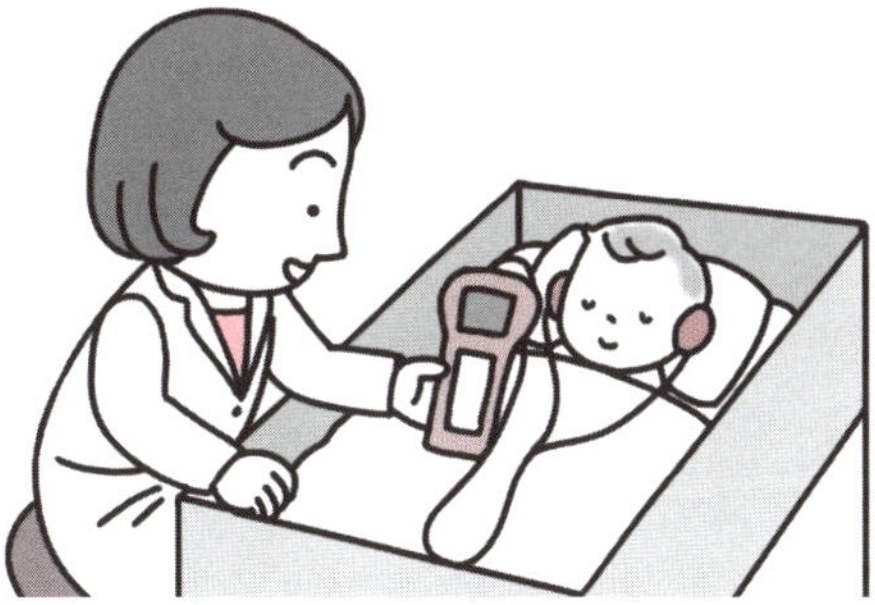
AABR

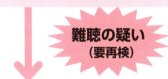

↓ 難聴の疑い(要再検)

精密聴力検査

他覚的検査(新生児から)
- ABR(聴性脳幹反応)
- ASSR(聴性定常反応)
- OAE(耳音響放射)

＋

聴性反射/行動反応聴力検査
- 聴性反射検査…0〜5か月
- BOA(聴性行動反応聴力検査)…3〜6か月
- COR(条件詮索反応聴力検査)…6か月〜3歳

自覚的聴力検査
- ピープショウテスト…2〜3歳
- 遊戯聴力検査…3歳以降
- 純音聴力検査…幼児期以降

反射が抑制され、じっと音を聴く**傾聴《けいちょう》反応**や音源をキョロキョロ探す**詮索《せんさく》反応**など、新たな反応が観察されます。

❷条件詮索反応聴力検査(COR)
左右に設置したスピーカと、乳幼児が喜びそうな人形などの光源を組み込んだ装置を使用し、音に対する振り向き反応から聴力を測定します。振り向くと光る刺激が報酬となります。6か月〜3歳ごろまでが対象となります。

❸ピープショウテスト
音が出ているときにスイッチを押すと、報酬としてのぞき窓の中が光り、楽しい景色が見えるが、音が出ていないときに押しても見えないという原理を利用した、聴力検査です。2〜3歳ごろの幼児が検査対象となります。

❹遊戯聴力検査
通常の聴力検査機器(オージオメータ)を使用して、子どもに受話器を装用させ、音が聴こえたら数遊び玉を1つずつ動かしたり、ボタンを押して電車を走らせたりすることを教示して行います。左右耳別々に聴力を測定でき、3歳以降が適用対象となります。

4 障害に応じたコミュニケーションを指導する

聴覚障害児の療育とマネージメント

聴覚障害と診断された場合は、早期から療育を受けられる機関でことばの指導を受けるとともに、聴こえやコミュニケーションに対して配慮する必要があります。

聴覚障害児の療育はできるだけ早く始める

乳幼児は、周囲の人の話しことばを聴くことを通じて、1歳前後からことばを理解し、「マンマ」「バイバイ」などの単語を、少しずつ話せるようになります。難聴乳幼児のことばの発達を支援するためには、難聴の早期発見・早期療育が不可欠です。

新生児聴覚スクリーニングで「要再検」となり、耳鼻咽喉《いんこう》科で難聴と診断された場合には、その難聴の程度にあった療育機関を探すことが、次の課題になります。早期療育機関には、難聴幼児通園施設、障害児福祉センターなどの福祉機関、大学病院耳鼻科や子ども病院耳鼻科などの医療機関、ろう学校幼稚部、教育相談などの教育機関、その他の私設指導機関などがあります。

指導方法は、聴覚の活用を主体とし、音声言語を使用して話す**聴覚口話法**と、手話や指文字を積極的に使用する**手指法（手話法）**に、大きく分けられます。聴覚口話法は、難聴児の残された聴力を最大限に活用し、**読話**（相手の口の動きを見て話の内容を理解する）を併用して音声言語を獲得する方法です。聴覚の活用手段として、補聴器の使用や、補聴器では効果がみられない場合には、人工内耳の埋め込み手術による聴覚の補償があります。一方、ろう学校などでは、音声言語の子音部を手の形（キューサイン）で、母音部を口の形（口型）で表す**キュードスピーチ法**や、指文字・手話などで表現する**手指法**が、よく使用されています。

聴覚障害児の療育は、乳幼児の発達や学習に配慮し、一人ひとりの子どもの特性（年齢・聴力・学習能力・性格・家庭環境・両親の方針など）に基づいて準備することが大切です。さらに、家庭でのことばかけについて難聴児の両親を支援し、日常生活におけるコミュニケーションを基盤とした言語学習を重視します。また、言語以外の面も含めて、子どもの全体的な発達を促進できるように配慮が必要です。

定期的に聴力をチェックし、コミュニケーションに配慮する

聴覚障害児には、聴力が確定されてからも、半年に1回程度の聴力のチェックが必要です。**感音性難聴**の場合は、中耳炎などの中耳の病気を合併すると、一時的に聴力が低下して、ふ

聴覚障害児者のコミュニケーション方法

聴覚口話法

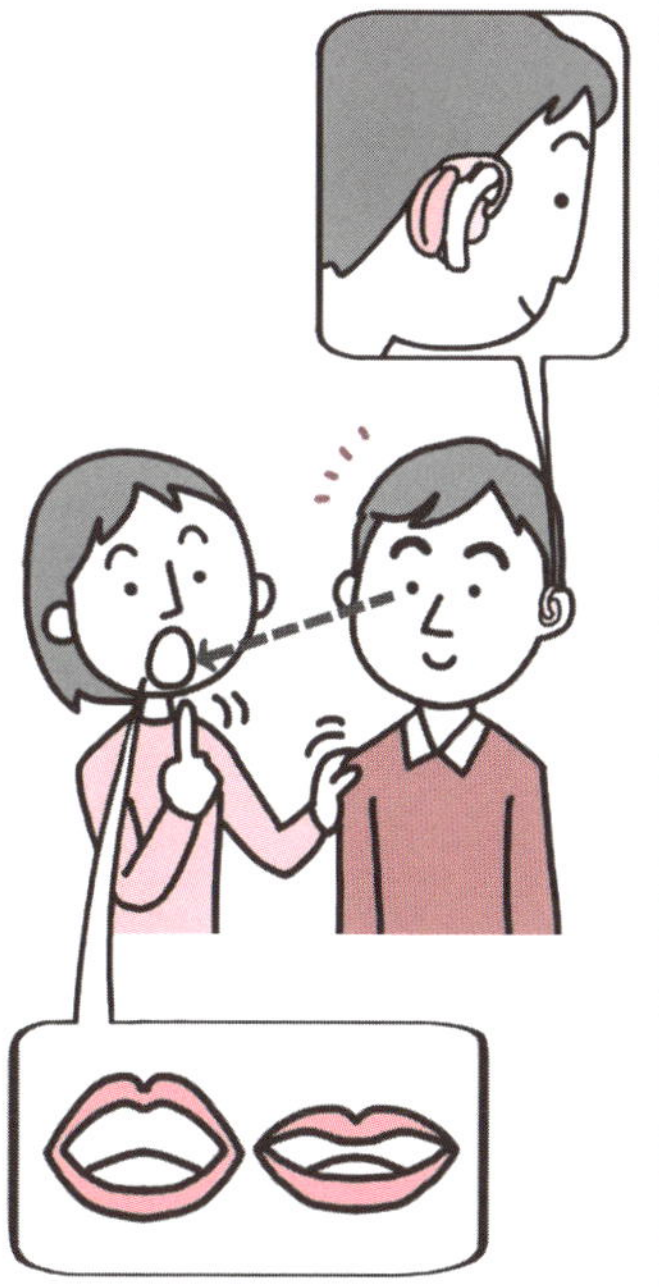

補聴器や人工内耳で聴覚を活用し、読話で視覚的な手がかりを得る。表出は音声言語で行う

キュードスピーチ法

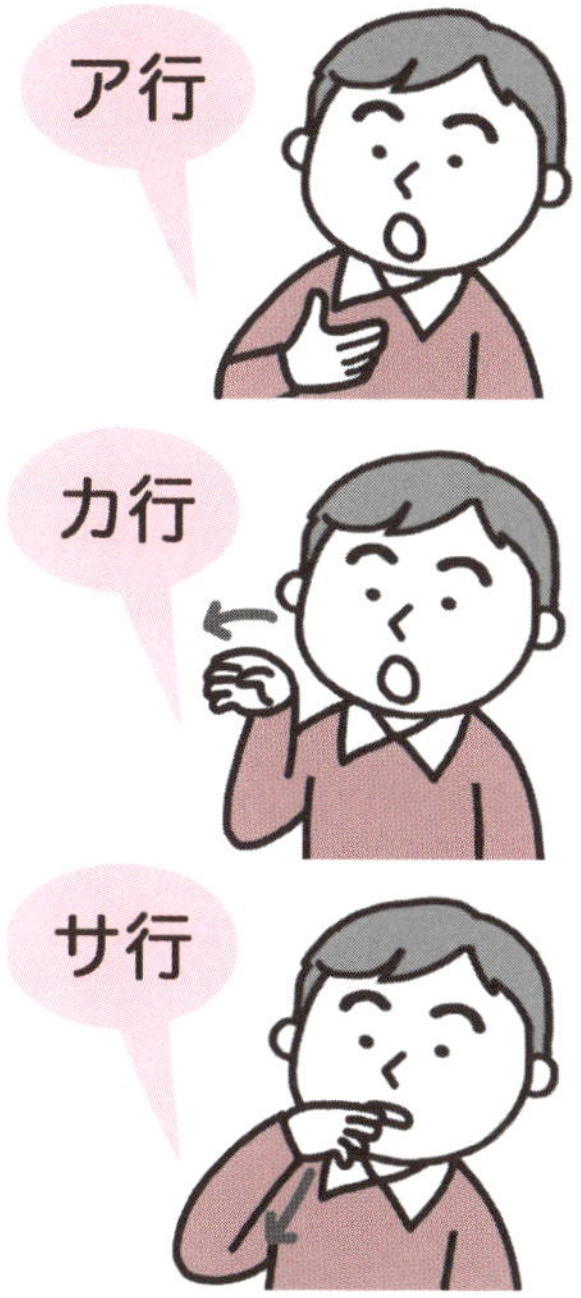

子音部はキューサイン、母音部は口型を手がかりに話の内容を理解し、表出は音声言語で行う

手指法

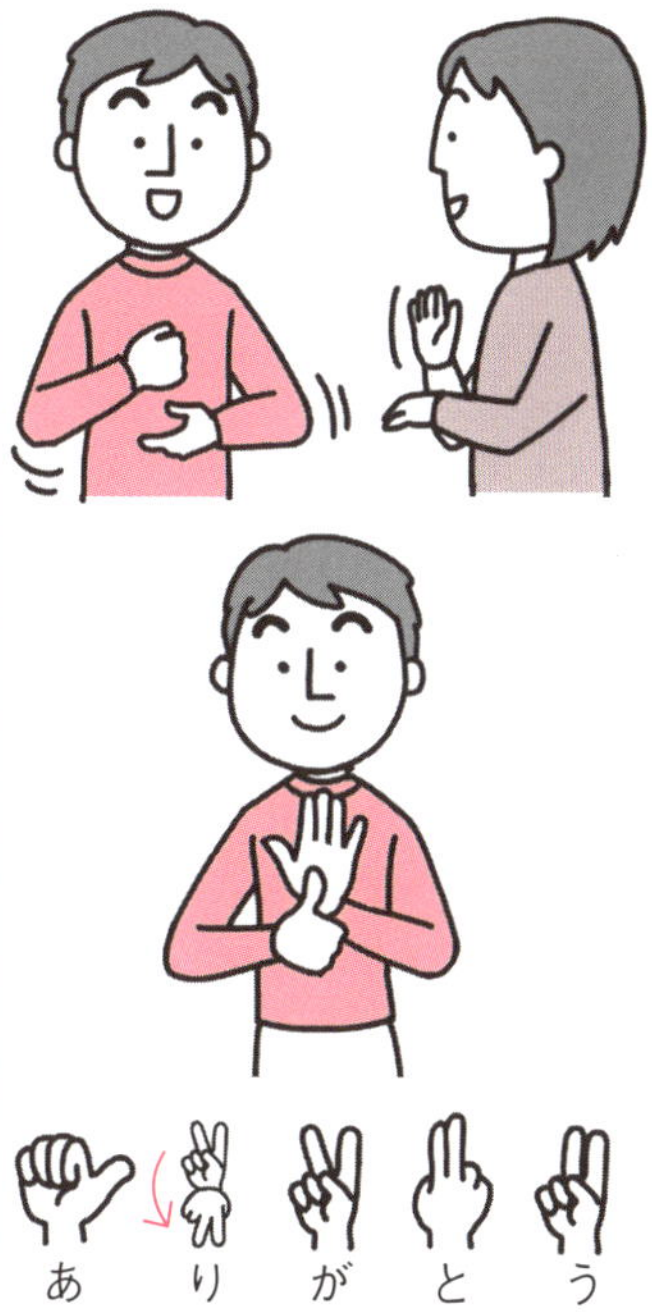

手話や指文字でコミュニケーションを行う

だんよりも聴こえにくくなるため、耳鼻咽喉科での治療が必要です。また、感音性難聴は進行する場合もあるので、進行に応じた補聴器の調節や機種の変更、さらには人工内耳への変更などによる対応が重要です。

聴こえに対する配慮だけでなく、コミュニケーション場面での思いやりや配慮も重要です。**軽度・中等度難聴**であっても、自分に直接話しかけられたのではない場合は、読話が使えず音声情報の受け取りも不十分なため、第三者同士の会話を理解することが難しくなります。ほかの人が皆知っている事柄でも、難聴児のみ知らない状態が生じることが少なくありません。

高度・重度難聴では、周囲の音が聴こえにくいため、音による状況判断の手がかりが得られず、駅のホームで顔を上げた途端、電車が停車していたなど、物事が前触れなく突然起こるような体験をすることがよくあります。常に不安な状態になりがちなので、難聴児が見て意味が伝わるようなコミュニケーションの工夫と配慮が必要です。

5

聴覚障害児の支援のポイント

ことばの発達や学習を支援する

先天性聴覚障害児の支援では、コミュニケーション力と言語力を育て、人間らしい情緒や社会性を身につけさせることが重要です。両親や家族への支援も行います。

乳幼児期には ことばの発達をサポートする

先天性聴覚障害児の支援での大きな課題は、ことばの発達をサポートすることです。そのためには、新生児聴覚スクリーニングによって、できるだけ早期に難聴を発見し、早期から聴覚の補償をしながら、言語によるコミュニケーション能力を育てることが重要です。毎日の生活のなかで、ことば（音声言語）とことばの意味（概念）を結びつけることによって、物にはそれぞれ名前があることに気づかせていく、言語学習の機会が不可欠です。

乳幼児期は、母親・養育者と過ごす時間が最も長いため、難聴乳幼児を持つ母親は、難聴児通園施設の言語聴覚士、病院耳鼻咽喉《いんこう》科の言語聴覚士、ろう学校幼稚部の教育相談担当者などの相談・指導を受けながら、家庭での対応やことばかけのコツを学びます。

日常生活のなかでは五感を総動員しながら、難聴乳幼児が見たり、聴いたり、触ったり嗅《か》いだり、味わったりして経験したことを、その場ですぐわかりやすいことばにして、話しかけることが大切です。それと同時に、子どもと経験を共有し、共感したことを、ことばだけでなく、動作や情感を加えて伝えることがポイントです。

幼児期にはことばの学習支援や 地域の子どもと過ごす統合教育を

幼児期の難聴児は、難聴児通園施設やろう学校幼稚部に通い、専門家によることばの学習支援を受ける必要があります。聴こえる子どもは日常生活のやりとりのなかでことばを覚えていきますが、難聴幼児の場合は、大人が意識してことばかけを行わないと、名詞・動詞・形容詞・助詞などの語彙《ごい》の種類が増えず、文として話すことが難しくなります。語彙を増やすためには、日常生活での経験だけではなく、絵本や紙芝居などに親しみ、イメージや想像力を働かせて理解できるようにすることが大切です。したがって、難聴児の情動・行動・経験に結びついた生活言語の習得をめざす時期といえます。

また、難聴幼児にとって、地域の幼稚園や保育園で、聴こえる子どもたちとともに過ごす**統合教育**（**インテグレーション**）も大切です。聴こえる子どもたちといっしょに遊ぶことによって、遊びの範囲が広がり、情緒面や社会性が豊かに発達していきます。

聴覚障害児のことば・学習の支援

乳幼児期

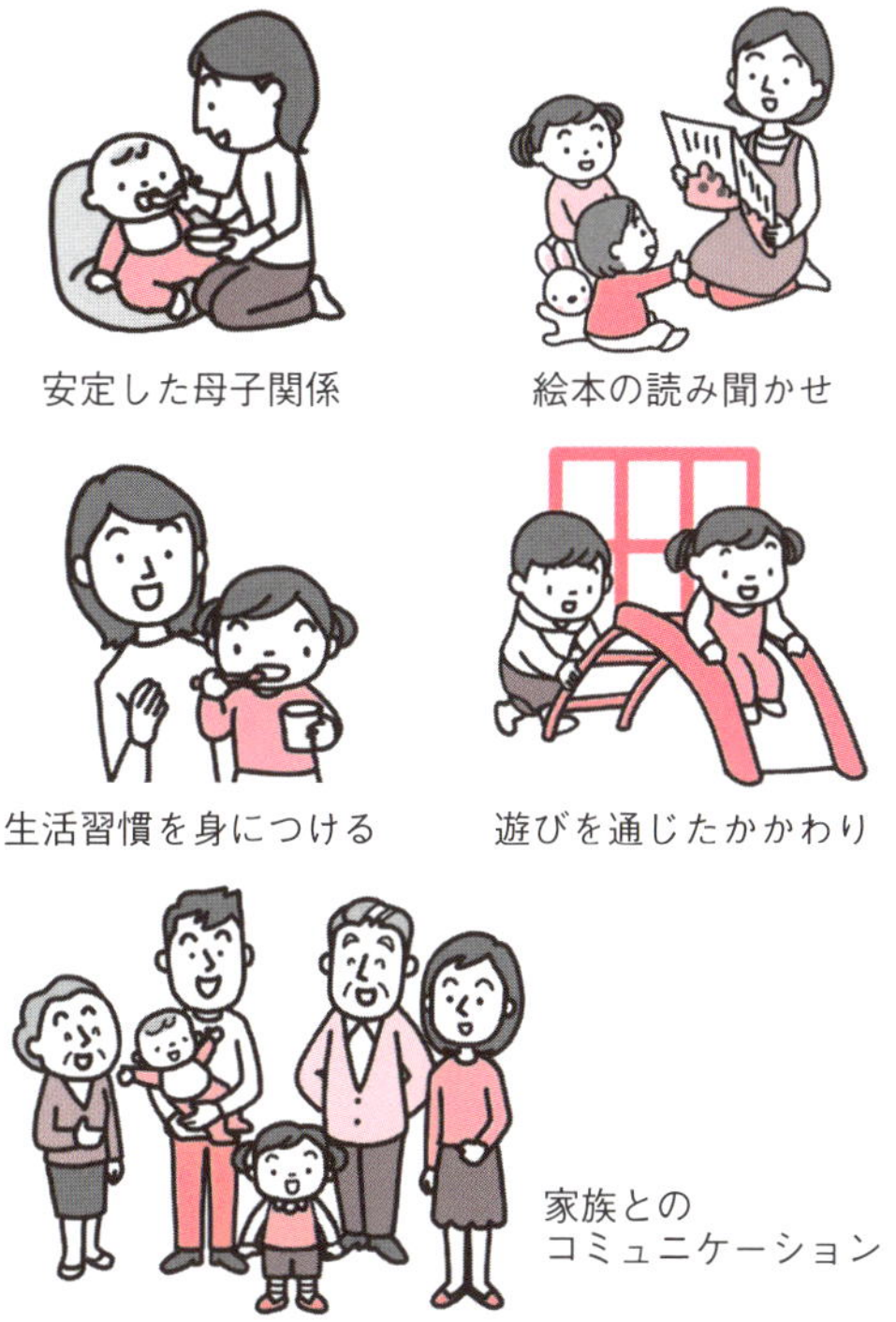

日々の生活のなかで五感を活用しながら、ことば（音声言語）とことばの意味（概念）を結びつけて、生活に必要な言語を育成することが大切

学童期

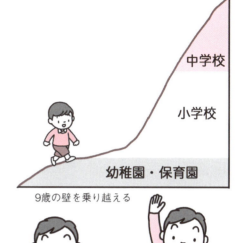

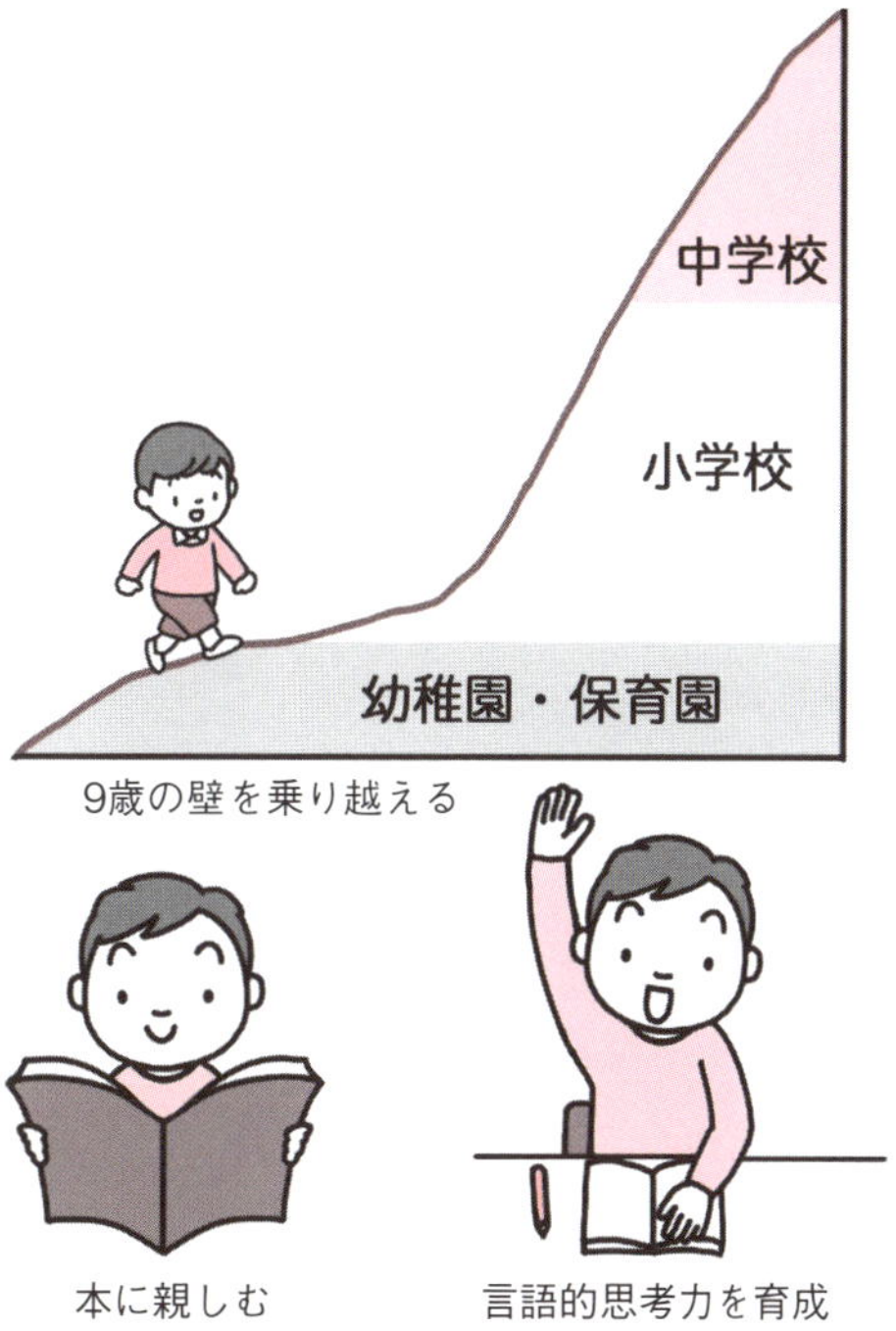

難聴児には「9歳の壁」と呼ばれる学習の停滞がみられる。9歳の壁を克服するためには、就学前から基礎的言語力と読解力を育て、言語的思考力を形成する

学童期には読解力を育てる工夫をする

幼児期までは生活と遊びの場に必要なことばの獲得が中心でしたが、就学後は学習に必要な、抽象的なことばを獲得しなければなりません。そのためには、教科書などの文字で書かれた本を読んで理解する**読解力**が必要です。読解力をつけるには、**言語理解力**、文字を読む**読字力**、文法を理解する**統語力**などを身につけることが大切です。

小学校3～4年になると、低学年の学習内容と比べて抽象的な事柄が増えてくるので、学習に停滞がみられることがあります。難聴児にみられるこのような学習の停滞状態は、「9歳の壁」と呼ばれています。このような状態を克服するためには、就学前からことばの順調な発達を促し、文字に親しみ、読解力を育てておくことが重要です。

学童期には、基礎言語能力に読み書き能力も加えた、言語による知識・情報・意思などを交換できる力を形成していくことが必要です。

コラム

聴覚障害を補うさまざまな手段

●補聴器

補聴器は、難聴児者の聴き取りを補うため、耳に入る音を増幅する補装具で、音をマイクロホンで集め、アンプで増幅し、スピーカで拡声します。単に音を増幅するだけではなく、聴力に合わせた調整が必要であり、強大な音を制限する出力制限装置を備えています。

補聴器には、箱型・耳かけ型・耳穴型などさまざまな形態があり、外耳道に異常がある場合は、骨導補聴器を使用します。

伝音性難聴の場合は、補聴器によって音が聴き取りやすくなりますが、感音性難聴の場合は、音質や音量調整が難しい場合があります。最新のデジタル補聴器は進歩が目ざましく、雑音を抑えて会話を聴きやすくするマルチチャンネル（補聴器のマイクから入ってきた音を複数の周波数帯域に分割して音声処理し、きめ細かい聴こえの状態をつくり出す）機能を搭載しています。

●人工内耳

人工内耳は、補聴器が役に立たないような重度の難聴児者に、手術で聴こえを取り戻す画期的な医療機器です。手術では、内耳の蝸牛《かぎゅう》に細い電極を植え込み、聴覚神経を電気信号で刺激して、それを脳の聴覚の中枢に伝え、何の音かを認識できるようにします。

人工内耳の適応は、小児では家族および医療施設の専門職種との協力体制がとれていることが前提で、年齢は原則１歳以上、聴力レベル90dB以上の重度難聴である場合などとされています。

人工内耳の装用によって、重度の難聴児者でも聴力は軽度～中等度難聴レベルに回復し、言語指導によって、音声言語による言語発達が可能になります。早期（２歳以前）に人工内耳を埋め込んだ小児の場合は、小学校に入学するまでに、年齢相当に音声言語を獲得するといわれています。

●手話

手話は、手や指、腕を使う手指の動作と、顔の表情や視線、首や顎《あご》の動きなどの非手指動作を同時に使う視覚的言語です。主としてろう者がコミュニケーション手段として使用しています。

日本の手話には次の種類があります。

❶**日本手話**…音声言語である日本語と異なる独自の語順や文法構造をもっています。ろう者の母語で、多くのろう者が使用しています。

❷**日本語対応手話**…音声言語の日本語どおりに、手話単語を一語一語つけて話します。日本語を母語とする人が、日本語の視覚的伝達手段として使用します。

❸**中間手話**…上記2種類の中間的な表現であり、視覚的に理解しにくい日本語対応手話の欠点を補うため、日本手話の要素を取り入れて工夫したものです。主に、ろう者と聴者が会話する場合に使用しています。

現在の日本のろう教育では、聴覚口話法（残存する聴覚と読話を活用し、音声言語で話す）とともに、手話が用いられています。ろう教育の歴史には、手話法と口話法の変遷がありました。アメリカのギャローデット大学から始まった、手話は言語であるという主張は、「ろう文化宣言」と呼ばれ、手話を基礎とし、聴覚でなく視覚や触覚を重視する生活文化をさしています。

●指文字

指文字は、手の形を書記言語の文字（仮名）に対応させた視覚言語の一要素です。手話と併用されることが多いですが、手話にない単語、固有名詞（人名・地名など）、外来語などは、指文字で一字一字書記言語のつづりを表現します。

第Ⅱ部　子どもの言語障害

第3章

機能性構音障害
発音の障害❷

この章では、子どもの構音障害のなかで、器質的な障害（形態の異常）や運動の障害（麻痺や筋力の低下）を除いた、機能性構音障害についてみていきます。構音の誤りは正常な発達の過程でもみられますが、それを障害といえるかどうかは、年齢や発達、環境などを考慮して総合的に判断します。

1

年齢にともなう正常な構音の発達

子どもの構音《こうおん》は、年齢にともなって変化し、徐々に発達していきます。まずは、子どもの正常な構音の発達について、みていきましょう。

子どもの発音は徐々に正しくなっていく

話し始めたばかりの子どもが、最初からきれいな発音で話すわけではありません。ことばの発達が未熟なうちは構音も未熟で、たとえば「バイバイ」が「アイアイ」、「ニャンニャン」が「ナンナン」と聞こえたりします。

年齢にともないことばが発達していくと、構音も徐々に正確になっていきます。したがって、正常な構音の発達過程を理解していなければ、年齢から考えて構音の誤りに問題があるのかどうかはわからないのです。

構音の発達順序はある程度決まっている

赤ちゃんの運動の発達は、首の座り↓寝返り↓お座り↓ハイハイ↓つかまり立ち↓独歩のように、ほぼ順序が決まっています。同じように、構音の発達についても、ある程度順序は決まっています。

生まれて間もない赤ちゃんは、まだ舌を複雑に動かすことができないので、「アー」「ウー」などの母音を中心としたことばを発します。次第に母音の種類が増え、抑揚がつけられるようになると、次に「マンマン」「パッパ」「ブブ」などと、唇を閉じて出す音を発するようになります。離乳食を舌で押しつぶせるようになるころには、「ナンナン」「タタタ」など、舌の先を上の歯茎につけて出す音を発するようになります。その後、舌の奥を口蓋《こうがい》につけて出す、カ行やガ行の音を発するようになります。

4歳ごろまでには、カ行、ガ行、タ行、ダ行、ナ行、ハ行、バ行、パ行、マ行、ヤ行、ワ行の音は、上手に言える子どもが多くなります。しかし、5歳ごろまでは、サ行や「ツ」を上手に言えない子も多くみられます。

また、ザ行やラ行は、舌の先をとても細かく器用に動かす必要があるため、5歳になっても、4〜6割の子どもは上手に言うことができません。6歳くらいになると、ようやく9割の子どもがきちんと言えるようになります。

4歳以降になるとことばを音に分けられるように

大人は「りんご」ということばを聴いたとき、「り」「ん」「ご」という3つの音で構成されていることを瞬時に判断できます（**音韻分解**）。しかし、4歳ごろ

構音器官の動きと作られる音

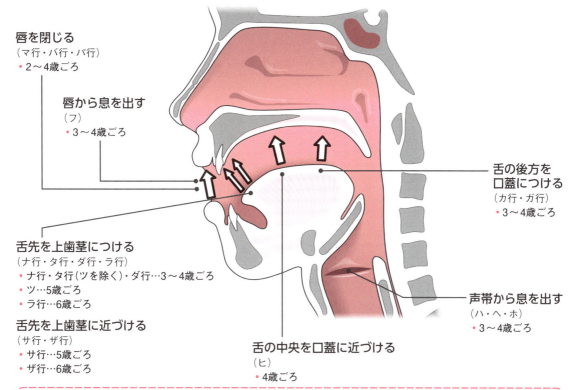

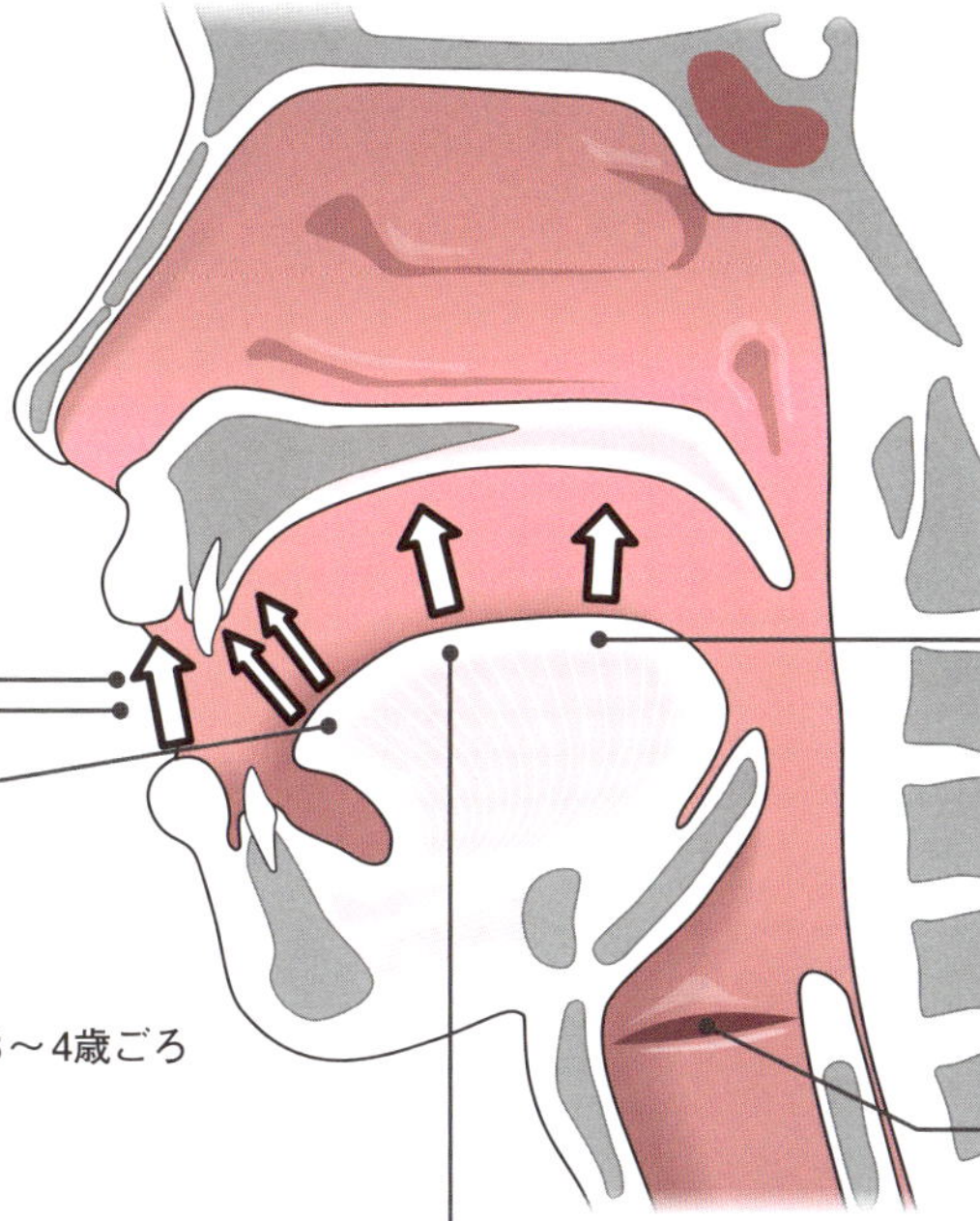

マ行やバ行の音は、生後6〜7か月ごろから喃語《なんご》のなかでさかんにみられますが、さまざまなことばのなかで正しく使えるようになるまでには、数年かかります。また、その完成時期には個人差があり、研究によっても異なります。上の図に示した年齢は、多くの子どもがことばのなかで正しく出せるようになる時期を、大まかに示しています。

までの子どもは、そのような聴き方をしていません。「りんご」という、なんとなくまとまった1つの音の塊として聴いています。そのため、まねをしようとしても、「いんご」だったり、「んご」だったり、少し似ているけれども違うことばに間違えます。だいたい4歳以降になると、ことばを音に分けて認識することができるようになり、最初の音や最後の音だけを取り出して答えることも、できるようになります（**音韻抽出**）。しりとり遊びができるようになるのも、ちょうどこのころです。

乳児期に、「パパ」の「パ」は言えるのに、「アンパンマン」が「アンマンマン」になったり、「テレビ」が「テビレ」になったりするのは、この音韻意識の発達が未熟なためであり、しかたのないことなのです。4歳を過ぎると、次第にこのような誤りは減っていきます。

このように、子どもの構音の問題については、構音や音韻意識の正常な発達過程を理解したうえで、子どもの年齢や全体的発達と比較して考えることが、とても重要です。

2

機能性構音障害の定義

直接的な原因が特定できない構音障害

子どもの構音《こうおん》の誤りは、通常は小学校入学ごろまでに自然に治りますが、まれに持続する場合があります。機能性構音障害の定義と、その原因についてみていきましょう。

直接的な原因は不明だが、構音に誤りがみられる

機能性構音障害とは、顎《あご》・唇・舌などの構音器官の形態異常や、運動神経系の病変、聴力障害など、構音障害の直接的な原因が明らかでないにもかかわらず、言語症状として構音に誤りが認められるものです。ただし、「言えない音がある＝構音障害」というわけではありません。

構音の誤りは、正常な構音発達の過程でも多くみられます。たとえば、2～3歳の子が、「魚」のことを「オタカナ」「オチャカナ」と言う場面をよく見ますが、これを構音障害とはいいません。しかし、とくに明らかな原因もないのに、小学生が「オタカナ」と言うのであれば、機能性構音障害といえるでしょう。

また、外国語を母国語とする人が、「アリガトウゴジャイマス」と言う場面も見かけますが、これも構音障害とはいえないことがあります。いくつかの言語では、日本語の「ザ行」の音が存在せず、「ザ」と「ジャ」が同じ音に聞こえる人もいるそうです。日本人にとって、[r]と[l]の聴き分けが難しいのと同じです。このような場合も、構音障害があるとはいえないでしょう。

つまり、機能性構音障害は、年齢や知的発達、運動発達、成育環境などから総合的に判断されるものなのです。

機能性構音障害はさまざまな要因が関連して生じる

機能性構音障害を生じる明らかな原因は、特定できません。しかし、構音獲得の途中で、その習得を邪魔する何らかの要因があったのではないかと推測されています。

機能性構音障害には、構音器官の細かい運動の巧緻《こうち》性や調節能力、音を聴いて認識する力（音韻発達）や、音を覚える力、コミュニケーション能力、言語環境（たとえば親や兄姉に構音障害がみられる場合など）が関連していると考えられます。そのうちどれか1つが原因というわけではなく、複数の要因が重なり合って生じるものといってよいでしょう。

小児の約3％に発生するとの説も

同じような構音の誤りがあっても、機能性構音障害といえるかどうかは、その子どもの年齢や環境など、さまざ

構音障害の分類

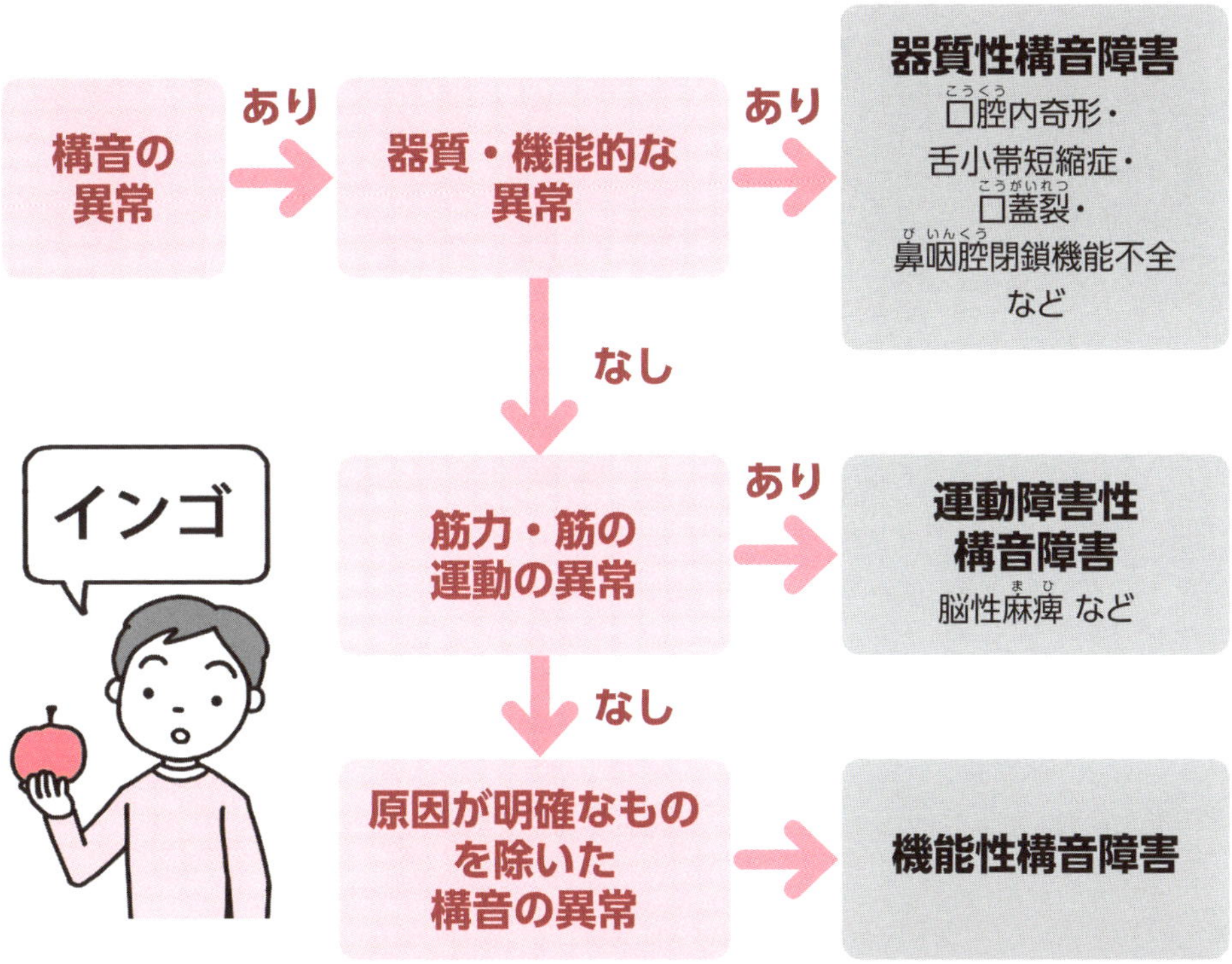

機能性構音障害に関連する要因

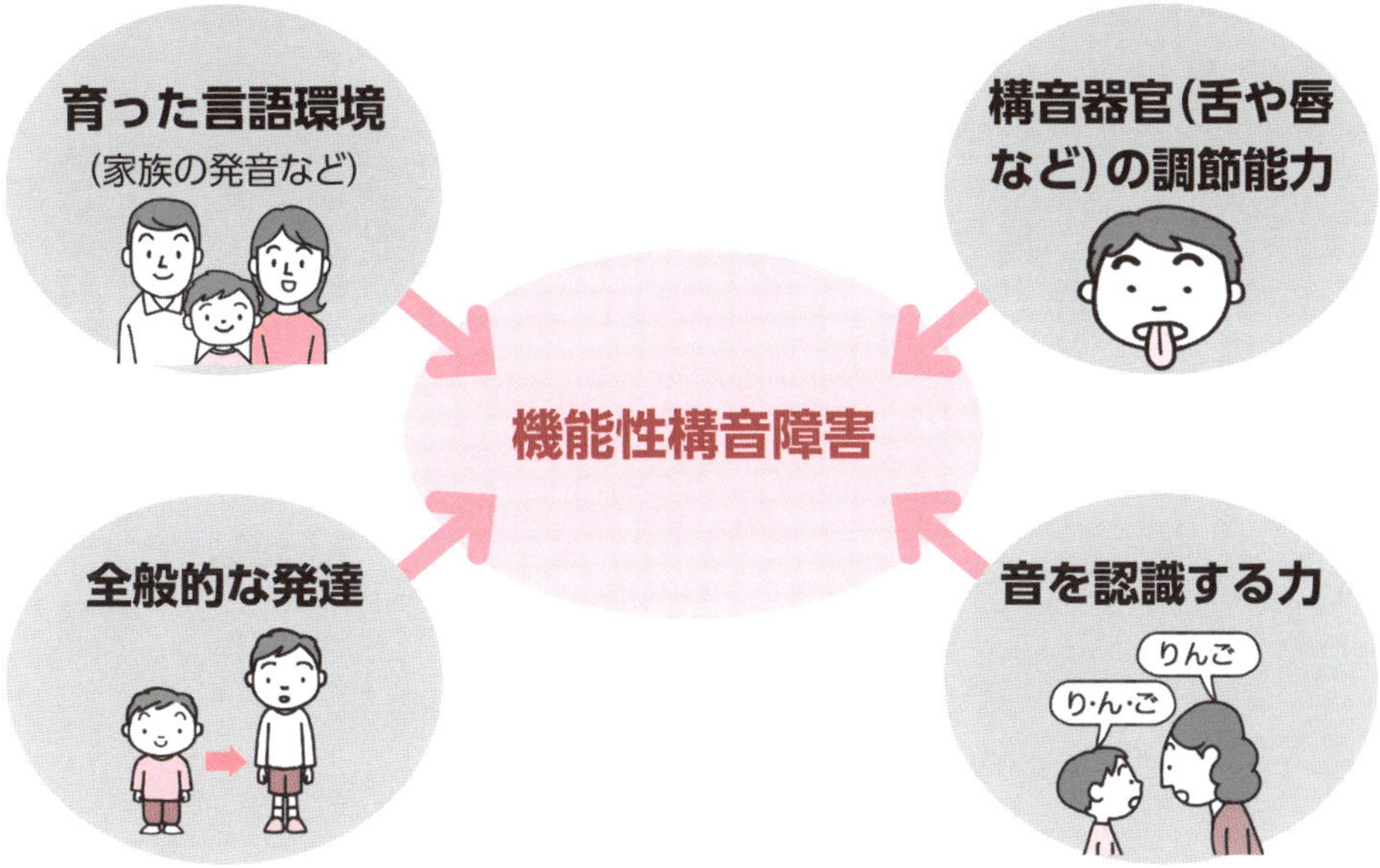

まな条件に依存するという性質があるため、機能性構音障害の発生率についての研究は、ほとんどありません。

1983年に書かれた『※口蓋裂《こうがいれつ》の言語治療』という本によれば、機能性構音障害は小児の約3%に起こるとされています。1クラス30人と仮定すると、その中に1人は機能性構音障害の子どもがいるという計算になります。

※福迫陽子他『口蓋裂の言語治療』(医学書院) 1983年

3 構音に置換や省略などの誤りが生じる

構音《こうおん》の誤りにはどのような種類があるのか、また機能性構音障害にはどのようなタイプがあるのか、具体的にみていきましょう。

誤り方の分類には置換・省略・歪《ひず》みがある

構音の誤り方は、**置換**・**省略**・**歪み**の3つに分類できます。

ひらがなで示される音を音節といいますが、その音節を構成する子音部分が他の子音に置き換わる誤りを、**置換**といいます。たとえば、「メガネ」[megane]を「メダネ」[medane]と言った場合は、「/g/の/d/への置換」になります。

省略は、音節の中の子音が省略されて、母音に聞こえる誤りです。たとえば、「ラッパ」[rappa]が「アッパ」[appa]と聴取された場合は、「/r/の省略」といいます。

置換にも省略にも分類されない、音が歪んで聞こえる誤りが**歪み**です。

機能性構音障害のタイプは主に2つに分けられる

機能性構音障害にみられる構音の誤りは、次のように分類できます。

❶発達途上の誤り（未熟構音）

幼い子どもによくみられる、「赤ちゃんのような発音」のことです。構音習得時期の遅い音を、すでに習得している簡単な音に置き換えたり、音節の子音だけを省略したりする誤りです。

このタイプの誤りとしてよくみられる例は、左ページ表のとおりです。知的機能の発達に遅れのない子どもの多くは、言語発達にともなってこれらの誤りが徐々に改善し、小学校入学ごろまでに正しい音を習得します。

❷特異な構音操作の誤り（異常構音）

正常な構音の発達過程にはみられない、特異な構音操作をする誤りのことで、主に**声門破裂音**、**鼻咽腔《びいんくう》構音**、**口《こう》蓋《がい》化構音**、**側音化構音**などがあります（165ページ参照）。これらは器質性構音障害でよくみられますが、機能性構音障害でも多くみられます。

このなかで、「キ・ギ・チ・ジ」など、イ列の音が歪んで聞こえる側音化構音は、訓練を受けないまま大人になることもあり、成人にもときどきみられる機能性構音障害です。

音の配列の誤りを生じることも多い

音韻意識の発達が未熟で、ことばを構成する音の形をはっきりととらえられないために生じる誤りを、**音の配列の誤り**（**音形の誤り**）といいます。

一音ずつの構音操作は可能であるた

よくみられる発達途上の構音の誤り

誤りの生じる音	誤り方	具体例
サ行	タ行・チャ行・シャ行への置換	オタカナ（お魚）　ジューチュ（ジュース）　シェンシェイ（先生）
ツ	「チュ」への置換	チュミキ（積木）
ザ行	ダ行・ジャ行への置換	ドウ（ぞう）　ジュボン（ズボン）
シ	「チ」への置換	チンブン（新聞）
ラ行	ダ行・ヤ行への置換・省略	ダイオン（ライオン）　ヤッパ（ラッパ）　インゴ（りんご）
カ行	タ行・チャ行への置換	ミタン（みかん）　チェーチ（ケーキ）
ガ行	ダ行・ジャ行への置換	ドハン（ごはん）　ジュウニュウ（牛乳）
ハ行	子音の省略	イコウキ（飛行機）　オウネ（お舟）

音形の誤りの例

音節の脱落

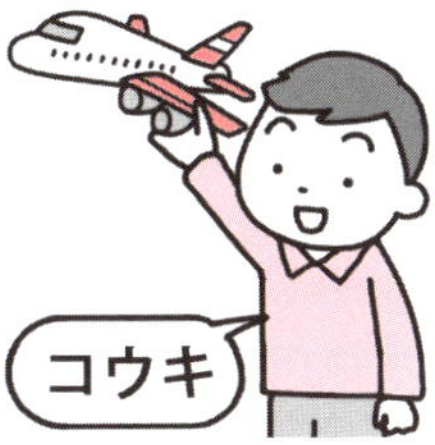
コウキ

音の同化

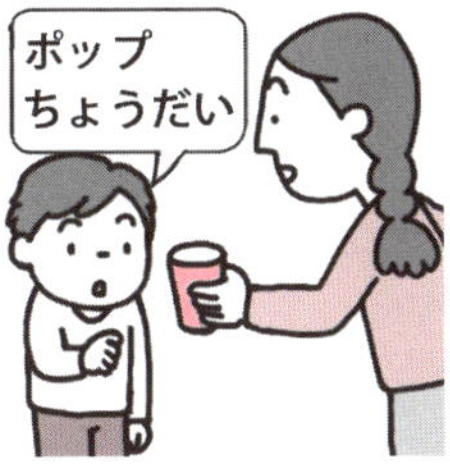
ポップ
ちょうだい

音位転換

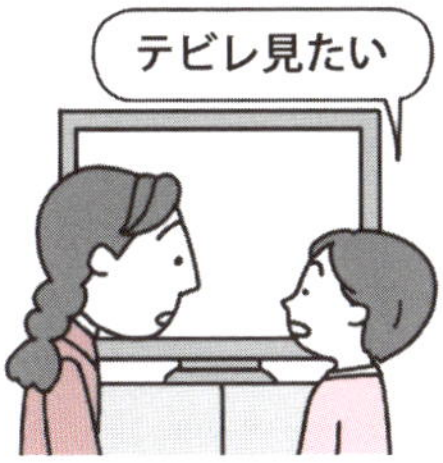
テビレ見たい

音の付加

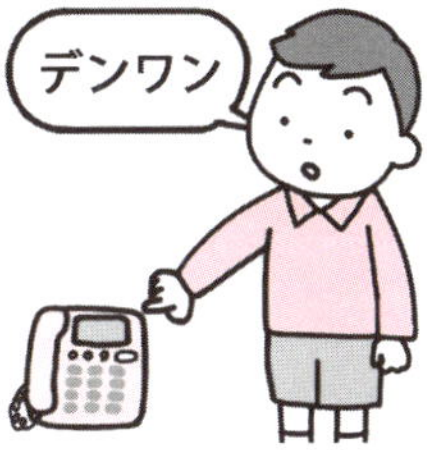
デンワン

め、正確な定義では機能性構音障害と区別されます。しかし、実際には同時に生じることが多いので、この音形の誤りも、機能性構音障害に含めて考えていく必要があります。

音形の誤りには、**音節の脱落・音の同化・音位転換・音の付加**という種類があります。**音節の脱落**は、語の一部が音節ごと省略されるもので、「ヒコウキ」を「コウキ」、「リンゴ」を「ゴ」というような場合です。

音の同化は、前後の音の影響を受け、それと同じ構音操作をしてしまうもので、「コップ」を「ポップ」というような場合です。唇を使った「プ」の音につられて、「コ」の音も唇で産生してしまうのです。

音位転換は、語の中で音節が入れ替わる誤りで、「テレビ」を「テビレ」、「エレベーター」を「エベレーター」というような場合です。

音の付加は、余分な音が加わっている誤りで、「デンワ」を「デンワン」、「ツミキ」を「ツミキリ」というような場合です。

4

機能性構音障害の評価

発話の誤りを分析して訓練の必要性を判断する

機能性構音《こうおん》障害の有無を判定するためには、構音や構音器官の動きを評価する必要があります。ここでは、機能性構音障害をどのように評価するのか、みていきましょう。

構音検査で発話の様子と構音器官の動きを観察する

小児の構音障害の評価に用いる検査として、**新版構音検査**があります。この検査は、構音障害の評価と診断を行い、構音訓練が必要かどうかを判断したり、具体的な方針を立てたりすることを目的に考案された検査です。

検査内容は、**日常会話の観察**、50枚の絵カードを見ながらその名前を言わせる**単語検査**、日本語音節を1つずつ言わせる**音節検査**、短文を復唱させる**短文検査**、構音と似た動きができるかどうかを確認する**構音類似運動検査**から構成されます。主に聴覚的な判定によって評価を行いますが、構音時に舌や唇がどのような動きをしているのかをよく観察することも、重要です。

構音検査の検査項目

単語検査

単語カードを見て名称を言わせる

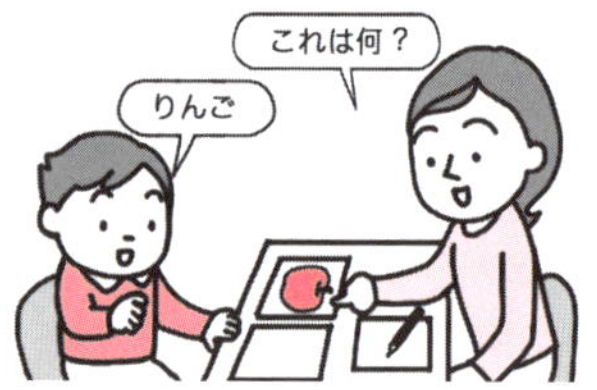
これは何？
りんご

音節検査

「あ」「い」など、1つずつ音節を復唱させる

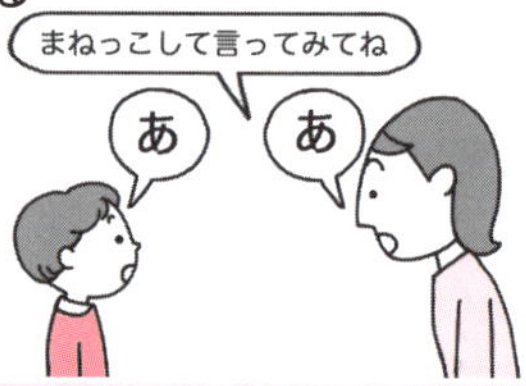
まねっこして言ってみてね
あ
あ

短文検査

短文を復唱させる

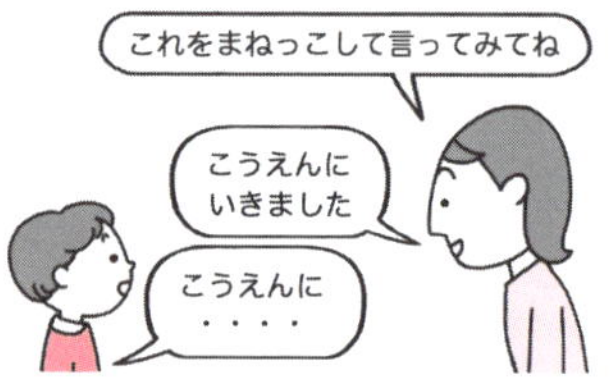
これをまねっこして言ってみてね
こうえんに
いきました
こうえんに
・・・・

日常会話の観察

質問に対する回答や自由会話から発話の様子を観察する

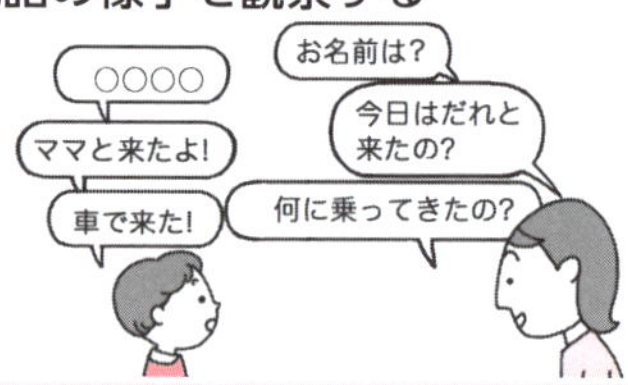
お名前は？
○○○○
今日はだれと
来たの？
ママと来たよ！
何に乗ってきたの？
車で来た！

構音類似運動検査

構音動作と類似した動作ができるかどうかを観察する

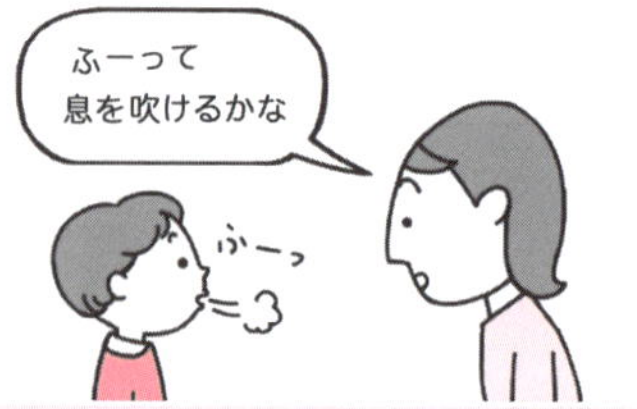
ふーって
息を吹けるかな
ふーっ

顔面・口腔の随意運動と通過年齢

検査項目		90%通過月齢（歳：月）
唇をとがらす	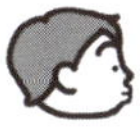	3:6
両頬を膨らます		3:3
両頬を左右交互に膨らます		5:9
舌をまっすぐに前に出す	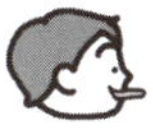	2:2
舌で下口唇をなめる		2:11
舌を出したり入れたり交互にくり返す		2:8
舌を左右の口角に曲げる		3:3
舌を左右に曲げ、左右口角に交互につける		3:7
舌で上口唇をなめる		3:10

＊山根律子ほか「改訂版随意運動発達検査」（音声言語医学31, p172-185, 1990年）を改変

得られた発話サンプルから構音の誤り方を分析する

検査で得られた発話サンプルをもとに、母音と子音のそれぞれについて、どの音に誤りがあるのか（**誤り音の有無**）、たとえば、「サ」という音に誤りがある場合は「サクラ」「サカナ」など、どのことばでも常に誤るのか（**誤り音の一貫性**）、常に同じ誤り方をするのか（**誤り方の一貫性**）について分析します。その音が、語頭・語尾・語中のどこ（かさ・あか・ひかりなど）にあると誤るのか、後続母音の違いによって誤りに一貫性はあるのか（「カ・ク・コ―k-auo」は正しく言えるが、「キ・ケ―k-ie」は「チ・チェ」に置換するなど）についても調べます。

また、音節、単語、短文、文章を使用した検査によって、誤りの有無や誤り方に違いがあるかどうかも確認します。さらに、検査者が口の動きを強調して見せたり、音を強調して聴かせたりしたときに、自分で正しく修正できるかどうか（**被刺激性の有無**）も評価します。

構音器官の構造や運動機能を評価する

機能性構音障害の判定には、明らかな器質的原因がないことを確認する必要があります。そのため、まず構音器官の形態について観察し、それぞれの器官の基本的な動きに問題がないかを確認します。

また、明らかな運動障害は認められないものの、年齢に対して運動がぎこちなかったり、不器用さがみられたりする場合があります。子どもの口腔《こうくう》運動能力や巧緻《こうち》性については、随意運動発達検査などによって評価します。

5

機能性構音障害の支援のポイント

年齢や環境を考慮して訓練を開始する

機能性構音《こうおん》障害のある子どもには、どのような対応をすることが望ましいのでしょうか。訓練の開始時期や家庭での取り組みについてみていきましょう。

異常が疑われたら まず言語聴覚士に相談を

ここまで述べてきたように、4歳ごろまでは、正しく言えない音があっても年齢相応である可能性があります。そのため、とくに訓練をすることはなく、経過を観察するのが一般的です。

しかし、小児の構音障害の原因として、まれに器質的な疾患がひそんでいることがあります。そのような場合は、できるだけ早期に発見できることが、望ましいのです。

年齢を考えても子どもの発音が聴き取りづらい場合（とくに乳児期にミルクが鼻から出てしまうことがあった場合）は、まず市区町村や病院に問い合わせ、言語聴覚士に相談することを、おすすめします。

訓練は4～6歳で開始し、1～2週間に1回程度行う

訓練を行うには、構音器官の細かい運動能力や音韻意識の発達、ことばの理解力、ある程度長い時間集中して机に向かえること、などの条件が必要です。その点を考慮すると、訓練開始時期はだいたい4～6歳ごろです。

ただし、あまりにも構音が不明瞭だと、からかいの対象になるなど、子どもの心理・社会面の発達に影響を与えることもあります。そのため、家庭や幼稚園の環境を調整しながら、訓練の開始時期を決めていきます。

訓練の頻度は施設によって異なりますが、だいたい1～2週間に1回、1回あたり30分～40分程度です。そして、訓練で取り組んだことを宿題として、毎日家庭学習することも重要です。

訓練を開始するまでは誤っても言い直しをさせない

熱心な両親ほど、「『ちゅ』じゃなくて『つ』、『つ・み・き』と言ってごらん！」などと、誤っている発音を正そうとして、一生懸命言い直しをさせてしまうことがあります。

しかし、フランス語を話せない大人が、一生懸命「ボンジュール」と言っても正しく発音できないのと同じで、発達が未熟な子どもに、いくら発音が違うと指摘しても、その違いを理解することはとても難しいものです。また、自分の発音が違うと気がついても、どうしたら正しい音が出せるのかもわからないでしょう。それにもかかわらず、正しい発音を厳しく要求すれば、

「自分は間違っている」という否定的な感情ばかりが育ってしまい、人と話すことが楽しくなくなってしまいます。

習得時期が来れば、自然に正しい発音になることも多く、また適切な時期に専門の訓練を受ければ、必ず正しい発音を身につけることができます。それまでは言語聴覚士に相談しながら、正しい発音にこだわらず、子どもの話したい気持ちを育てることが大切です。

ただし、正しい発音を聞く機会を与えることは重要です。子どもの発音を否定せず、周囲の大人が正しい発音で自然に話しかけるとよいでしょう。

口を使った遊びを家庭で取り入れる

訓練ができる年齢になるまでは、家庭で口の機能の発達を促す取り組みをしましょう。それには、いろいろな食材をよくかみ、しっかりと食べること、たくさんおしゃべりをして、たくさん口を使うことです。

無理にさせるのではなく、親子で楽しく取り組める範囲で、左にあげるような口を使った遊びにも、取り組むとよいでしょう。

口の機能の発達を促す遊び

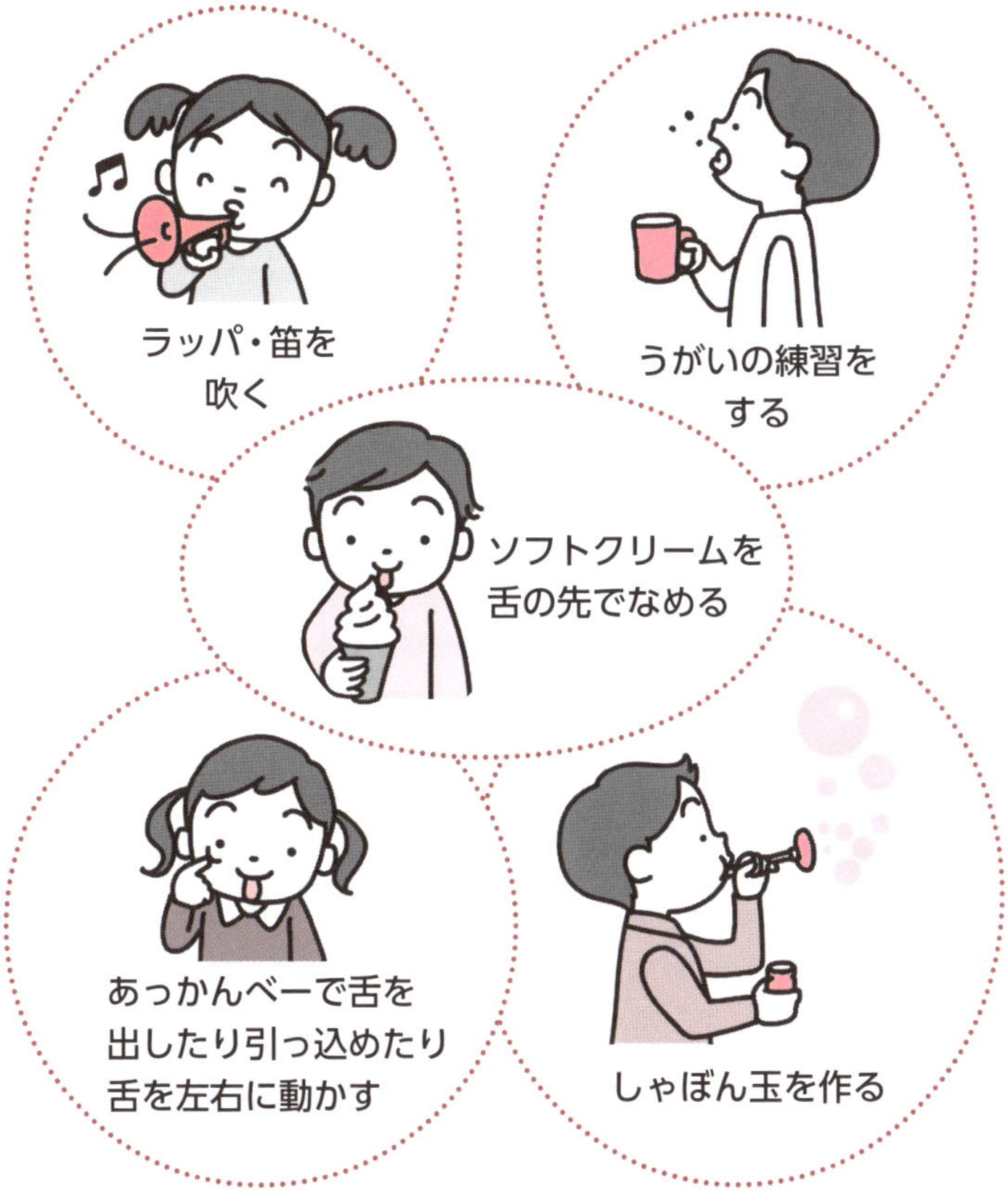
ラッパ・笛を吹く
うがいの練習をする
ソフトクリームを舌の先でなめる
あっかんべーで舌を出したり引っ込めたり舌を左右に動かす
しゃぼん玉を作る

構音が未熟な子どもへの話し方

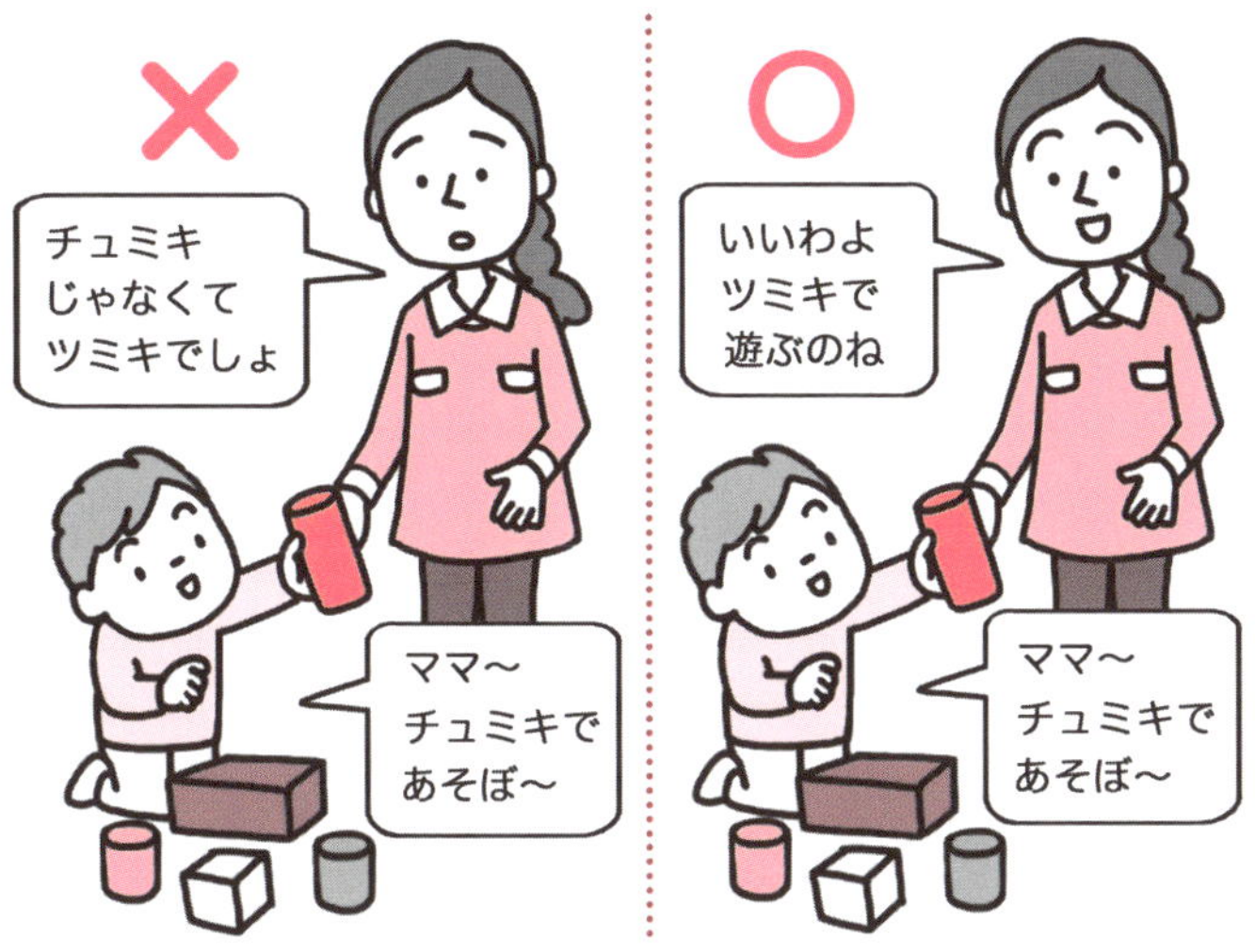
×
チュミキじゃなくてツミキでしょ
ママ〜チュミキであそぼ〜
○
いいわよツミキで遊ぶのね
ママ〜チュミキであそぼ〜

コラム

幼児の構音訓練例

●カ行・ガ行がうまく言えないAちゃん

Aちゃんは幼稚園年長です。カ行とガ行の音が、タ行とダ行に置き換わっていました。「オターサン、ワタシ、プリチアノシール、タッテホシイノ」(お母さん、私、プリキュアのシール買ってほしいの)という具合です。

お母さんはAちゃんの発音について、少しわかりにくいときはあるけれども、あまり気にしていませんでした。しかし、幼稚園の先生に指摘を受けてから、心配になりました。

発音を気にし始めたお母さんは、病院を受診するまでの間、Aちゃんに正しい音を言わせようと頑張りましたが、うまくいきませんでした。病院を受診したときのAちゃんは、カ行を含むことばを言おうとすると、自信がなさそうな表情で黙ってしまう状態でした。

Aちゃんはもともとのびのびとしたおしゃべり好きの子どもで、全般的な発達は順調でした。構音《こうおん》器官の器質的な異常も、ありませんでした。構音検査では、「カ・ケ・コ」は「タ・テ・ト」、「キ」は「チ」、「ク」は「ツ」に置換し、濁音にも同様の誤りがみられました。

●約2週間に1回、8か月の構音訓練で改善

本人が気にしていることや、就学前に直したいという家族の希望が強いこと、発達の遅れがなく、十分訓練できる状況であることから、約2週間に1回、1回あたり40分の構音訓練を開始しました。

訓練は、まず口を大きく開けたまま「ンー」と言い、それに続けて「ア」と言う方法で、「ンガ」を導きました。「ンガ」が言えるようになったら、「ガ」のつく単語、短文とレベルを上げて練習し、同じようにして、「ギグゲゴ」についても音の産生を誘導しました。

訓練7回目のころは、まだきれいな「ガギグゲゴ」ではなく、少し鼻に抜けた「ンガ、ンギ、ング、ンゲ、ンゴ」という音でした。また、ことばにタ行とダ行の音が混ざると、もともとの誤り音と混乱し、「ドングリ」が「ゴンドゥリ」となるような音形の誤りがみられました。

ガ行の練習が進んできたため、「ガ」をささやき声で言うことで「カ」を誘導し、カ行の練習も並行して行いました。カ行の音が言えるようになると、「ガ行」の音も「ン」が抜け始め、きれいな「ガギグゲゴ」になりました。

訓練10回目を過ぎると、音読のときや、カルタやしりとりなどのゲームをしているときも間違えないようになりました。しかし、不意に自分の思いを伝えたり、興奮したりしたときには、まだ誤り音になりました。訓練12回目では、訓練中の自由会話で音を誤ると、自分で気がつき、自ら言い直すようになりました。

訓練16回目には、40分間話をしていても、8割程度は正しく発音できていたため、もし音を誤った場合は、自宅でも本人に指摘し、修正を促すことを課題としました。それから2か月後、訓練場面ではまったく誤ることがなくなり、家庭でも正しく発音できるようになりました。

訓練の回数や期間は子どもによって大きく差がありますが、Aちゃんの構音訓練は17回、8か月で終了となりました。

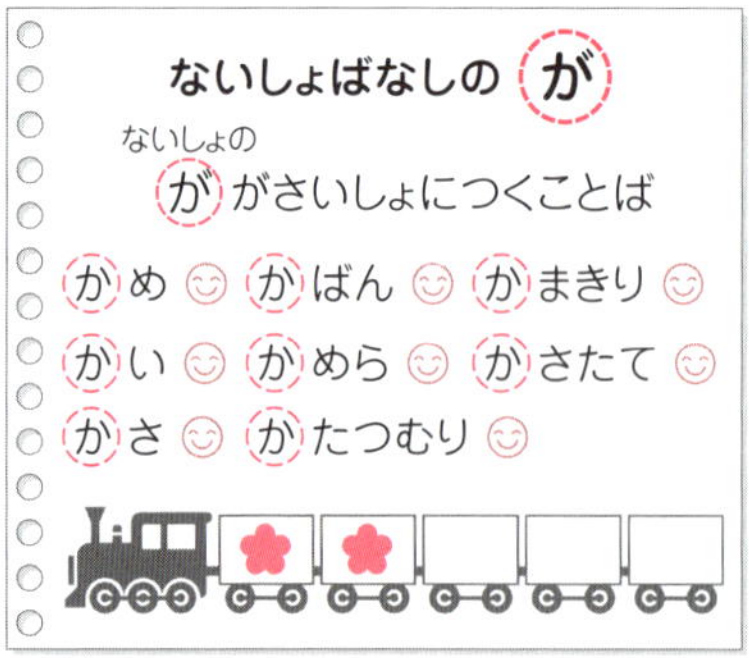

ないしょばなしの が
ないしょの
が がさいしょにつくことば
かめ かばん かまきり
かい かめら かさたて
かさ かたつむり

「が」をないしょ話で言わせることで「か」を導くこともある。これはそのときに使用する練習ノート。練習が進むのに応じてシールなどをはり、モチベーションを高める

第Ⅱ部　子どもの言語障害

第4章

口蓋裂
発音の障害❸

口蓋裂は、比較的多くみられる先天性の疾患です。外科的な手術とあわせて、ことばの問題についての対応が必要です。子どもの成長発育に応じて、体系的なチーム医療で継続的な治療に取り組むことが大切で、必要な場合には発音の訓練を行います。

1

口蓋裂の原因・発生率・治療

口唇や口蓋に裂がある先天性疾患

口蓋裂《こうがいれつ》は先天性疾患で、裂の状態によっていくつかに分類されています。その原因や発生頻度、治療の概要について、みていきましょう。

裂の部位や範囲によって口蓋裂はいくつかに分類される

口蓋裂とは、口唇《こうしん》や口蓋《こうがい》（口の中の天井にあたる部分）などに裂のある状態で生まれてくるもので、先天性の疾患です。裂の部位や範囲によって、**口唇裂**・**唇顎裂**《しんがくれつ》・**口蓋裂**・**唇顎口蓋裂**・**粘膜下口蓋裂**などに分類されます。

私たちの口唇や口蓋は、胎児《たいじ》である4～12週までの間に、組織が左右から中央のほうへ伸びてきて融合し、形づくられます。この融合がうまくいかなかった状態が口蓋裂で、「裂ができた」ということではなく、「融合不全」という状態なのです。

この章では、口唇口蓋裂などを含めた、「口蓋裂に関連する発音の問題」を中心に、解説していきます。

複数の要因が重なって発症すると考えられている

4～12週までの胎児において、口唇や口蓋の組織の融合が不十分になり、口唇口蓋裂が生じる原因は、まだ明らかになってはいません。一般的には、「いくつかの要因が重なって発症する」という**多因子説**が有力で、その要因としては**遺伝的要因**と**環境的要因**があげられています。

遺伝的要因がある程度関与するということは知られており、それは「発症しやすい背景」と考えられています。また、母親の栄養状態や生活習慣などの環境的要因は、「発症の危険性を高める要素」と考えられており、これらの要因の関連性については、現在研究が進められているところです。

日本人では約５００人に1人の割合で発生する

口唇口蓋裂の発生率については、人種による差があることが報告されています。日本人では約５００人に1人といわれ、先天性の形態の疾患としては比較的多いとされています。

裂のタイプでは、口蓋裂が女児に多く、口唇口蓋裂が男児に多い傾向があります。口唇口蓋裂のある子どもは、心臓や耳の先天的異常などの合併症を持つこともあります。同時に、知的障害や発達の課題などをあわせ持つ可能性が高いことも、指摘されています。

まず外科的手術を行い、成長に応じた治療を継続する

口蓋裂の治療としては、まず外科的

な手術で裂を修復し、形態や機能を正常にすることが必要です。ただし、単に手術をすればよいわけではなく、その後の成長発育に応じて生じる問題に対して、継続的な治療を行うことが必要となります。

具体的にあげると、言語発達や構音の問題、歯や顎《あご》の発育などの問題、中耳炎を起こしやすいことなど、さまざまなものがあります。そのため、成長発育に応じて、適切な時期に適切な治療で対処していくことが必要です。

したがって、手術前の時期から定期的に検査などを行い、予防方法や治療計画などを相談していきます。詳しいことは、166ページで解説します。

また、口蓋裂の治療は多領域にかかわります。形成外科医、耳鼻咽喉《いんこう》科医、口腔《こうくう》外科・矯正・補綴《ほてつ》の各分野を専門とする歯科医、言語聴覚士、看護師、臨床心理士、ケースワーカーなど多職種の専門家が協力して、体系的なチーム医療のなかで、治療を進めていくことが重要です。

口唇口蓋裂の類型例

- **口唇裂《こうしんれつ》**…裂が鼻孔まで達する「完全裂」と鼻孔には達しない「不完全裂」とがあり、「片側性」と「両側性」の場合がある
- **唇顎裂《しんがくれつ》**…口唇および歯槽骨《しそうこつ》に裂がある
- **口蓋裂《こうがいれつ》**…軟口蓋《なんこうがい》の正中にのみ裂のある「軟口蓋裂」と、硬《こう》口蓋《こうがい》から軟口蓋の正中に裂のある「(硬軟)口蓋裂」などがある
- **唇顎口蓋裂**…口唇・歯槽骨・硬口蓋・軟口蓋に裂が連続する
- **粘膜下口蓋裂**…粘膜下に骨欠損や筋組織の断裂がある

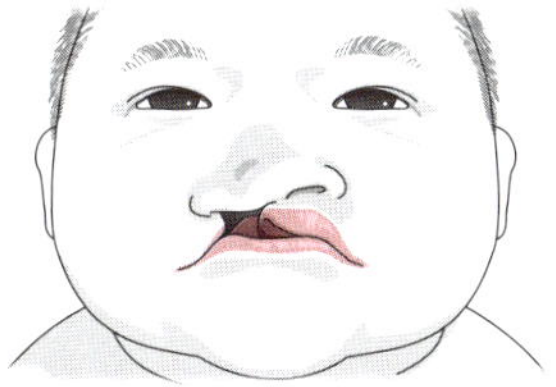
右側唇顎口蓋裂(手術前)

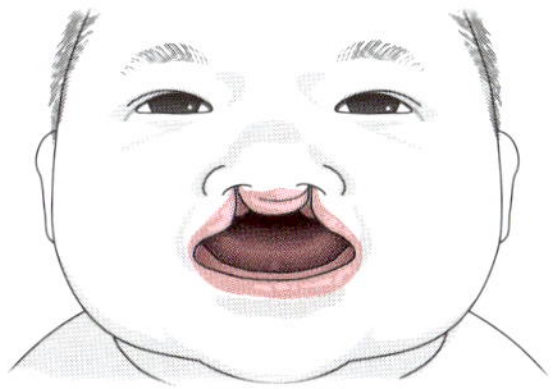
両側唇顎口蓋裂(手術前)

口蓋裂があると言語発達に遅れがみられることがある

口蓋裂のある子ども(口蓋裂児)については、ことばの出始めに遅れがみられる傾向があることが、指摘されています。つまり、**始語**(**初語**)や**二語文**(130ページ参照)が出る時期の目安とされる1～2歳ごろに、遅れがみられることがあります。しかし、3～4歳ごろまでには追いついて、正常な言語能力を獲得することが多いといわれています。

また、音韻発達の未熟さや、発達の課題をあわせ持つ口蓋裂児も、少なくありません。これらをふまえて、その子どもの発達の全体像のなかで言語発達をとらえ、言語発達を促す適切な環境を整えていくことが大切です。

2 特徴的な声の異常や構音障害が生じる

口蓋裂にみられる言語の症状・タイプ

口蓋裂《こうがいれつ》にともなうことばの問題には、声の異常や構音《こうおん》の問題があります。口蓋裂に多くみられる発音の特徴にはどのようなタイプがあるのか、みていきましょう。

鼻咽腔《びいんくう》閉鎖機能の障害で声や発音に問題が生じる

私たちが話すときや飲食物を飲み込むときには、軟口蓋《なんこうがい》が咽頭壁《いんとうへき》に接して、口腔《こうくう》と鼻腔《びくう》を閉鎖します。この働きを、**鼻咽腔閉鎖機能**と呼び、これによって私たちは声や飲食物が鼻へ漏れないように調節しています。

しかし、口蓋に裂があると、この機能が障害されて声が鼻に抜けたり、発音に問題が出たり、飲食物が鼻へ回ったりします。正常な鼻咽腔閉鎖機能を獲得するためには、口蓋裂を修復する手術が大きな役割を果たします。

口蓋裂によって生じる声の異常とは

口蓋裂の発音の問題は、形態の異常が原因であるため、**器質性構音障害**の1つに分類されることがあります。具体的な症状の1つとして、声の異常があります。

私たちの発声には、**共鳴**と呼ばれる要素があります。鼻咽腔閉鎖機能が不十分な場合などには、口腔と鼻腔を閉鎖できず、口から発せられるはずの音が鼻に抜ける声になります。このような共鳴異常のある声を、**開鼻声**《かいびせい》といいます。手術によって正常な鼻咽腔閉鎖機能が獲得されれば、開鼻声は改善します。

反対に、鼻咽腔の通路が狭すぎると、鼻に響かせる音が鼻づまりのような声になります。このような共鳴異常のある声を、**閉鼻声**《へいびせい》といいます。

また、口蓋裂児には、**嗄声**《させい》（かすれ声）が生じやすい傾向もあります。

口蓋裂の構音障害の1つは「鼻漏出《びろうしゅつ》による子音の歪《ひず》み」

口蓋裂の発音に関する症状として、構音障害もみられます。口蓋裂の構音障害は、2種類に大きく分けられますが、その1つ目が**鼻漏出による子音の歪み**です。

これは、発音を作るための動き、つまり構音操作は正常ですが、鼻咽腔閉鎖機能が不十分なため、正常な音の産生に必要な口腔内の圧力が保てないものです。そのため、子音成分が弱くなってはっきりしない音になったり、鼻に抜けたような音になったりします。

「口蓋裂の異常構音」はいくつかに分類される

口蓋裂のもう1つの構音障害が、**異**

常構音で、構音操作の誤りによる独特な歪み音です。通常の発音ではみられない特別な構音操作になっているという意味で、異常とされます。

　このタイプの発音は口蓋裂に多くみられるため、**口蓋裂の異常構音**とも呼ばれますが、器質的な問題のない機能性構音障害としても生じる場合があります。

　異常構音は、その特別な構音操作の特徴によって、**声門破裂音**、**咽《いん》(喉《こう》)頭《とう》摩擦音**、**咽(喉)頭破裂音**、**口蓋化構音**、**側音化構音**、**鼻咽腔構音**などに分類されています。

❶声門破裂音

　声帯などの喉頭を強く閉鎖して作られる破裂音で、軽い咳払《せきばら》いのような音に聴こえます。鼻咽腔閉鎖機能が不十分な場合に代償的に生じやすいとされ、口蓋裂児に多くみられますが、機能性構音障害でもみられます。

鼻咽腔閉鎖機能

呼吸するとき

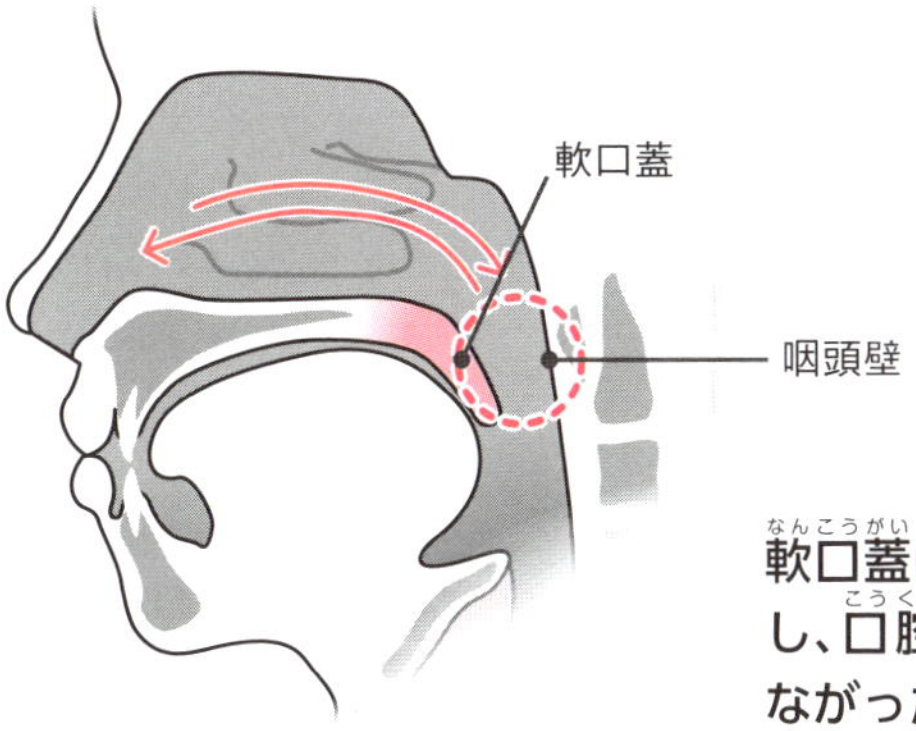

軟口蓋《なんこうがい》は下方に位置し、口腔《こうくう》と鼻腔《びくう》がつながった状態になる

話すときや飲食物を飲み込むとき

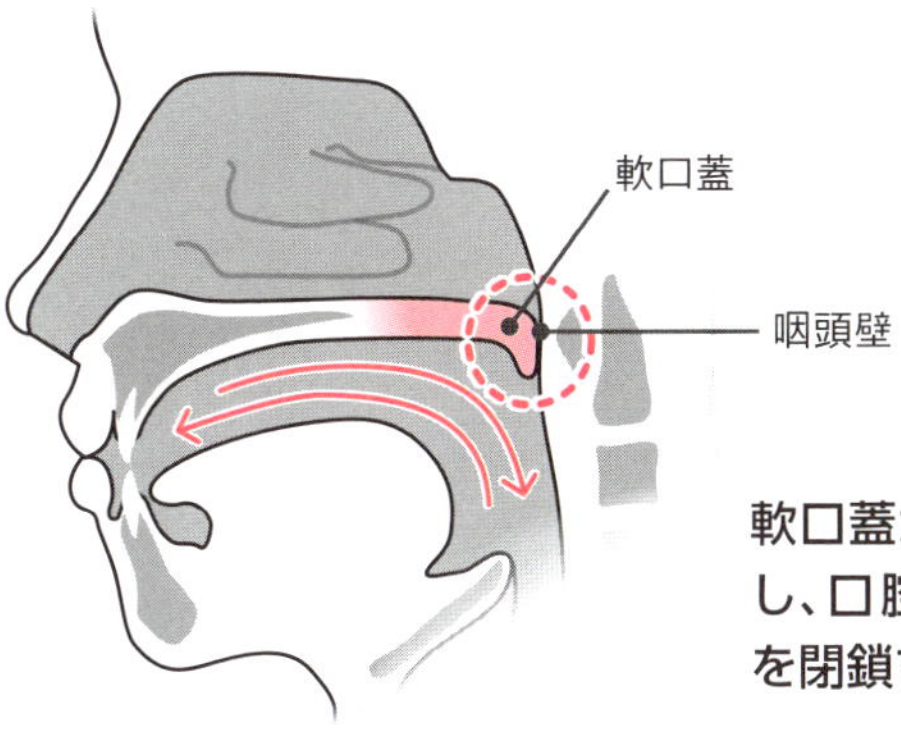

軟口蓋が咽頭壁に接し、口腔と鼻腔の間を閉鎖する

❷咽(喉)頭摩擦音・咽(喉)頭破裂音

　鼻咽腔閉鎖機能の代償として生じやすいとされていましたが、手術の早期化などによって、最近では発生頻度が極端に少なくなっています。

❸口蓋化構音

　舌先で作られるはずの発音において、舌の中央が盛り上がり、舌背と口蓋で作られる音で、口の中にこもったような音に聞こえます。唇顎口蓋裂《しんがくこうがいれつ》で生じやすい傾向があります。

❹側音化構音

　舌が左右のどちらかに偏って口の真ん中をふさいでしまうもので、呼気や音が口の中央から出ずに奥歯と頬《ほお》の間から出るため、息の流れる音が口の中に響くような音に聞こえます。口蓋裂児にもみられますが、機能性構音障害でも多くみられます。

❺鼻咽腔構音

　舌で口腔が閉鎖されて呼気や音が鼻腔から出るため、「ん」に近いような音に聞こえます。これは、機能性構音障害や言語発達遅滞でもみられます。

口蓋裂の検査・評価

3 鼻咽腔閉鎖機能や構音を継続的に評価する

口蓋裂《こうがいれつ》は出生前後に診断され、1歳前後で手術をします。手術後には、さまざまな方法による鼻咽腔《びいんくう》閉鎖機能の評価や、言語聴覚士による構音《こうおん》の評価が継続的に行われます。

出生前後に診断し、術前には哺乳《ほにゅう》指導などを行う

ほとんどの場合、口蓋裂《こうがいれつ》の診断は出生後すぐに行われます。また、近年は超音波断層法(いわゆるエコー撮影)によって、出生前に診断が行われるケースも少なくありません。

手術前の口蓋裂児は、口腔《こうくう》と鼻腔《びくう》がつながっている状態です。そのため、乳汁が鼻へ回ってしまい、哺乳が困難なので、哺乳瓶の工夫や哺乳床の利用などを含めた、総合的な哺乳指導を行うことが必要となります。ほかにも、症状に応じた術前治療が行われる場合もあります。

このように、手術前の段階から、育児を支援するための、体系的なチーム医療体制を整えることが重要です。

口蓋形成の手術後には鼻咽腔閉鎖機能を評価する

口蓋形成の手術は、正常な**鼻咽腔閉鎖機能**(164ページ参照)を獲得させることが主目的であり、通常は1歳ごろに行われます。手術後には、継続して鼻咽腔閉鎖機能の評価を行います。

鼻咽腔閉鎖機能は、いくつかの検査法を組み合わせて、総合的に判定します。主な検査法は次のとおりです。

- **口腔内視診**…口の中から手術後の状態を観察する。手術で形成された軟《なん》口蓋《こうがい》の形や動きと、喉《のど》の奥との位置関係などを確認する。
- **音声言語による検査**…開鼻声《かいびせい》や子音の歪《ひず》みなどを、聴覚的に評価する。また、ステンレス製の鼻息鏡《びそくきょう》を使って、視覚的にも声の鼻漏れの有無や程度を確認する。
- **ブローイング検査**…吹く動作での息の鼻漏れの有無を確認する。鼻息鏡を使うことも多い。
- **内視鏡による検査**…鼻からのファイバースコープによって、発声したり飲み込んだりしているときの鼻咽腔閉鎖機能を観察する。
- **X線による検査**…頭部側面の撮影によって鼻咽腔の位置関係の観察などができる。

なお、鼻咽腔閉鎖機能の評価には全般的な成長発達も関与するので、確実な判定ができる目安は、だいたい4歳ごろになります。そのころまでは、鼻咽腔閉鎖機能の獲得を促進するために、「吹く」「吸う」などの動作を、生活や遊びに積極的に取り入れることをおすすめします。

構音の評価は言語発達を考慮しながら行う

構音の評価は主に言語聴覚士が担当し、子どもの全般的な言語発達を考慮しながら行います。

多くの場合、ことばを話し始める前から保護者指導を開始し、ことばや発音がどのように成長していくか、正常な発音になっていくか、継時的に観察して評価します。

幼い時期は、遊んでいる様子などから発話を観察します。ある程度の検査に応じられる年齢になったら、構音検査などによる評価を行います。

構音検査では、絵カードを使って単語レベルでの発音を観察したり、日常会話から会話レベルでの発音を観察したり、単音節や文章など、それぞれのレベルでの発音を観察したりします。正常な発音をどれだけ獲得できているか、発音が正常な構音発達の範囲内にあるか、異常構音の傾向はないか、などを評価します。

定期的で継続的な評価を行い、必要な治療を検討する

このように、子どもが正常構音を獲得するまでの期間は、術後の経過や鼻咽腔閉鎖機能、言語発達や構音発達について、継続的に評価を行います。定期的な評価は、3～6か月に1回程度を目安として継続します。

また、評価とあわせて保護者を支援し、保護者指導によって適切な言語環境を整え、チーム医療のなかで必要な治療を検討しながら、進めていきます。治療の具体的な流れについては、次ページで解説します。

鼻咽腔閉鎖機能獲得を促進する動作

口蓋《こうがい》形成の手術後には、鼻咽腔《びいんくう》閉鎖機能を獲得するために、成長に合わせて「吹く」「吸う」などの動作を生活や遊びに取り入れます。

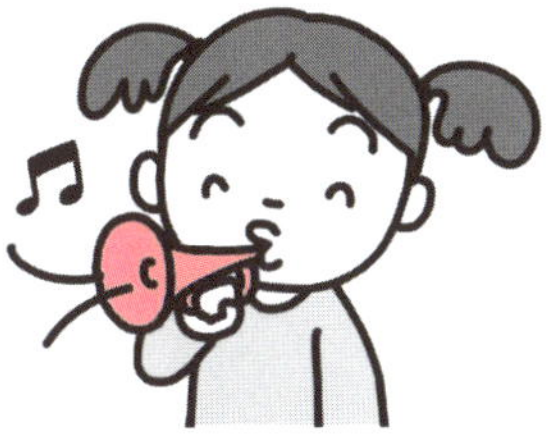

らっぱを吹いて鳴らす

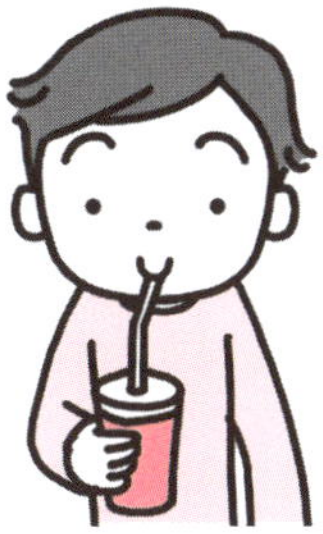

ストローを使って飲み物を飲む

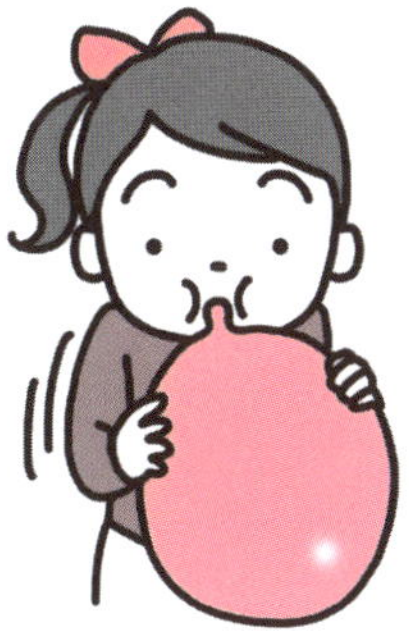

風船を膨らませる

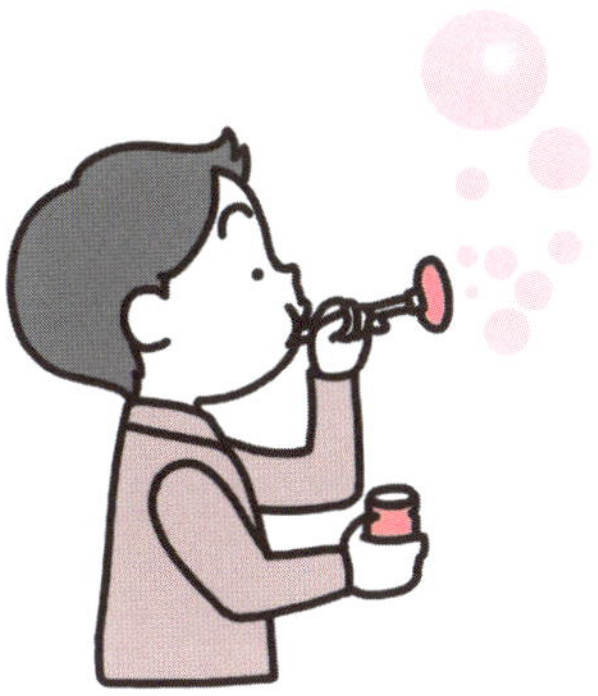

しゃぼん玉を作って遊ぶ

4

口蓋裂児の療育とマネージメント

成長発育に応じて手術や言語指導などを行う

口蓋裂児《こうがいれつじ》には、成長発育の段階に応じた、さまざまな支援が必要となります。外科的手術や言語指導、歯科矯正などの行われる時期、具体的内容をみていきましょう。

成長発育に応じて専門家がチーム医療を行う

口蓋裂児の治療には、形成外科医、耳鼻咽喉《いんこう》科医、口腔《こうくう》外科や矯正・補綴《ほてつ》を専門とする歯科医、言語聴覚士などの専門家が、チーム医療でかかわっていきます。また、成長発育に応じた適切な時期に体系的な治療を行うには、保護者の理解と参加が欠かせません。

ここでは、一般的な治療例とその流れについて解説します。

外科的手術は口唇《こうしん》形成術や口蓋形成術などが行われる

診断は出生前または出生後すぐに行われ、哺乳指導や育児指導など、保護者に対する支援も手術前から開始されます（166ページ参照）。

口唇裂《こうしんれつ》がある場合、初回の**口唇形成術**は生後3か月ごろに行われます。なお、成長発育に応じて瘢痕《はんこん》や鼻の変形などが目立つ場合には、就学前ごろに修正術が行われます。

口蓋形成術は、1歳ごろに行われます。手術時期は、鼻咽腔《びいんくう》閉鎖機能の獲得と顎《がく》発育への影響の両方を考慮して、検討されます。鼻咽腔閉鎖機能が不十分な場合には、4～6歳ごろに**咽《いん》頭弁《とうべん》形成術**などを追加して、鼻咽腔閉鎖機能の獲得をめざします。また、手術以外の方法として、**スピーチエイド**や**パラタルリフト**などの補綴装置を装用する方法などもあります。

中耳炎をくり返す場合などには、耳鼻科の処置が必要です。また、顎裂《がくれつ》がある場合には、10歳ごろに**顎裂部骨移植**を行います。さらに、成長終了後には、口唇や鼻の修正術を行う場合や、歯科矯正治療と連携しながら顎外科手術を行う場合があります。

言語指導には「言語管理」と「構音《こうおん》訓練」がある

口蓋裂児の言語指導には、大きく分けて**言語管理**と**構音訓練**があります。

前ページで示したように、口蓋裂児が正常な構音を獲得するまでは、継続的な言語評価が必要です。このような定期的で継続的な評価と、保護者指導による言語環境の調整などを、**言語管理**と呼ぶことがあります。

なお、いったん正常構音を獲得した後であっても、場合によっては、学童期・思春期・成人期の支援が必要になります。また、幼少期に適切な治療を十分に受けられなかった場合には、成人期以降に治療が開始または再開されることもあります。

言語評価を行っていくなかで、ある程度の年齢になって構音の誤りが固定化している場合には、**構音訓練**が必要になります。構音訓練の開始年齢は、一般的に4～6歳ごろですが、全般的な発達や環境要因を考慮して行います。構音訓練の具体的な内容については、170ページで解説します。

咬合《こうごう》や歯列の異常には歯科矯正治療が必要

口蓋裂児は、上顎の発育不十分や手術の影響などによって反対咬合になりやすく、歯の欠損や歯列の形態異常をともなうケースが多くみられます。その場合には歯科矯正治療が必要となり、顎発育の様子を観察しながら、外科的手術や歯科補綴治療なども考慮して、総合的に治療を進めていきます。

近年では、7～8歳ごろに簡単な歯科矯正治療を行ってから、成長発育に応じて11～18歳ごろに本格的な歯科矯正治療を行うことがあります。歯科矯正治療の時期や方法などについては、以前から多くの議論がありますが、実際の社会的背景なども含めて、総合的に治療方針を検討していくことが大切です。

口蓋裂の治療の流れ

時期	内容
出生前	保護者カウンセリング
出生後	全身検査・哺乳《ほにゅう》指導など
3か月ごろ	口唇《こうしん》形成術
1歳ごろ	口蓋《こうがい》形成術
1～6歳	経過観察と鼻咽腔《びいんくう》閉鎖機能の評価
4～6歳	咽頭弁《いんとうべん》形成術、外鼻修正術、構音訓練など
7～8歳	簡単な歯科矯正治療
9～10歳	顎裂部《がくれつぶ》骨移植
11～15歳	本格的な歯科矯正治療
16～18歳	顎外科手術、外鼻修正術など

アドバイス　医療費負担を軽減できる制度

口蓋裂の治療については、基本的に公的医療保険が適用されます。また、指定医療機関における治療では、自立支援医療制度の申請によって、自己負担額が軽減できます。

なお、自治体によっては乳幼児や小児の医療費負担を補助する制度がある場合も多いので、自治体や医療機関の窓口に問い合わせるとよいでしょう。

口蓋裂児の支援のポイント

5 保護者指導と構音訓練で支援する

口蓋裂《こうがいれつ》児の支援は長期にわたるもので、保護者指導によって環境を整え、必要な場合には構音《こうおん》訓練を行います。構音訓練の進め方について、詳しくみていきましょう。

適切な環境調整のために保護者指導を行う

口蓋裂児の支援においては、保護者指導によって、治療環境や成育環境を整えていくことが重要です。

医療機関での診断の際には、母親への精神的・身体的な影響も考慮しながら、保護者に対して十分な説明を行います。口蓋裂に関する正しい理解を促し、カウンセリングなどによって精神的なサポートをしていきます。

口蓋裂児の治療は、出生から成人までの長期にわたるもので、体系的なチーム医療の継続が必要となりますが、合併症がなければ、健常児とほぼ同様の日常生活を送ることができます。保護者がこのような見通しを理解したうえで、体系的なチーム医療の一員として、適切な時期に適切な治療が受けられるよう、口蓋裂児の療育に取り組むことが大切です。

また、保護者が不安を抱かずに適切な言語環境を整え、口蓋裂児の言語発達や成長発育を見守っていけるようにするために、言語指導のための定期的な受診を継続します。次に説明する構音訓練についても、通院環境の整備や自宅練習などに関する保護者指導が、重要となります。

構音そのものを改善する構音訓練を行う

構音訓練は、構音の誤りが固定化している状態に対して、構音そのものの改善をめざすためのものです。保護者と本人がいっしょに週1回程度通院し、言語聴覚士による指導を受けます。自宅でも、保護者と本人が毎日10〜15分くらいの練習を重ねて、課題に慣れるようにしていきます。

構音訓練の開始年齢は、言語発達を考慮すると4〜6歳ごろになります。訓練が順調に進めば、半年〜1年半程度で通常の会話レベルまで構音が改善し、訓練終了となる場合もあります。

ただし、訓練に必要な期間は、構音の状態や通院環境、個人的要因などの影響も大きく、2年以上かかる場合もあります。また、言語発達の遅れや重複障害などがある場合には、訓練開始時期や適応について検討が必要です。

具体的な訓練内容は、「**誤り音の自覚**」「**正しい構音操作の獲得**」「**正しい音の習慣化**」で構成されます。

まず、「誤り音の自覚」で、訓練の動機づけを促します。「正しい構音操作の獲得」では、言語聴覚士が正しい構音器官の使い方を誘導し、正しい音の産生を促します。口蓋裂児といっしょに保護者も練習するのが基本で、新しい構音操作に慣れるために自宅でも復習をして、くり返し練習します。

「正しい音の習慣化」では、単音節（仮名1文字で表せる音の単位）から始め、音の組み合わせ↓単語↓短文↓文章↓歌↓会話などと、順を追って段階的に正しい音を使う練習します。そして、正しい音を徐々に習慣化して、最終的には日常会話のなかで、無意識に正しい音を活用できるようにします。この訓練方法を、**系統的構音訓練**といいます。

系統的構音訓練の手順

単音の練習　目標となる音節の子音部分の産生を導く

↓

単音節の練習　子音部分のあとに母音をつけて単音節をつくる

↓

無意味音節連鎖の練習　目標の音節の前後に他の音節をつける

↓

単語練習　意味のある単語の中で目標の音節を正しく使う

↓

目標の音節それぞれについて、この段階まで練習を進める

↓

短文練習　短文などでそれぞれ練習した音を使う

↓

本読み・歌など　練習した音をすべて正しく使う

↓

会話練習　練習した音を会話で使う時間を段階的につくり、最終的に日常会話すべてで正しい音を使いこなす

アドバイス　構音訓練の留意点

構音訓練に取り組むときは、楽しい雰囲気のなかで小さな目標をいくつもつくり、段階ごとに子どもをほめながら、「新しいことができた」「練習が進んだ」「頑張って続けている」という気持ちを大切にします。自宅でも根気よく練習を続けるには、保護者の意欲や努力も大きな役割を果たすため、周囲の協力や、チーム医療による保護者への励ましなども重要です。

また、構音発達全般における注意点として、訓練前や訓練途中の段階では、無理に言わせたり、言い直しをさせたりしないことが大切です。楽しくおしゃべりする気持ちを育てながら、構音訓練の段階に応じて、正しい音を定着させていくことが重要です。

構音《こうおん》訓練は段階を追って進めていく

ここで、構音訓練の簡単な一例として、「す」の練習をあげてみましょう。言語聴覚士による定期的な言語指導を受けて、保護者もいっしょに参加しながら進めていくことが大切です。

❶単音節をつくる練習

「す」の子音部分にあたる摩擦成分を作る構音操作を誘導し、それに「う」をつなげて「す」の単音節をつくります。ただし、この段階がうまくできたからといって、すぐに「〈す〉はもう言えるから会話で使おう」というわけにはいきません。構音操作に慣れることや、頭の中で今まで習慣となっていた発音と置き換えていくことが必要なので、使いこなす練習も行います。

❷音の組み合わせの練習

安定して「す」の構音ができるようになったら、「ことば」としての意味を持たない「音の組み合わせ」で練習をします。たとえば、「すーあ」などと、後ろに他の音をつけて言う練習をします。次に、「あーす」などと、前に他の音をつけて言う練習をします。一般的には、目標の音が先にあるほうが言いやすい傾向があるので、この順序で練習をすることが多いのです。さらに、「あーすーあ」のように、前後両方に他の音をつけて言う練習をします。

❸単語の練習

音を組み合わせる段階まで「す」が安定してきたら、日常的な「ことば」、つまり単語として使う練習をします。練習する単語は、子どもといっしょにゲームのように考えながら、生活のなかで使う身近な単語を選びます。

まず、「〈す〉が最初につくことば」として、「すいか、スカート、すなば」などの単語を、言語聴覚士や保護者が言い、それを復唱する形式でゆっくり言う練習をします。言う速度は言語聴覚士や保護者が調節し、だんだん慣れていくように進めます。

次に、「〈す〉が最後につくことば」として「いす、からす、アイス」などを、さらに、「〈す〉が途中につくことば」として「くすり、マスク、ポスト」などを練習していきます。

❹短文の練習

練習するべき単音節がすべて単語レベルまで使える段階になったら、「すいかとアイス」などの語連鎖や、「いすにすわる」などの短文を言う練習に進みます。それから、本読みや歌の中でも使えるように、練習での活用の幅を広げていきます。「うっかり前の音になったら、正しい音で言い直す」という手順をくり返すことで、誤り音の出現が減少していきます。

❺会話の練習

会話練習の段階に進んだら、最初は「おしゃべり練習5分」などと、時間を区切って構音に気をつけるところから始めます。徐々に練習時間や回数を増やしていき、最終的に日常会話で正しい音が定着することをめざします。

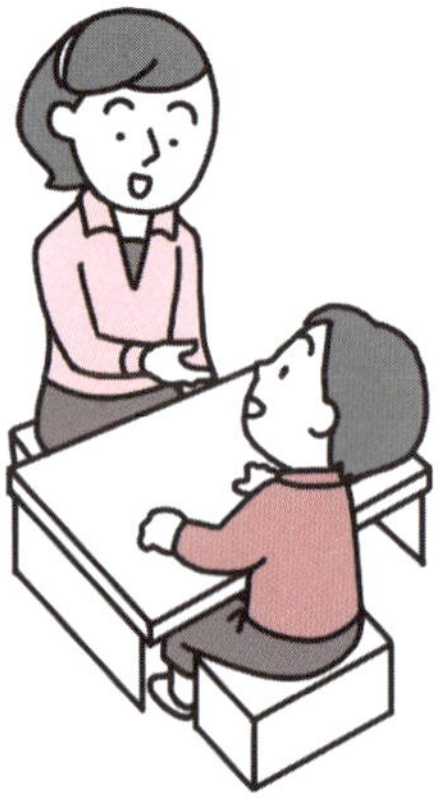

第Ⅱ部　子どもの言語障害

第5章

脳性麻痺
発音の障害❹

脳性麻痺は、胎児期から周産期にかけての脳損傷によって生じる運動や姿勢の障害で、呼吸運動や声帯、下顎、舌、口唇などの発声発語器官の運動がうまくできません。そのため、ことばの発達に遅れがみられることが多く、脳性麻痺独特の聴き取りにくい話し方になります。

1

乳児期の運動機能とコミュニケーションの発達

乳児期には、運動、認知、摂食嚥下《せっしょくえんげ》・口腔《こうくう》、呼吸・発声、発語などの機能が関連しあいながら発達します。また、母親とかかわるなかで、コミュニケーションの基盤が育まれます。

子どもは生後1年でさまざまな機能が発達する

生後1年間に、子どもは目ざましい発達を遂げます。運動機能では、首が座らない状態だったのが、独歩ができるまでになります。握り込んでいた手は、指さしをしたり、ごはん粒をつまんだりするようになります。

認知面では、1歳を迎えるころには人や物の区別がつき、事物の名称を理解するようになります。摂食嚥下および口腔の機能については、ミルクしか飲めない状態から、離乳完了食を食べられるようになります。そして、発声・発語についても、泣くことだけだった子どもが、ことばを話し始めます。はじめてのことばを話すまでには、生まれてから1年かけて、このようにたくさんの準備をしているのです。

各機能は相互に関連しながらバランスよく発達する

各機能をバランスよく発達させるためには、子ども自身の神経や骨・筋肉の発育と、取り巻く環境からの刺激が必要です。授乳やおしめの取り換え、入浴や睡眠、遊びなど、育児を通じた**母子相互作用**によって、コミュニケーション発達の基盤が築かれるのです。

たとえば、3～4か月ごろの運動発達としてみられる**首座り**は、離乳食を始める準備や発声の基礎となるもので、舌や口唇《こうしん》、下顎《かがく》の動きに関連しています。また、首が座ることで周囲の人や物、状況をしっかりと見ることもできるようになります。また、日常的に母親と過ごすなかで気持ちの安定を得て、アイコンタクト、共感、共同注意などの経験を積み重ね、コミュニケーションを学習していきます。

このように、各機能は相互に関連しあいながら発達し、ことばの獲得につながっていきます。

脳性麻痺児は乳児期に発達のつまずきがみられる

脳性麻痺《まひ》の子どもは、新生児期までに脳に損傷を受けたことによって、運動障害が生じ、運動神経系の発達に偏りが生じます。身体に特有の不随意運動があること、筋緊張が高すぎたり低すぎたりすること、独特な運動パターンや運動機能の発達遅延によってさまざまな機能の獲得が困難になります。そのために、発達に必要な経験ができない状況にあります。

乳児期の発達

月齢	粗大運動	口腔機能	摂食機能	認知・コミュニケーション	発声・発語
0～2	●生理的屈曲(身体が丸まっている) ●非対称性姿勢(背臥位で顔が横向きになる) ●原始反射	●舌・顎・口唇は一体となって動く ●口辺への触刺激に過敏反応する	●反射的に乳を吸う ●だんだん乳を吸い上げる力が強くなる	●音に驚く ●ぼんやりと見ている状態 ●目の前で動くものに気がつき、次第に注視するようになる	●単調な泣き声 ●鼻から抜けるような発声 ●アー、ウーという短い発声
3～4	●定頸 ●対称性姿勢(背臥位で顔が上を向き、手足が同じ状態) ●腹臥位で顔をあげる、両手を胸の上で合わせる、背臥位で両手で遊ぶなど	●口のまわりの過敏な反応が減る ●手やおもちゃ、タオルなどをなめる	●1回にミルクを飲む量が増え、1日に飲む回数が減る ●吸うことと嚥下することが分離してくる ●離乳準備期	●追視をする ●目が合いやすくなる ●あやすと笑う ●抱っこすると喜ぶ ●音楽をじっと聴いたり、喜ぶ母親の声のほうへ振り向く	●声を出して笑う ●気持ちに応じて声の出し方が変化する(甘えたい、訴えたいなど) ●大きく口を開け、大声で泣く ●泣き方に変化が現れる
5～6	●腹臥位で手を使って遊ぶ ●腹臥位で手を伸ばし、物に触れたり取ることができる ●座らせると短時間座れる	●舌と下顎の上下の動きがみられる ●口唇を閉じていることが多くなる ●よだれが出はじめる	●離乳食を開始する(初期食) ●舌の前後運動で食物を送り込み、はじめは食物を押し出すことがあるが、だんだん取り込めるようになる ●哺乳瓶を見ると口を開ける	●母親と他の人を区別した反応がみられる ●大人の口元をよく見るようになる ●気に入らないとぐずって怒る ●イナイイナイバーや好きなおもちゃを喜ぶ	●発声が長くなる ●声を出して遊ぶようになる ●マ行・バ行・パ行など、唇を使う音の喃語がみられる
7～9	●腹臥位から自分でお座りができ、お座りから腹臥位に移れる ●四つばいで移動する ●つかまり立ちをする	●舌打ちや、口唇を動かすことが増え、口唇を閉じる力が強くなる ●下顎を大きく開けたり、小さく開けたり、変化がつけられる	●スプーン上の食物を上唇で取り込む ●離乳食が中期食へすすむ ●食べ物に向かって口を開ける ●舌で押しつぶして食べる	●名前を呼ぶと振り向き、音楽や歌を手足を動かして喜ぶ ●人の話しかけに注目し、母親の声の調子に応じて反応する ●人見知りがはっきりしてくる	●喃語を出すことが多くなる ●大人の出す音をまねする ●鼻に抜ける声がなくなる ●タ行・ダ行・ナ行など、舌の前でつくる音が出るようになる
10～11	●伝い歩きがさかんになる ●立位で遊ぶ ●床から立ち上がる	●舌を左右に動かせる ●口を自由に開け、舌と下顎を分離した運動ができる ●下顎の回旋運動がみられる	●離乳後期に入り、軟らかめの固形物を咀嚼しながら食べる ●食べ物の形態や大きさに合わせて口を開ける ●コップやストローが使える	●リズミカルな歌や音楽に合わせて身体を揺らしたり、声を出して応じることもある ●母親が見えなくなると、泣いたり探したりする	●反復した喃語を言う ●何か言っているようにもじゃもじゃ声を出す ●歌に合わせて声を出すこともある
12	●一人で何歩か歩く	●随意に口唇を突き出せる	●手づかみ食べを始める	●自分からバイバイをする	●「ママ」などの始語がみられる

たとえば、このような身体の状態であるために、母親は子どもを抱くことが難しい、おしめの取り換えや更衣に時間がかかる、授乳や離乳食がうまく進まない、上手に遊ばせられないなどと日々の育児に問題を持ちます。これらの影響で、母子相互作用の発達が妨げられることもあります。

また、首の座りが遅れることは、食べる機能、発声と関連する呼吸機能や発声・発語の発達への影響が大きいといえます。

2

脳性麻痺の定義・原因・発生率・治療の概要

未熟な脳の損傷で生じるさまざまな障害

脳性麻痺《まひ》は、胎児期や周産期の脳損傷によって生じる、姿勢や運動などの障害です。まず、合併症の種類や発症原因、発症率についてみていきましょう。

満２歳までに症状が現れ、さまざまな合併症を生じやすい

脳性麻痺とは、どのような病気でしょうか。１９６８年に厚生省（現厚生労働省）脳性麻痺研究班会議で定められた定義では、「受胎から新生（生後４週間以内）までの間に生じた脳の非進行性病変に基づく永続的だが変化しうる運動および姿勢の異常」で、その症状は満２歳までに発現するとされています。また、進行性疾患や一過性運動障害、将来正常化すると思われる運動発達遅延は、これから除外されることになっています。

未熟な脳の損傷後に生じる脳性麻痺は運動障害とともに、さまざまな合併症を生じやすい傾向があります。合併症としては、脳損傷の範囲や程度によって、**知的障害**、**てんかん**、**視聴覚障害**、**視覚認知障害**、**行動障害**、**高次脳機能障害**などがみられることがあります。とくに多いのが、知的障害やてんかんなどです。また、運動障害の程度や症状については、寝返りも打てず生涯にわたって寝たきりという重度の人もいますし、移動に車椅子を使用する、座るために特別な椅子が必要である人、また歩き方が通常と異なる、などという軽度の人もいます。

したがって、このようなさまざまな症状がみられるのが脳性麻痺だといえます。また、脳性麻痺は1つの症候群であるといわれることもあります。重度の運動障害と知的障害がある場合は**重症心身障害**と呼び、運動障害と知的障害の程度の様相によって分類されています（左ページ参照）。

発症原因は胎生期・周産期・新生児期に分けて考えられる

脳性麻痺の発症原因については、３つの時期に分けて考えられています。まず、胎生期の原因としては、脳の形成異常や脳出血、虚血性損傷、水頭症などがあります。

次に、周産期の原因として、新生児仮死、低酸素脳症、脳出血、核黄疸《かくおうだん》、低出生体重による脳損傷などがあげられます。**低出生体重児**とは、出生時体重が２５００グラム未満の新生児のことで、さらに１５００グラム未満を**極低出生体重児**、１０００グラム未満を**超低出生体重児**といいます。

出生後の新生児期の原因には、中枢神経系感染、急性脳症、頭部外傷、痙《けい》攣《れん》重積症などがあります。

新生児医療の進歩によって発症率は変遷してきている

新生児医療の進歩によって、1980年ごろまでに、脳性麻痺の発症は1000人に1人を下まわるほどになりました。また、近年は核黄疸に対する治療が進歩したため、核黄疸を原因とする脳性麻痺が減少しました。

しかし、以前は生命維持が困難だった脳損傷児や低出生体重児の生存率が高まり、その後に障害が残るケースがみられるようになりました。現在の脳性麻痺の発症はやや増加し、1000人に2人程度になっています。

脳性麻痺の合併症

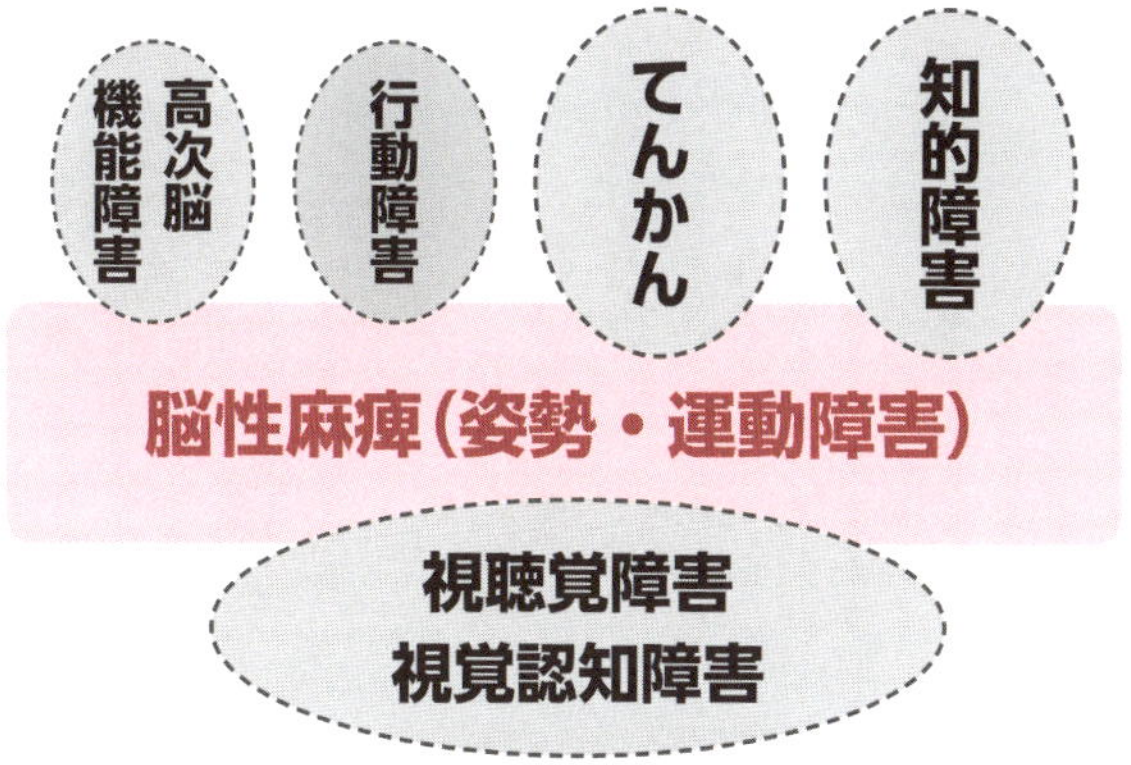

「大島の分類」による重症心身障害児（者）

この分類表の1～4までを重症心身障害児（者）としている（大島一良氏により昭和46年に考案された）。

知能（IQ）	走れる	歩ける	歩行障害	座れる	寝たきり
80～70 境界	21	22	23	24	25
50 軽度	20	13	14	15	16
35 中度	19	12	7	8	9
20 重度	18	11	6	3	4
最重度	17	10	5	2	1

運動機能：走れる　歩ける　歩行障害　座れる　寝たきり

＊大島一良「重症心身障害の基本的問題」（公衆衛生35, p648-655, 1971年）

乳児期からの医療的ケアとリハビリテーションが必要

脳性麻痺の診断は、新生児科や小児神経科、整形外科の医師が行うことがほとんどです。症状によっては、必要に応じて他科の診察を受けることが必要な場合もあります。たとえば、小児呼吸器科、皮膚科、外科、眼科、耳鼻科、歯科などです。

残念ながら、現在の医療では、脳損傷を治癒《ちゆ》させる治療方法はありません。てんかんを合併する場合は、抗痙攣剤の服用や、てんかん治療としての脳外科手術を行います。股関節や足関節などの筋緊張が非常に強くなった場合は、それを改善するために注射や手術をすることもあります。

脳性麻痺では、早期からリハビリテーションや療育を行うことが重要です。早期にこのようなケアを受けることで、脳の可塑性《かそせい》による機能修復が期待できるからです。脳性麻痺のリハビリテーションには、主に理学療法、作業療法、言語聴覚療法、摂食嚥下《せっしょくえんげ》療法、心理指導などがあります。運動障害などの症状の変化に合わせ、乳児期・幼児期・学童期・思春期・青年期・成人期・老年期というライフステージに対応した支援が必要になります。

3

脳性麻痺の分類

症状による分類・麻痺の部位による分類がある

脳性麻痺《まひ》の運動障害の症状は、痙直《けいちょく》型・アテトーゼ型・失調型・低緊張型・混合型などのタイプに分けられます。また、麻痺の生じる部位によっても分けられます。

運動障害の症状によっていくつかのタイプに分類できる

脳性麻痺の症状による分類には、主に**痙直型（スパスティックタイプ）**・**アテトーゼ型**・**失調型**・**低緊張型**があります。また、これらが混在する**混合型**があります。混合型には、痙直型とアテトーゼ型の混合、痙直型と失調型の混合、アテトーゼ型と失調型の混合などがあります。

❶痙直型

脳性麻痺のなかで、最も一般的なタイプです。痙直型にみられる**痙縮**《けいしゅく》は、四肢《しし》の関節のこわばりや、筋肉の硬さを生じさせます。下肢《かし》の筋緊張が高くて突っ張りやすく、とくに股関節の開きが悪いので、両足の交互性が少なく、つま先立ちの状態がよくみられます。

上肢《じょうし》は肘《ひじ》を曲げた状態での筋緊張が高く、手を握り込んだ状態がよくみられます。手足の緊張とは反対に体幹の筋緊張は低く、しっかりと背中を伸ばすことができないため、背中を丸めたような座り方をすることもあります。

❷アテトーゼ型

独特な動きのあるアテトーゼ型には、**舞踏病様アテトーゼ型**と**ジストニックアテトーゼ型**があります。特徴をひと言でいうと、体幹の不安定さと四肢のくねらせるような動きです。

舞踏病様アテトーゼ型は、頭部や手足に動きの定まらない不随意運動がみられ、体幹は不安定で、座っていても不規則に揺れている様子がよくみられます。ジストニックアテトーゼ型は、不随意に突然筋緊張が変わるもので、低筋緊張の状態から、身体のねじれをともない、全身の筋緊張が高まる状態へと変動が生じます。

❸失調型

脳性麻痺のなかでは、最も少ないタイプです。特徴としては、筋緊張の調整がうまくできないためにバランスがうまくとれず、姿勢の保持が困難であることや、手足を動かす運動時に**振戦**《しんせん》という震えが生じること、距離の調整ができないことがあげられます。

❹低緊張型

身体の筋緊張が低く、ぐにゃぐにゃとした状態です。低出生体重児の乳児期や、点頭てんかんの後遺症としてみられます。乳児期には筋緊張が低くても、成長にともなって下肢の筋緊張が高まり痙直型になったり、またアテトーゼ型や失調型の症状を示すようになったりする場合もあります。

麻痺の起こる身体の部位によっても分類できる

身体のどこに麻痺があるかという部位による分類では、どちらか片側の手足に障害がみられる**片麻痺**、左右両側の足が主に障害され、両側の上肢も少し障害をもつ**両麻痺**、左右両側の手足と、体幹を主に頸部《けいぶ》や顔面などの筋群に障害がみられる**四肢《しし》麻痺**などがあります。アテトーゼ型の子どもは、ほとんど四肢麻痺です。

　このほかに、**三肢《さんし》麻痺**や**単麻痺**などがありますが、脳性麻痺ではまれにしかみられません。

脳性麻痺の症状のタイプの例

痙直《けいちょく》型両麻痺

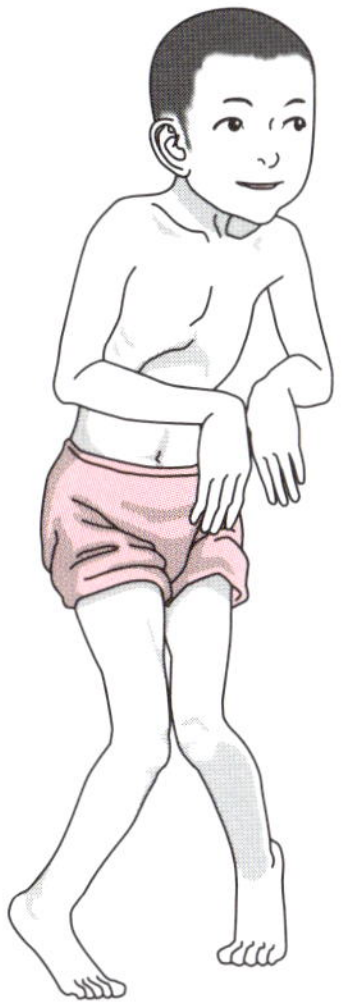

下肢《かし》が突っ張りやすく、股関節の開きが悪いことが多い。上肢《じょうし》は肘《ひじ》を曲げ、手を握り込んだ状態になる

アテトーゼ型

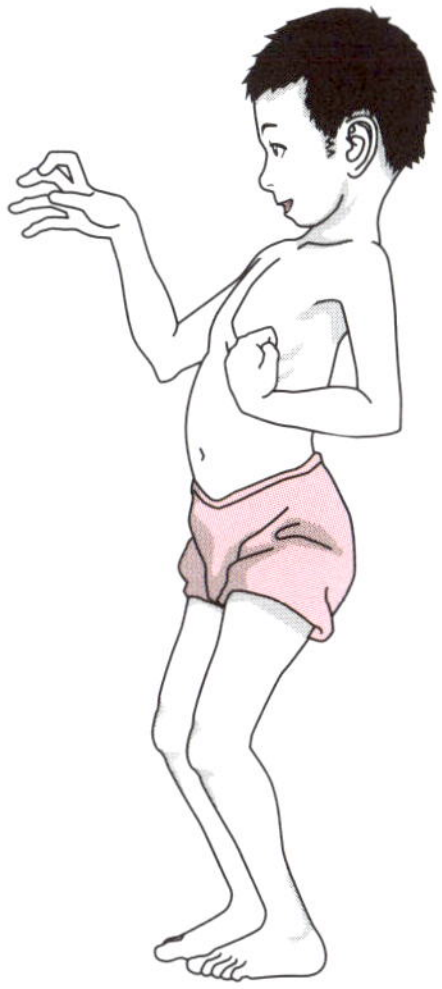

体幹が不安定で、四肢《しし》にくねらせるような動きがみられる。舞踏病様アテトーゼ型とジストニックアテトーゼ型に分けられる

低緊張型

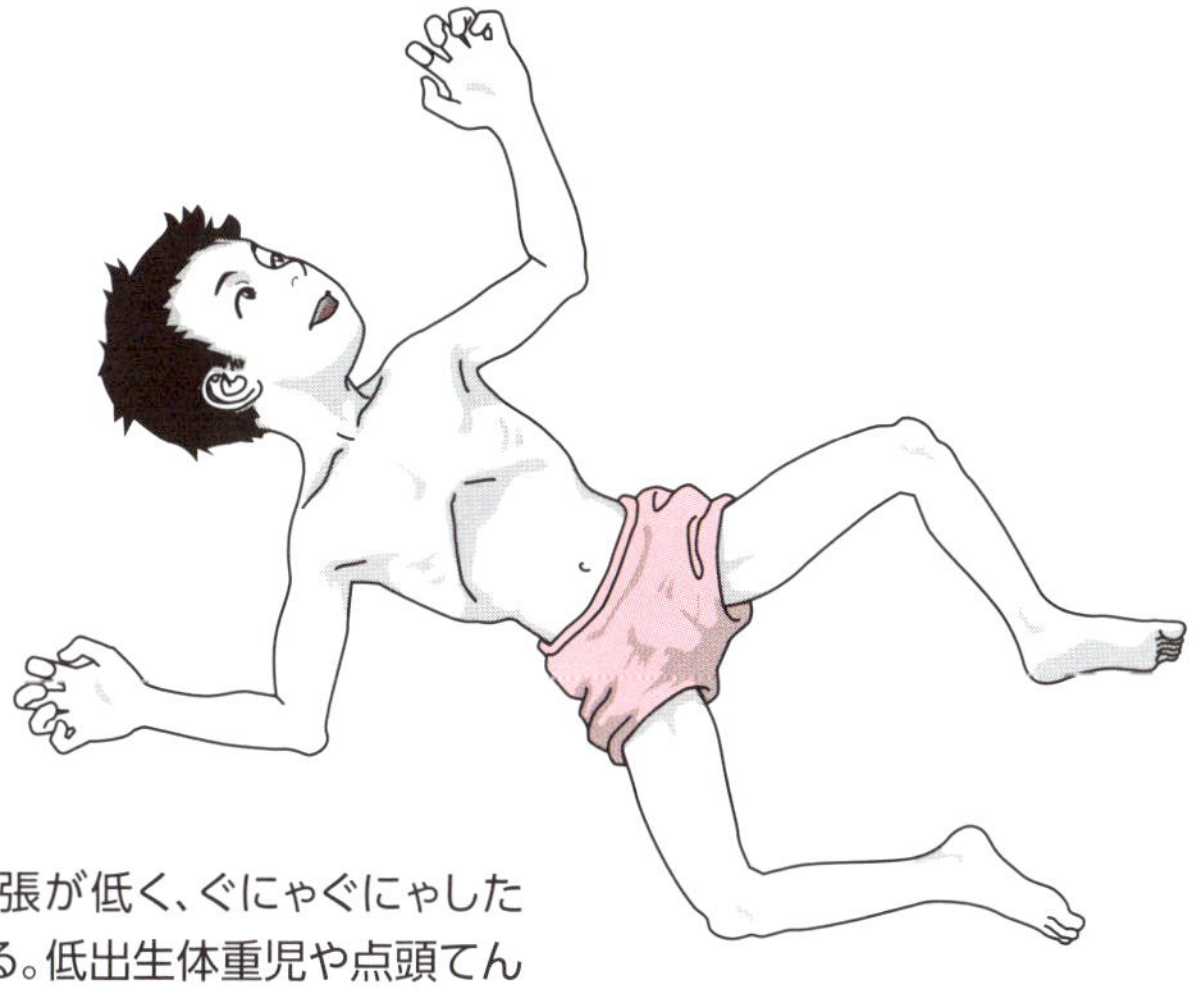

全身の筋緊張が低く、ぐにゃぐにゃした状態にみえる。低出生体重児や点頭てんかんの後遺症などでみられる

4

脳性麻痺のことばの障害の特徴

タイプによってことばの発達や障害は異なる

脳性麻痺《まひ》児のことばの発達の様子はさまざまで、ふつうに話せる場合も、生涯ことばをもたない場合もあります。特徴のある話し方や、聴き取りにくい話し方もみられます。

ことばの発達が遅れ、聴き取りにくいことばになる

一般に、脳性麻痺児のことばの発達はゆっくりです。よほど軽度の障害でなければ、知的障害がなくても始語が遅れることがほとんどで、運動障害や口腔《こうくう》器官の機能障害が重い場合は、言語理解力が高くても、生涯にわたって話せないこともあります。その場合は、**拡大・代替コミュニケーション**の道具を利用することもあります。

ことばは脳性麻痺独特の話し方で違和感があり、聴き取りにくいことがあります。発声や構音《こうおん》の障害、特異なイントネーションやアクセントがみられることや、ことばの区切り方が調整できないことがあります。これらのことは、身体の姿勢や運動パターン、筋緊張と関連しやすいといえます。

脳性麻痺のタイプによることばの障害の特徴

多くの脳性麻痺児は、程度の差はありますが、発声や構音、抑揚、速さ、なめらかさなどの点で話し方に障害をもっています。

❶痙直《けいちょく》型

全般に声が小さく、しぼり出すような声になることや、声が低くなることがあります。また、ときには話の途中に声が裏返ったりするケースも、みられます。話し方はゆっくりで抑揚に乏しく、構音障害がみられます。

❷アテトーゼ型

しぼり出すような声や、ささやき声がみられます。声の大きさが変動したり、ときには爆発的な大きな発声になったりすることもあります。また、裏声になることもあります。さらに、声が高すぎたり、急に低くなったりと変動することがあるのが特徴です。

話している途中で話し方が急に速くなったり、遅くなったりと変動することもあります。抑揚に乏しく、音と音節がばらばらに聞こえたり、音や音節の持続時間が不規則に崩れたりして、話し方になめらかさがないケースが多くみられます。構音障害があり、時と場合によってその誤り方が異なることも特徴です。緊張が高まると、声が出にくくなることもあります。

❸失調型

努力性の発声になることがあり、声の震えや高さの変動がみられます。ゆっくりとした、抑揚に乏しく単調な話し方になり、構音障害もあります。

脳性麻痺でみられる話し方やことばの障害

脳性麻痺《まひ》では、姿勢や運動に障害があるために、発声や構音に支障が生じ、ことばが不明瞭になったり、独特の話し方になったりします。

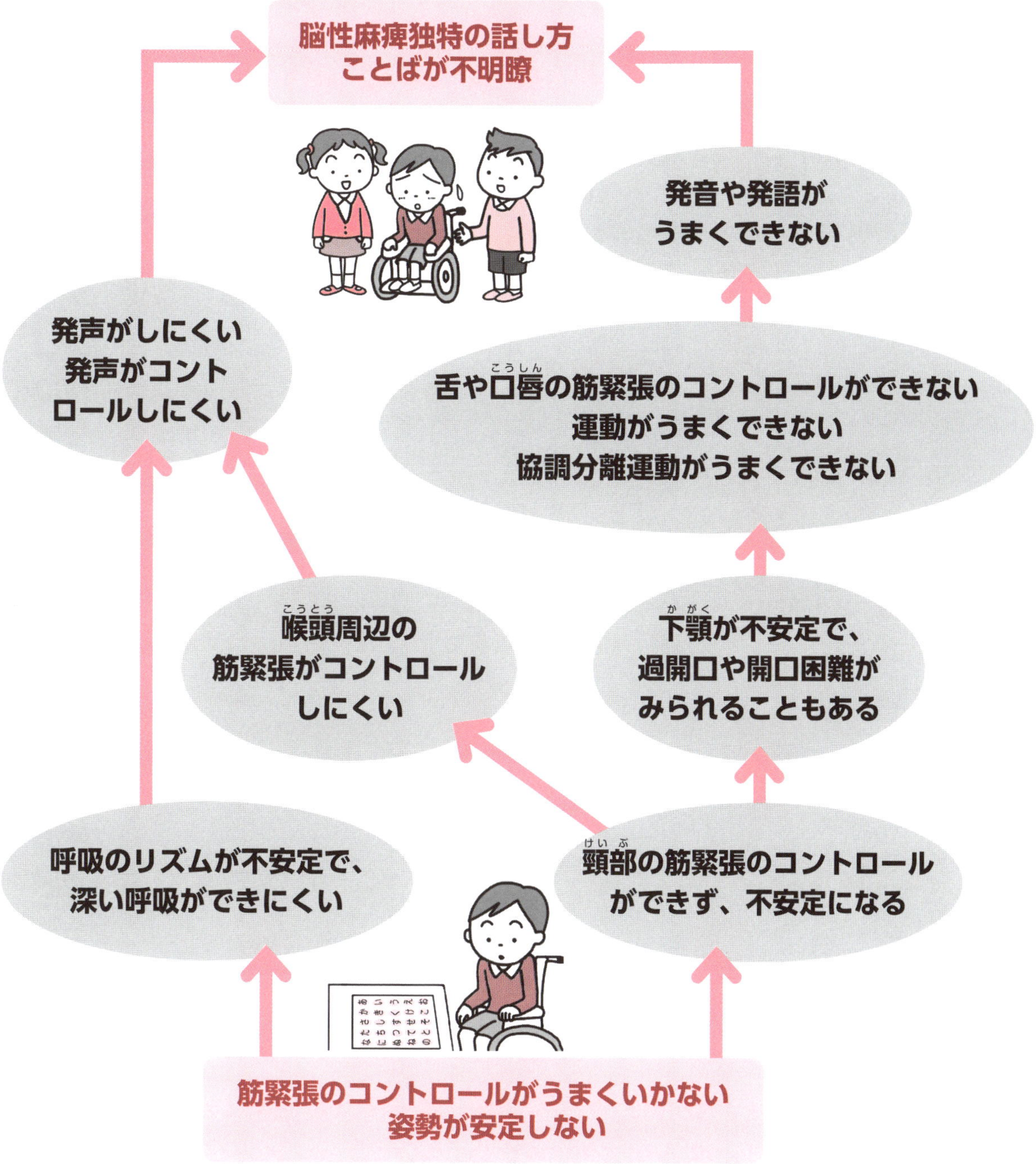

5 理解力・表現力や話し方、口腔運動を評価する

脳性麻痺児の言語発達とことばの評価

運動障害があるため、既存の発達検査法では評価しきれないことがあります。ことばの評価は、子どもの姿勢や運動など、全身の状態の観察とあわせながら行います。

家族などから情報を得てまず理解力や表現力を評価する

脳性麻痺《まひ》児のことばを評価するときには、まず言語理解力、言語表現力、そしてコミュニケーション能力を評価します。ことばの発達は、これらの力の発達に支えられているからです。

どの内容を評価するときにも、子どもの姿勢に留意します。どのような姿勢がリラックスできるか、どのような姿勢が安定するか、家族や理学療法士、作業療法士などから情報を得ておくことが必要です。

発達に関する検査は既存の検査方法を使用しますが、それらのほとんどが、反応に指さしや手の操作を必要とします。また、ことばで答えなければならない課題もあります。まず、その子どもが手や指をどの程度使えるのか、足のほうが随意的な動きがあるのか、目の動きはスムーズか、などを見きわめなければなりません。

手が使えない場合には、目で見て示すことを約束事にするなどの対処も必要となります。その際は頭部が安定して見やすい姿勢をつくり、課題も見やすく提示します。そして、子どもの目の動きを観察しやすい位置で、検査を行います。目の動きもとらえにくい場合は、選択肢を示しながら、「これですか」と質問していき、イエス・ノーで反応を確認することもあります。

理解力と表現力の差を把握しておくことも、大切です。理解力があるのに表出方法がないため、わかっていないと誤解されることもあるので注意します。理解力や表現力については、家族や日常かかわっている保育士、指導員、学校の先生などから情報を得ることも必要です。検査の場ではできないことでも、日常生活で心身ともにリラックスした状態ならできる場合もあります。ふだんはどのような方法で表出しているのかもわかるでしょう。

数人でことばを聴き取り、口腔《こうくう》運動を観察して評価する

ことばの評価にあたっては、まだ十分に話せない場合も発声や表出ができている音に注目します。ことばの表出があれば、自由会話や構音《こうおん》検査課題を使って小児の発話特徴を評価します。その内容は、声の質、声の高さや大きさ、話す速さ、プロソディー、構音や共鳴などです。そして、話し方全体について、明瞭性（聴き取りやすさ）と脳

脳性麻痺児の検査場面の例

緊張の強いアテトーゼ型脳性麻痺《まひ》児を対象に、発達に関する検査を行うときは、安定してリラックスした姿勢がとれるように留意することが大切です。

例1 視線でカードをさし示して答える場合

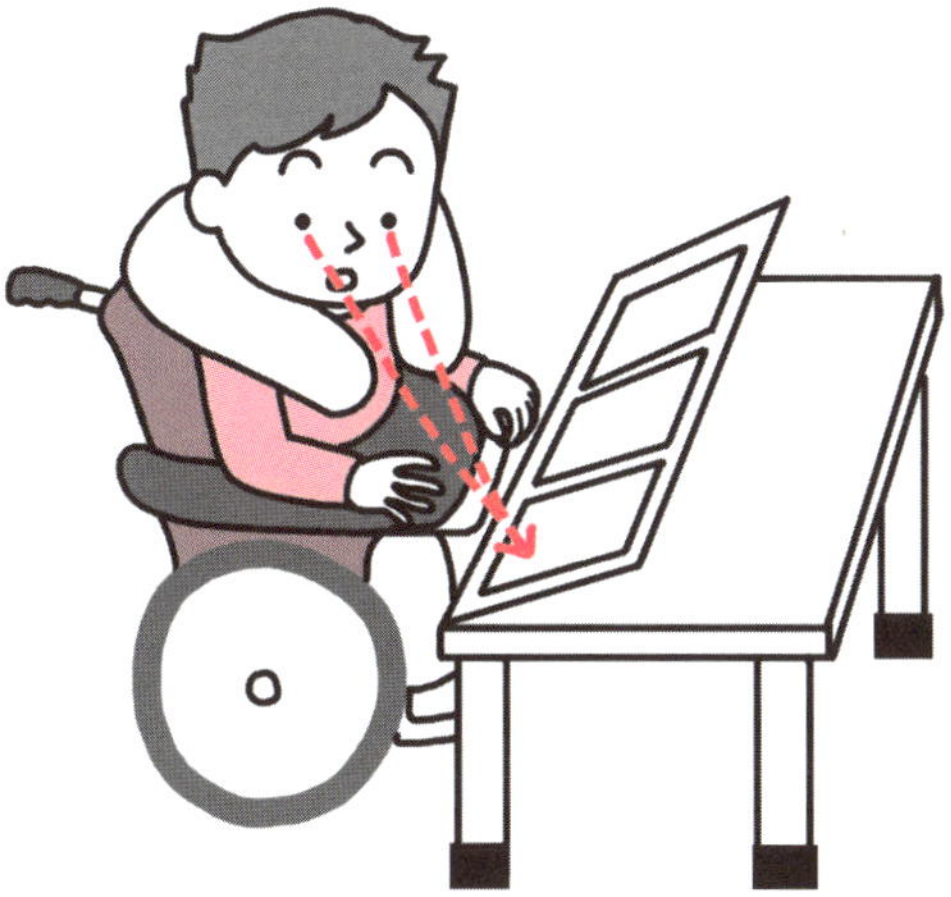

クッションを使用して頸部《けいぶ》や姿勢を安定させる

例2 左右の手でカードを示して答える場合

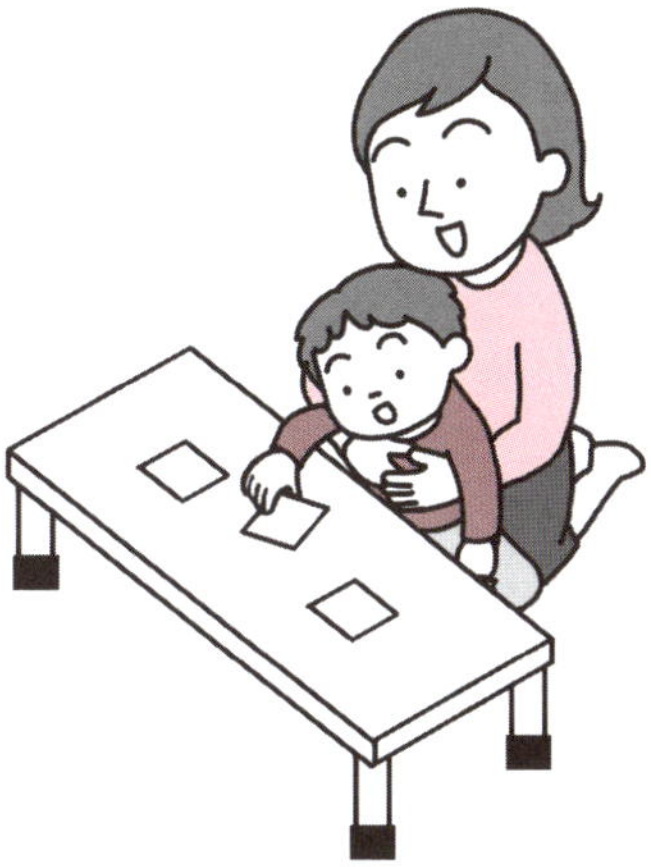

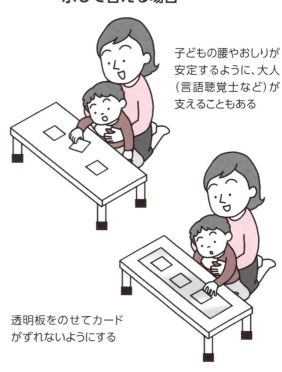

子どもの腰やおしりが安定するように、大人（言語聴覚士など）が支えることもある

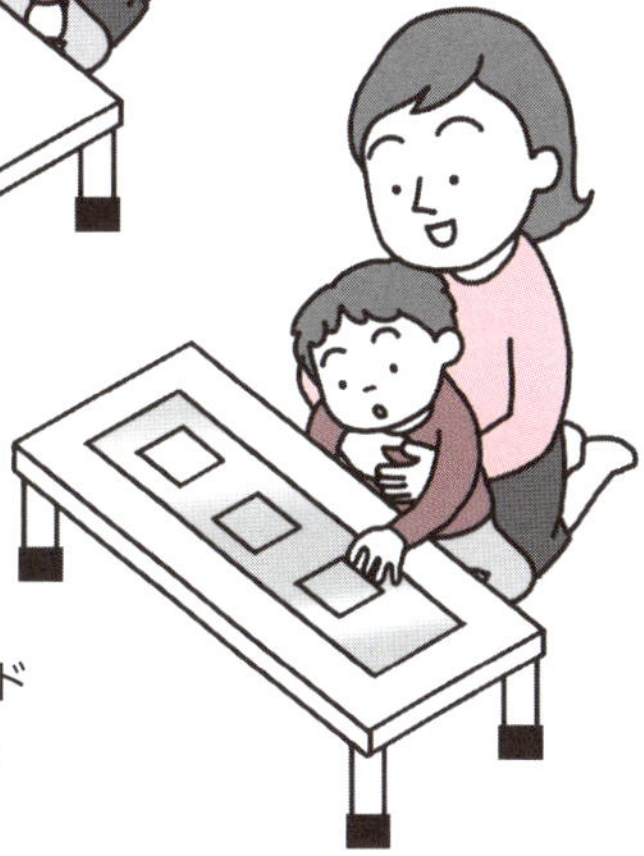

透明板をのせてカードがずれないようにする

性麻痺特有の話し方を評価します。

脳性麻痺児のことばは、慣れている人には聴き取れても、はじめての人にはなかなか聴き取りにくいことがあります。そのため、何人かでいっしょに聴き、口腔器官の機能を評価します。

脳性麻痺児は、指示に従って口腔器官を随意的に動かすのが困難なことが多いので、基本的には指示に従った動きをやってもらいますが、無理に課題を進めることは避け、平常の口の動きをよく観察します。

食べるときの口腔器官の運動も観察する

呼吸と発声の機能は、嚥下《えんげ》機能と関連しています。食物を食べるときの口腔器官の動きは構音運動の基礎となるので、食べるときに口腔がどのような動きをするのか、よく観察をします。

たとえば、口を適度にあけたり、食物を上唇で取り込んだり、口の奥へ送り込んだりする様子をよく観察することで、舌や口唇《こうしん》、下顎《かがく》の動きを推測できることもあります。

脳性麻痺児のための療育と教育

6 早期療育によって心身の発達を支援する

脳性麻痺《まひ》児の成長を支えるには、療育や教育がとても大切です。障害に合わせて施設を選び、職種間で連携をとりながら、ライフステージにそってことばの発達を支援します。

日本特有の「療育」によって子どもと家族を支援する

脳性麻痺児は、生まれたときから、あるいは生まれて間もなく脳に障害を受け、障害を持ちながら成長して大人になります。運動障害の症状は変化しますが、現在の医学では、脳の障害を治癒《ちゆ》させることができません。したがって、脳性麻痺という障害があることを前提としたライフステージにそった支援が必要となります。乳幼児期は急速な発達期であり、学童期は自律への発達期になります。思春期・青年期は、社会人の準備期になります。

日本には、**療育**という特有の概念があります（左ページ参照）。医療・リハビリテーション・教育・福祉を基盤とした、子どもと家族を支援するシステムです。脳の可塑性《かそせい》が高いうちから子どもたちの療育を始めるという考えによるものが、**早期療育**です。

療育施設では、身体的なリハビリテーションだけでなく、心身ともに発達することを大切にし、家族が安心して育児をできるように支援します。幼児期には、療育施設のみを利用することもありますが、両親の意向で通常の保育園や幼稚園に通園することもあります。また、療育施設への通園と併用して、保育園や幼稚園に通園することもあります。

障害に合わせて学校を選び、職種間で連携してかかわる

脳性麻痺児の学校教育の場には、運動障害や知的障害の程度や両親の考え方によって異なりますが、通常校や肢《し》体《たい》不自由児のための**特別支援学校**、少数ですが**肢体不自由児特別支援学級**があります。また、特別支援学校に通学していても地域の学校で授業を受けられる、**交流及び共同学習**というシステムもあります。公立の特別支援学校は、高等学校まであることがほとんどです。知的障害を合併していない脳性麻痺児のなかには、大学へ進学する子もいます。

乳幼児期の成長過程の支援には、いろいろな職種がかかわるので、職種間のチームワークが欠かせません。現在子どもにかかわっているスタッフ間で情報を共有する「横の連携」とともに、成長にともなって変化する生活の場をつなぐ「縦の連携」が必要です。

たとえば、年中児で療育施設だけで生活しているという場合、言語聴覚士

は療育にかかわる職員から日常生活での子どもの様子について情報を得る一方で、子どものことばの特性や指導について職員に理解してもらい、保育の場面などでの留意点などを伝えたりします。これが横の連携です。

その後、年長児になってクラスが変わり、保育園などと併用通園をするようになった場合や、さらに就学後には、生活の場やそこにかかわる人が変化します。次の生活の場の人へ子どもの情報を引き継ぐのが、縦の連携です。この連携によって、新しく子どもとかかわる人は、これまでの支援や成長の過程を理解し、今後に役立てることができます。それは、子どもや家族に、よけいな負担を与えないことにもつながります。

脳性麻痺児の成長と支援の連携

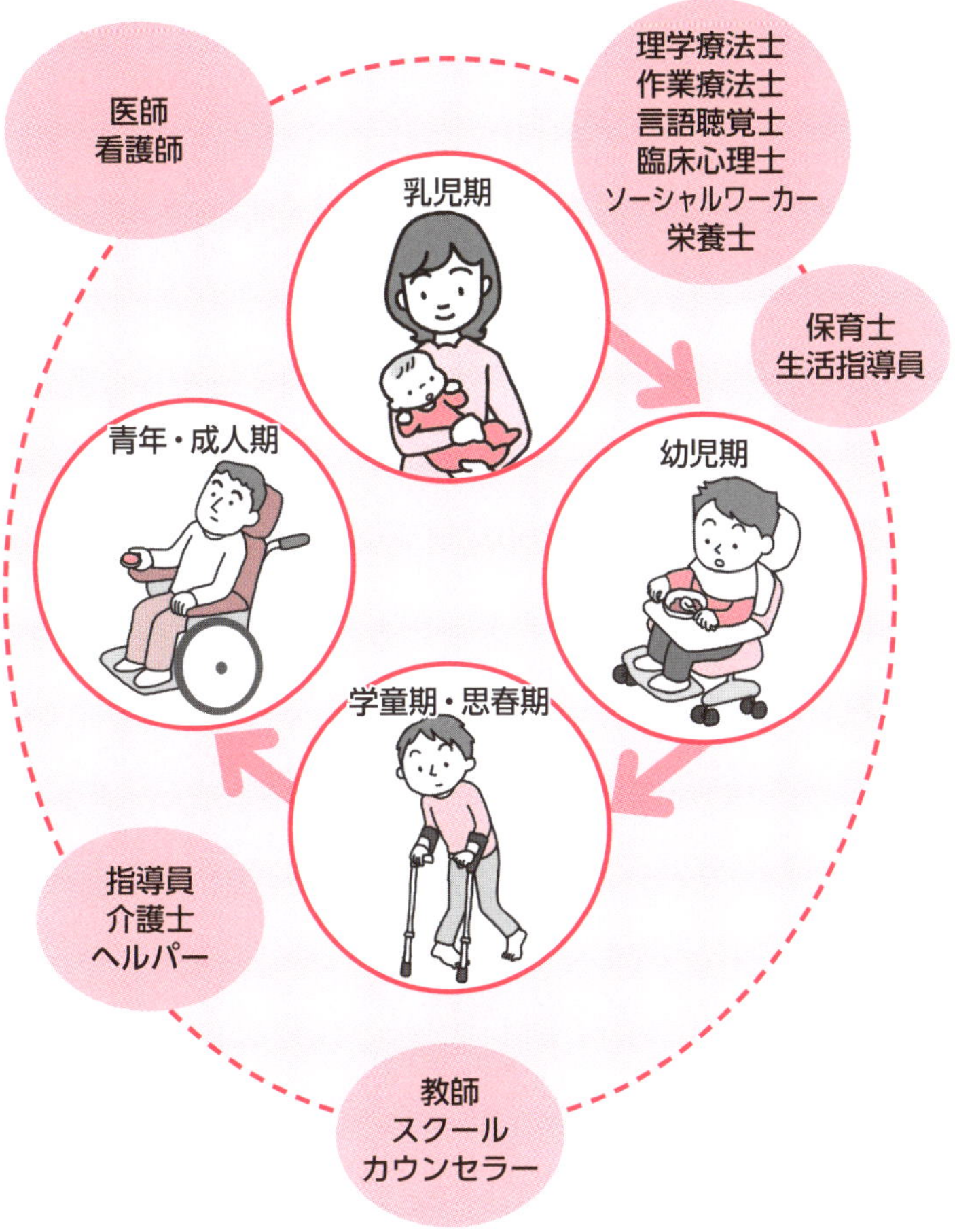

ミニ知識　「療育」という考え方

「療育」ということばを昭和17年にはじめて提唱したのは、「療育の父」と呼ばれる整形外科医の高木憲次氏で、この年、東京・小茂根に整肢《せいし》療護園が開設されました。その後昭和62年に、高木氏の「療育」の内容を現代風に修正したのが、整形外科医で北九州市立総合療育センター所長の高松鶴吉氏でした。それは、「療育とは医療、訓練、教育、福祉などの現代科学を総動員して障害を克服し、その児童が持つ発達能力をできるだけ有効に育て上げ、自立に向かって育成することである」という考え方で、わかりやすくいうと、「子どもの特性に合わせた特別な子育て」ということです。

現在、日本には、数や内容に多少の差はあるものの、各都道府県に小児医療と療育を行う施設があります。また、地域に小規模な療育施設を設けているところもあります。

7

脳性麻痺のことばの障害への支援①

姿勢の調整やことばの練習を行う

脳性麻痺《まひ》児のことばの発達の支援は、姿勢や運動に配慮しながら口腔《こうくう》器官の機能を育て、それからさまざまな方法でコミュニケーションの力を高めていきます。

ことばの障害の支援は話しやすい姿勢の調整から

話しことばの不明瞭さや脳性麻痺独特の話し方に対する支援では、呼吸や発声発語器官だけに注目するのではなく、全身の筋緊張や姿勢、運動機能の状態を把握することが大切です。

まず、緊張しすぎない姿勢や適度な緊張を保つ姿勢をつくることから始めます。ことばを話すために必要な運動は頸部《けいぶ》や頭部に集中しているので、頸部や頭部が安定する姿勢を保持することを考え、調整していきます。

そのためには、臀部《でんぶ》や腰部を安定させて座り、お尻の左右の坐骨《ざこつ》に体重をのせるようにします。腰の上に体幹がバランスよくのり、頸部が適度な緊張で頭部を支えるように望ましい姿勢に整えていきます。そのような姿勢を自力で保持できない場合は、抱っこをするか、車椅子や姿勢保持椅子などを使います。立位台《りついだい》というものを使い、立位で発声やことばの練習をすることもあります。

猫背のような姿勢で腹部の力が抜けた状態や、反対に頭部を後ろに反らせ、身体全体を緊張させて反り返った姿勢では、呼吸の調整が難しく、声が出にくくなったり、発声量の調整や発声の持続ができなくなったりします。また、発語器官の運動も制限されやすくなります。

呼吸・発声・発語へのアプローチをするときも、常に子どもの姿勢や筋緊張に注意をはらいます。黙っているときはよい姿勢でも、発声や話し始めるときに身体が突然緊張して頭部や身体がそり返ったり、下肢《かし》が突っ張ったりする様子がみられたら、無理な話し方をしていることを意味するので、声の大きさや姿勢の調整が必要です。

さまざまな方法でことばの練習を行う

脳性麻痺児のことばについては、話せるかどうかだけではなく、話せなくてもこちらの言うことをどれだけ理解できているかについても注意をはらうことが大切です。

ほとんどの脳性麻痺児で一般の子どもより始語が遅れることは、すでに述べたとおりです。発声発語器官の運動障害に加え、いろいろなことを学習するのに時間がかかり、声を出すことや話すことを通じて発声や構音《こうおん》を自然に練習する機会も少なくなります。

支援に時間をかけながらことばの変化を待つことも必要ですが、ことばが不明瞭でも周囲の人とたくさん話をすることが大切です。また、歌を歌うこともことばの練習につながります。発声がしやすくなり、メロディーによってことばにイントネーションをつけやすくなります。何よりも声やことばを発する機会が増えるという効果があります。

舌や下顎《かがく》、口唇《こうしん》を動かす練習は、食べることを通して行うことができます。摂食《せっしょく》嚥下《えんげ》機能へのアプローチはことばを話す前から可能で、これを**プレスピーチ**といいます。このアプローチを通じて発語器官の感覚運動経験を高め、発語運動の準備をして、コミュニケーション基盤を育てていきます。

不明瞭なことばへのアプローチでは、無理に発語器官の運動を高めようとすると、身体や発語器官が過剰に緊張するおそれがあります。自然に発語器官の感覚運動を高めるために、食物の使用が有効なことがあるので、呼吸や発声の調整、構音練習の準備として、プレスピーチアプローチを行うこともあります。

また、子どもの障害の程度にもよりますが、笛やハーモニカ、ラッパなどを吹くことや、随意的に舌や口唇、下顎を動かす練習をすることもあります。さまざまな方法のなかから子どもがやりやすい運動を見つけ、構音類似運動を練習します。

ただし、音韻認識の発達に障害があるために、ことばが不明瞭な脳性麻痺の子どもがいることも知っておきましょう。ことばがどのような音で成り立っているかを認識しにくいので、自分が言おうとすることばの音を間違えて発語することがあります。

食べ物を使って口の動きを引き出す練習

上唇を使う練習

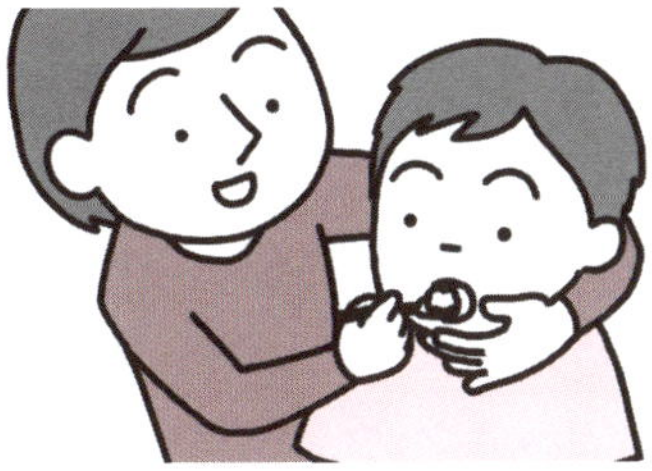

スプーンにヨーグルトをのせて、子どもが上唇で取り込む。言語聴覚士が人差し指を子どもの下唇の下に、中指を顎《あご》の骨の内側にあてるのがポイント

咀嚼《そしゃく》の練習

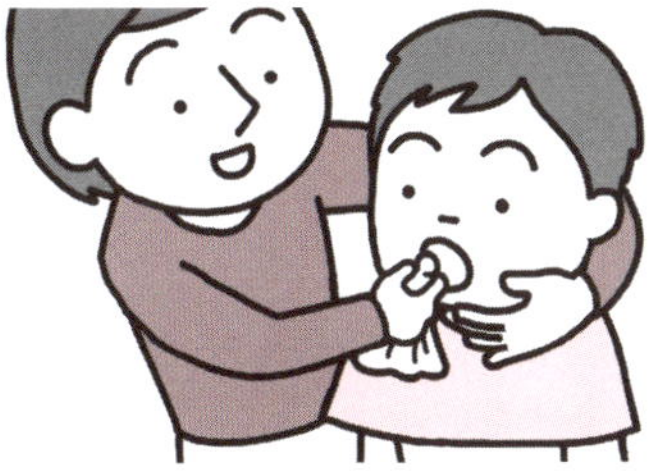

ぬれたガーゼにグミキャンディなどを包む。それを子どもの左の奥歯に入れて、言語聴覚士が左手で持ったままかませる。言語聴覚士の左手は、上の場合と同様の形で顎を支える

口唇《こうしん》を閉じる力を強める練習

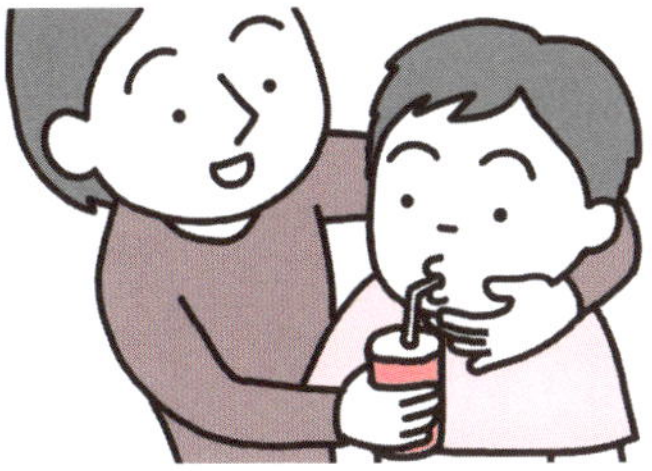

口をすぼめてヨーグルトをストローで吸う。言語聴覚士は上の場合と同様に、手で子どもの顎を支える

8

脳性麻痺のことばの障害への支援②

AACの導入によるコミュニケーション

発話以外のコミュニケーション方法には、ローテクツールを使用する方法とハイテクツールを使用する方法があります。障害の様相に合わせて、使う物や方法を考えます。

AACは発話以外のコミュニケーション方法

ＡＡＣとは、**Augmentative and Alternative Communication**の略で、**拡大・代替コミュニケーション**と訳されています。発話によるコミュニケーションが困難な人（子どもを含む）の、発話以外のコミュニケーション方法のことです。身体を使う表現方法として、表情、視線、発声、ジェスチャー、サインなどがあり、道具を使用する方法として、写真、絵、特殊なシンボル（以下シンボル）、文字などがあります。

運動障害が顕著な脳性麻痺《まひ》児者では、ＡＡＣを使用することがよくあります。また、進行性や中途障害の運動障害児者でも、必要な場合があります。たとえば、進行性筋ジストロフィー、筋萎縮性側索硬化症《きんいしゅくせいそくさくこうかしょう》、事故などによる頭部外傷が原因で生じた発話障害、脳血管障害による発話障害などです。知的障害児者、自閉症児者などで、発話が困難な場合や発語を補うときにも使用することがあります。

ＡＡＣを使用する目的は、身近な人とコミュニケーションをとりやすくすること、外出して買い物をしたり、職場で働いたり、旅行をしたりして生活の場を広げ、生活の質（ＱＯＬ）を向上させることです。言語能力の未熟な子どもであれば、まずジェスチャーやサインによって言語能力の育ちを促します。認知面の準備ができたら写真や絵によるコミュニケーションボードを使い、さらにシンボルを加えて、語彙《ごい》を増やしたり文をつくったりして、表現能力の発達を促すことができます。就学後は、文字での表現へ発展させることができる子どももいます。

障害や能力に合わせて適した方法を選ぶ

このように、ＡＡＣは教育的にも大切な役割を持っています。どの方法を選択するかは、運動機能や認知能力、言語能力などその子どもの障害や能力に合わせて決めます。

❶手話とサイン

聴覚障害児者が使用するのは**手話**で、知的障害や発達障害で使用するものが**サイン**です。子どもの指導では、イギリスで考案された**マカトン・サイン**がよく使われます。指文字を学び、サインと併用する場合もあります。

❷道具

道具を使う方法では、使用する児者

の環境に合わせた写真や絵を用紙やノートに貼り、該当するものを指や手、または視線でさしてコミュニケーションをとります。

❸シンボル

シンボルには、**マカトン・シンボル**、**PCS（ピクチャーコミュニケーションシンボルズ）**、**PIC（ピクトグラムアンドコミュニケーション）**、**ブリスシンボル**などがあります。

脳性麻痺児のためにつくられた**S&S（サウンズアンドシンボルズ）**、絵に近い**Uシンボル**など、大学や研究施設で開発されたオリジナルのシンボルもあります。複数のシンボルを使用することや、写真・絵・文字との併用もあります。

❹ハイテクツール

視覚的記号を、**カード**や**コミュニケーションボード**、**コミュニケーションブック**で使用するローテクツールに対して、電子機器を使用するものがハイテクツールです。

ハイテクツールには、あらかじめ代弁者の発話を録音しておいたり、シンボル・文字のキーを押すと音や音声に変換できる機器もあります。これらは離れた場所にいる人や、複数の人に伝えられ、コミュニケーションが広がります。このように音や音声が出るコミュニケーション機器を、**VOCA**《ボカ》**（Voice Output Communication Aid）**といいます。

障害や特性に合ったコミュニケーション方法や機器を選択し、使用するまでには時間がかかりますし、周囲の理解が必要です。コミュニケーションにおいては受け手の心の豊かさと感性が大切なことも、心に留めておきたいものです。

さまざまなAAC

マカトン・サイン

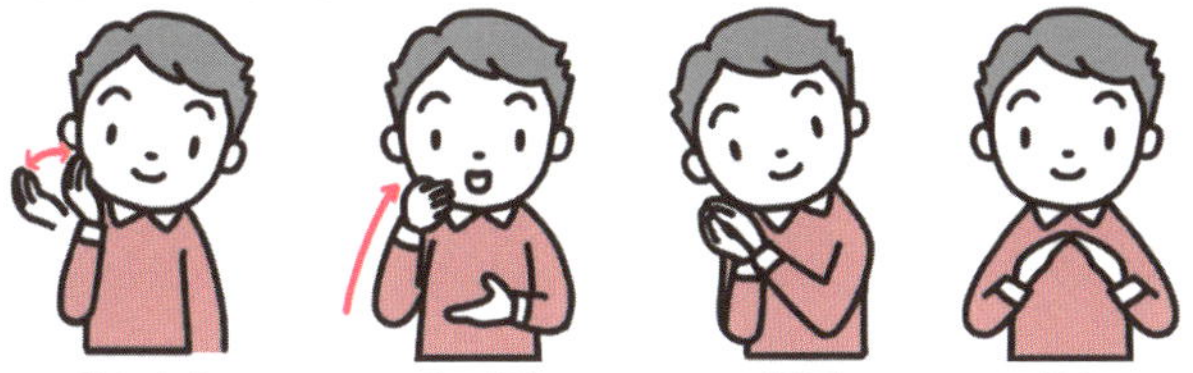

ローテクツール

- コミュニケーションカード
- コミュニケーションボード
- コミュニケーションブック
- 介助筆記
- 筆記用具

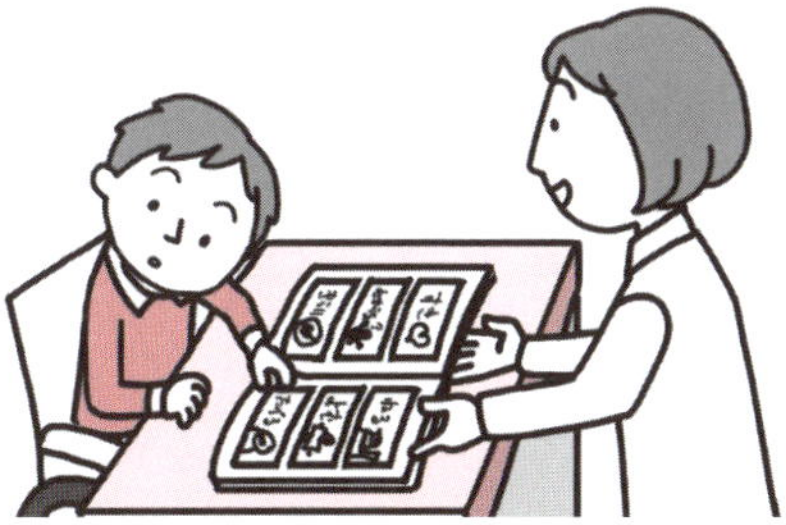

ハイテクツール

- スイッチ、VOCAスイッチ
- VOCA専用機
- スマートフォン、携帯電話、タブレット、パソコンなど

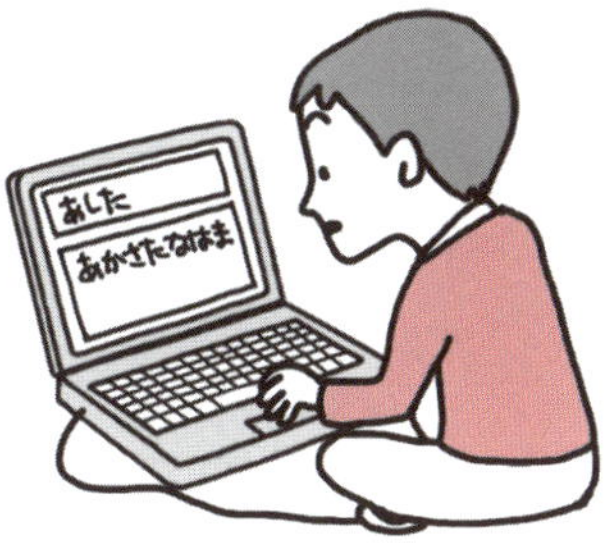

※手が使えない場合は、足でスイッチを押すこともあります

コラム

子どものことばに耳を傾けることが励ましに

●クラスメートの通訳がきっかけに

A君は合併症のない脳性麻痺《まひ》のアテトーゼ型で、８歳になる男の子です。小学校２年生で、お姉ちゃんと同じ、家の近くの小学校に通っています。ご両親は、運動障害があってことばが不明瞭なA君が小学校に入学するとき、どこの学校にするかとても迷いましたが、友だちもいる家の近くの学校に入学させることにしました。

A君はバランスの悪いゆっくりとした歩き方で、一人での階段昇降は困難です。ときには車椅子を使用することもあります。話すことはできますが、苦しそうな声の出し方と不明瞭な発音でとぎれとぎれに話すので、とても聴き取りにくいことばです。家族はA君のことばに慣れているので、話す内容はだいたい聴き取れていました。入学してからしばらくの間、A君は学校ではあまり話しませんでした。

1年生の2学期のことです。授業で夏休みの経験を話すことがありました。A君は、「う～お～は、じぃ～ーあん～う～ゆ～ぅまーあ」と話しました。しかし、何度くり返し言っても、先生は聴き取ることができません。そのとき、隣に座っているB君が、「A君は『ぼくはディズニーランドに行きました』って言ってるよ」と通訳してくれたのです。それから、B君は折にふれて通訳をしてくれるようになり、クラスの他の友だちも、A君のことばを聴き取ってくれることが多くなりました。もちろん、先生も聴き取ってくれるようになり、A君は学校でもよくおしゃべりをするようになって、不便なことがあっても、学校生活を楽しんでいます。

●先入観を持たずに耳を傾ける

脳性麻痺の子どもたちのことばは、周囲の人にとって聴き取りにくく感じたり、ちょっと変な話し方だな、と思ったりすることがよくあるでしょう。しかし、子どもたちは自分のできる限りの力を尽くして、一生懸命に話しています。何を言っているかわからないからといって、聴き取ることをあきらめないでください。少しでも聴き取れることばを見つけて、言いたいことをつかむことが大切です。

子どもは「この人は聴いてくれる、わかってくれる」と思うと、よく話します。たくさん話せば、少しずつではありますがことばが増え、聴き取りやすい話し方になることもあります。B君のように、先入観にとらわれずに素直に耳を澄ますことや、「聴き上手」になって子どもの言いたいことを引き出し、子どものことばに慣れることです。

そして、身体に障害があるからことばが話せない、と決めつけないことです。身体の特異的な運動や表情には注意を向けず、子どものことばに集中して耳を傾け、時間がかかってもコミュニケーションできることや、心が通じ合うことを楽しいと感じられるようにしましょう。

子どもの不明瞭なことばを聴いた大人は、子どもに言い直させるのではなく、正しい発音で言い返してあげることが大切です。言いたかったことばのお手本を、ゆっくりはっきり提示してあげます。何度も聴き返されて子どもにあまりに負担がかかる場合は、補助としてAACを使用することも検討したいものです。子どもの心が折れないように、つねに配慮することが大人の役割になるでしょう。

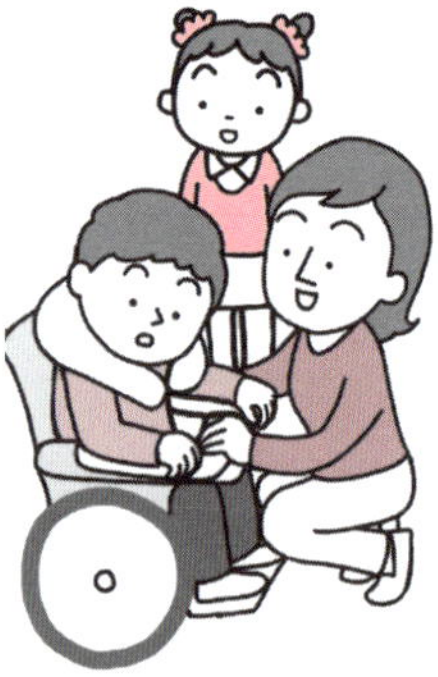

第6章

学習障害
発達性読み書き障害を中心に

学習障害（LD）とは、全般的知能に遅れがないにもかかわらず、読み書き計算など、特定の学習に著しい困難を示す状態をいいます。なかでも読み書きの学習に特異的な困難を示す児童は学習障害の中核をなす群であり、発達性読み書き障害（発達性ディスレクシア）と呼ばれます。

1 学習障害の定義

「学習障害」とは、どのような発達の状態をいうのでしょうか。学習障害についての教育界の定義と医学界の定義はどうなっているか、みていきましょう。

教育界での「学習障害」の定義

1963年に、サミュエル・カークが学習面の問題に対して、「**学習障害 learning disabilities（LD）**」という名称を提唱しました。それ以降、主にアメリカの教育界を中心に、この障害概念は広まっていきました。

日本の教育行政が学習障害の概念をとりあげるようになったのは、1990年ごろからです。1999年には文部省（現在の文部科学省）が、「学習障害とは、基本的には全般的な知的発達に遅れはないが、聞く、話す、読む、書く、計算する又は推論する能力のうち特定のものの習得と使用に著しい困難を示す様々な状態を指すものである。学習障害は、その原因として、中枢神経系に何らかの機能障害があると推定されるが、視覚障害、聴覚障害、知的障害、情緒障害などの障害や、環境的な要因が直接的な原因となるものではない」と定義しました。

また、LDの実態把握のための観点として、特異な学習困難があることについて、国語または算数（数学）の基礎的能力に、小学2～3年生では1学年以上、小学4年生以上または中学生では2学年以上の遅れがあること、知能検査等で全般的知能の遅れがないこと、あるいは他の教科で学年相当の普通程度の能力を示すものが一つ以上あること、をあげています。

医学界での「学習障害」の定義

一方、医学界での学習障害の定義は、2013年に改訂された米国精神医学会の**DSM-5**では、神経発達障害の中の、「**限局性学習症／限局性学習障害 Specific learning disorders**」という診断名になりました。診断基準には、「読字、書字、算数に関する1つ以上の学習スキルの習得と使用の困難が6か月以上続くこと、学習スキルの問題のために生活上に実際の支障をきたしていること、学習困難は学齢期に出現するが、学習に関する要求水準の程度によりはっきりと表面化しないこともあること、知的障害、視聴覚障害、その他の精神神経疾患、環境などにはよらないこと」があげられています。

また、学習の困難性に対する必要な支援の質と量によって重症度を判定し、記載するようになりました。

教育界と医学界では学習障害に含ま

れる症状が異なり、音声言語のみの障害は医学界の定義には含まれません。

特殊教育から特別支援教育へ

文部科学省は２００２年に、担任がアンケートに答えるという方法で、通常の学級に在籍する特別な教育的支援が必要な児童生徒に関して、全国実態調査を行いました。その結果、知的障害はないが、「学習面や行動面のいずれかに著しい困難を示す」児童生徒の割合は6.3％、「学習面に困難を示す」は4.5％でした。２０１２年に行った調査でも、この項目についてはほぼ同じ結果でした（左図参照）。

「学習面に問題あり」の状態を学習障害に相当すると解釈すると、医学界での学習障害の有病率である５％前後と、一致します。この結果を根拠として、通常級にも特別な教育的ニーズのある子どもたちがいることが認識されるようになり、２００７年には、障害の種類や程度に応じたそれまでの特殊教育から、個のニーズにそった適切な指導・支援を行う**特別支援教育**へと大きな転換が図られました。

多様なニーズに適切な対応をし、効果的な支援を生涯にわたって行うためには、**個別の教育支援計画**を立てることが重要です。関係者が連携し、子どもの発達の状態などについて情報を共有するとともに、教育的支援の目標や内容、関係者の役割分担などについて計画を策定、実施し、さらに評価していきます。そして、これをふまえて、より具体的な指導目標、内容、方法などを盛り込んだ**個別の指導計画**を作成します。

学習面・行動面で困難を示す児童生徒の割合

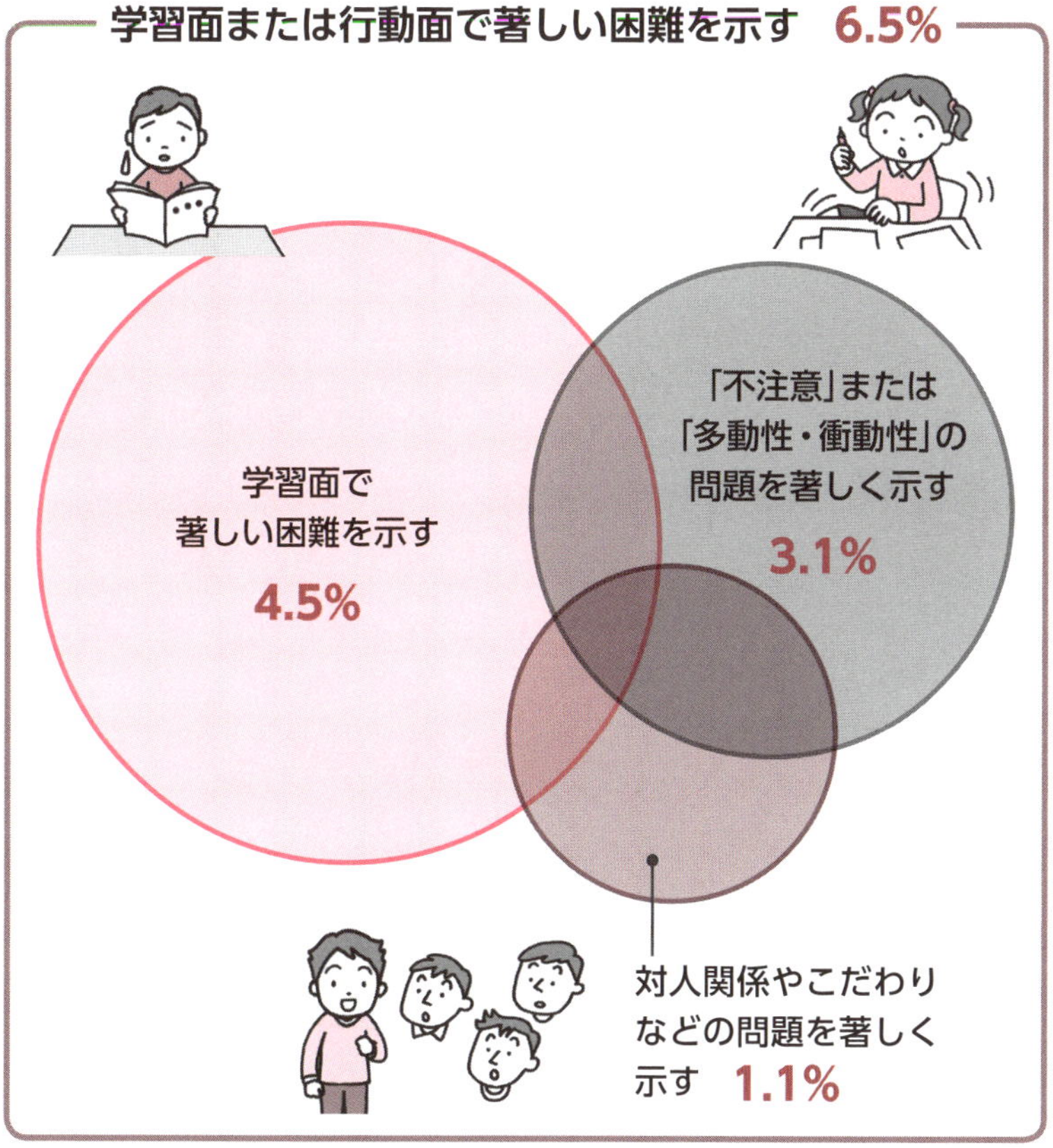

＊通常の学級に在籍する発達障害の可能性のある特別な教育的支援を必要とする児童生徒に関する調査（文部科学省，2012年）をもとに作成

2 発達性読み書き障害

学習障害の中核をなす発達性読み書き障害について、どのような障害なのか、医学的な定義や、言語による出現率の違いなどをみていきましょう。

文字の読み書きに困難を示す学習障害

学習障害の中核をなす先天的な読み書き障害のことを、後天的な脳損傷による読み書き障害と区別して、**発達性読み書き障害（発達性ディスレクシア）**といいます。発達性読み書き障害についての国際ディスレクシア協会の定義は、このページ下に示すとおりです。

「ディスレクシア」の直訳は「読字障害」です。後天性の純粋失読では、読み障害が単独で出現します。一方、発達性ディスレクシアでは、「読み」に障害が認められれば「書き」にも必ず問題を呈します。発達性ディスレクシアでは「読みと書き」または「書き」に困難さを示すことから、日本では「発達性読み書き障害」と呼ばれます。

発達性読み書き障害の出現率は言語によって異なる

発達性読み書き障害は、言語によって出現率が異なることが報告されています。たとえば、英語圏では約5～10％、イタリア語が約1％、アラビア語が約1％といわれています。日本語では、ひらがな・カタカナの場合は音読が約1％で書字が約1～2％、漢字の場合は音読が約5％で書字が約8％という報告があります。

このような出現率の違いは、文字言語の構造の違いによって読み習得の難易度が異なることから生じる、という仮説があります。日本語の最小文字単位である仮名は、対応する音の「粒」が粗《あら》いモーラであり、文字と音との対応はほぼ1対1で「透明」です。たとえ

国際ディスレクシア協会の発達性読み書き障害の定義

発達性ディスレクシアは、神経生物学的原因に起因する特異的な学習障害である。その特徴は、**正確**かつ（または）**流暢**《りゅうちょう》な単語認識の困難さ、綴《つづ》りや文字記号音声化の拙劣《せつれつ》さにある。こうした困難さは、典型的には、言語の音韻的要素の障害によるものであり、しばしば他の認知的能力からは予測できない。また、通常の授業は効果的ではない。二次的に、読解にも問題が生じ、読む機会も減少することにより、語彙《ごい》の発達や背景となる知識の増大を妨げるものともなり得る。

発達性読み書き障害に関する粒性と透明性の仮説

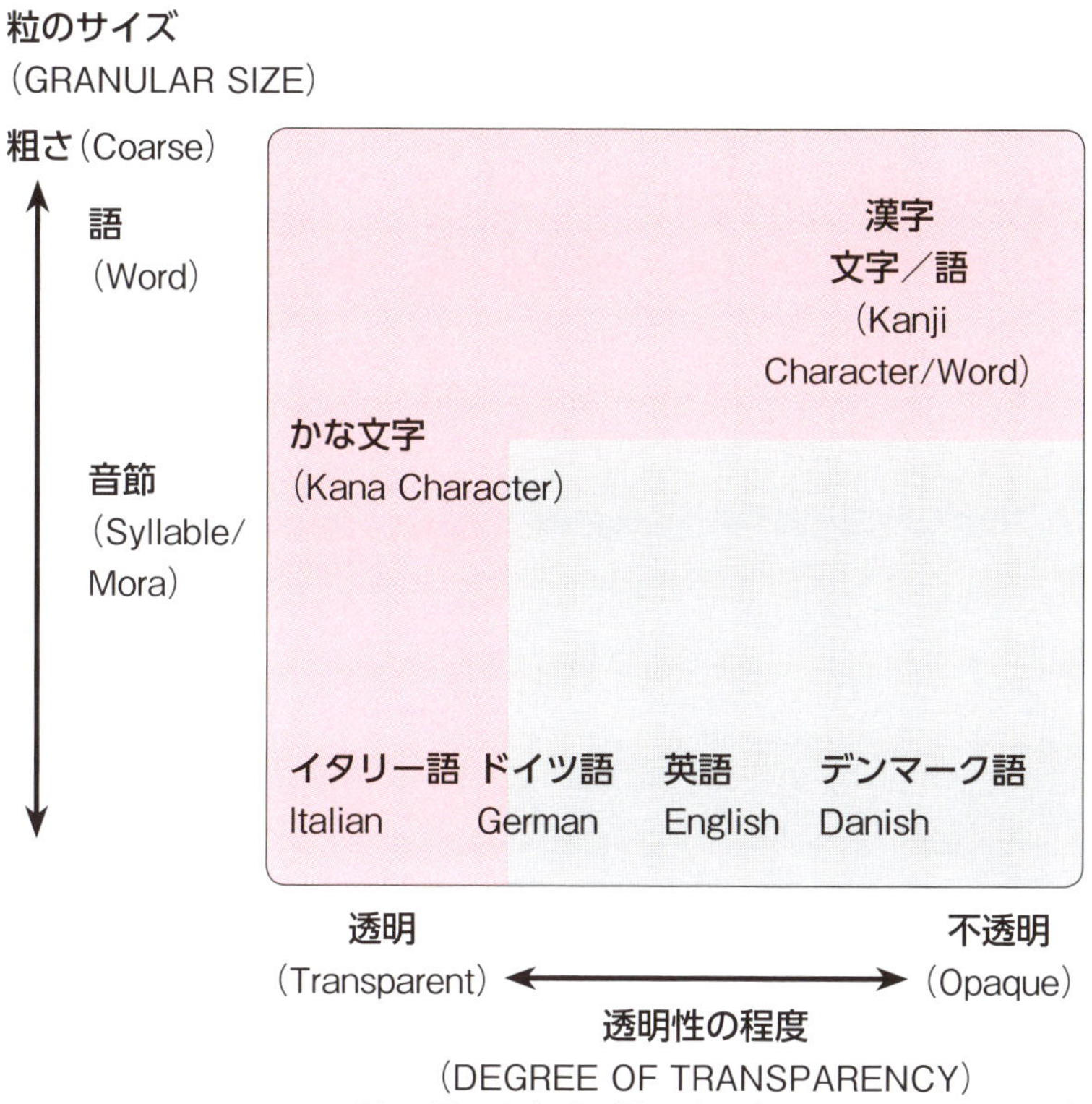

(赤で示した部分が読みを習得しやすい言語を表す)

・透明性が高い…文字と音との対応関係が規則的
・粒が粗い…1文字が担う音韻単位の大きさが大きい

＊粒性と透明性の仮説および文字素対音韻の対応関係(Wydell & Butterworth, 1999年)

ば、「あ」は/a/としか読みません。そのため、仮名に関しては、読み書き障害の発生頻度は少ないといわれています。一方、漢字は、意味の最小単位である形態素を表す文字で、「粒」は仮名よりもさらに大きいのですが、文字と音との対応は、読み方が音訓複数あるものが多く、「不透明」です。

英語になると、最小の文字単位であるアルファベットは、対応する音の「粒」が小さい音素であり、たとえば[a]は[apple]なら/æ/、[able]なら/ei/、[all]なら/ɔː/というように、複数の読み方があります。つまり、英語では文字と音との対応が不規則で、「不透明」なので、日本語の仮名よりも読みの獲得が困難なのです。

発達性読み書き障害の出現率の性差に関しては、男児のほうが女児よりも高い（男児対女児＝2〜3対1）という報告がある一方、男女差は認められないという報告もあります。

原因として遺伝や脳機能の障害が関与していると考えられている

発達性読み書き障害は、家族性に出現することが知られており、複数の遺伝子や遺伝子部位が関与していることが示唆されています。

また、発達性読み書き障害が大脳の機能異常に基づいていることは合意されていますが、具体的レベルではまだ一定の結論は得られていません。発達性読み書き障害例では、音韻処理に関係するとされる左側頭-頭頂移行部や、単語の形態の認識に関連するとされる左後頭-側頭回（紡錘《ぼうすい》状回）の活動が弱く、代償的に左下前頭回や右半球の活動が強いという報告などがあります。

3 発達性読み書き障害の背景要因

発達性読み書き障害には、いくつかの背景要因があると考えられています。ここでは、音韻認識力、語彙《ごい》力、自動化能力、視覚的認知能力の各側面からみてみましょう。

発達性読み書き障害児は音韻認識力が弱い

発達性読み書き障害の背景要因となる認知機能として、英語圏で最も有力なのが、**音韻認識**における困難さです。音韻認識とは、話しことばの音韻的側面に注目して、音韻的要素に分解し、操作する能力です。発達性読み書き障害児では、この音韻認識力が弱いことが、数多く報告されています。

書きことばは、話しことばの土台の上に発達します。日本語の音韻認識の発達においては、幼児期初期までの子どもは、単語の音をひとかたまりにして意味と対応させていますが、幼児期後期になると、単語がいくつの音から構成されているか、どのような音がどういう順番で並んでいるか、ということに気づくようになります。

日本語では1モーラが仮名1文字と対応するので、仮名の読み書き習得には、モーラ意識の発達が重要です。ことばを発しながら音の数だけ1段ずつ階段を移動する、同じ音から始まることばをたくさん言う、逆さことばを言う、しりとりをする、などのことば遊びを通して、音韻認識力が育まれていきます。4歳後半に語尾音の抽出、5歳前半に語頭音の抽出、5歳後半にはしりとりができるようになります。たとえば、「いす」は「い」と「す」からなる、「すいか」は「す」と「い」と「か」からなる、「いす」の最後にある「す」と「すいか」の最初にある「す」は同じ「す」である、とわかるようになると、音と文字が結びつくようになります。

1モーラと仮名1文字との対応が学習された後に、小学1年生から2年生にかけて、仮名単語としての文字列が頭の中の辞書に登録されると、単語全体から音を想起する処理ができるようになり、速く読めるようになることが報告されています。

文字を音韻に変換する自動化能力も関連する

文字列を読む際には、文字から音韻へ自動的にすばやく変換する必要があり、この**自動化能力**と音読の流暢《りゅうちょう》性との関連が指摘されています。逐字《ちくじ》読みでは、意味につなげることが難しくなります。

視覚的認知能力や語彙力も読み書きの困難さに影響する

文字を学習するには、文字形態を正

音韻認識

音韻《おんいん》認識とは、頭の中でことばを音韻的要素に分解したり、操作する能力をいいます。

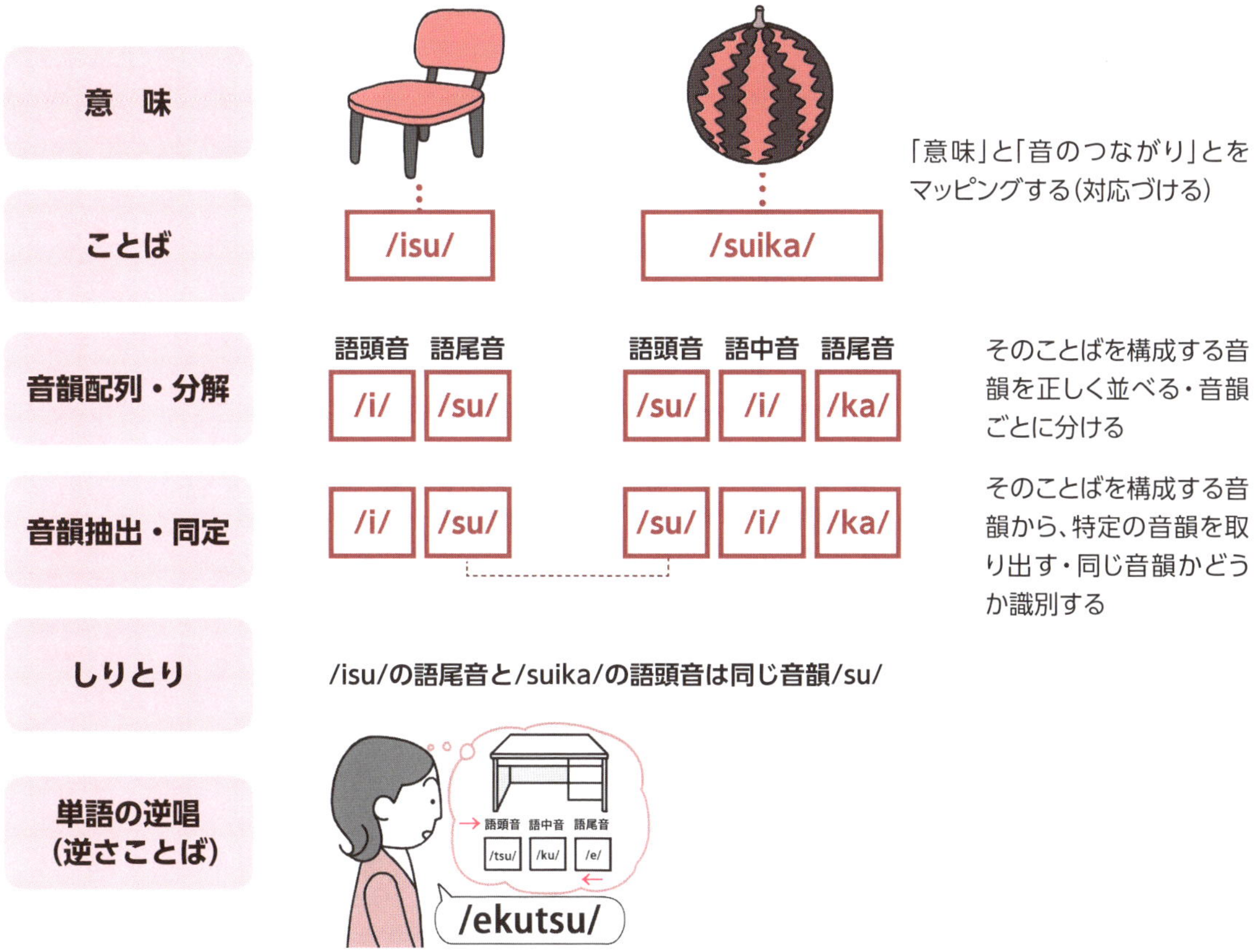

しくとらえ（**視知覚**）、とらえた文字の形態を記銘・保持・再生すること（**視覚性記憶**）が必要なため、**視覚認知能力**の弱さも読み書きの困難さに関連すると考えられています。とくに漢字は、数が多い、形態的に複雑である、類似した形態の字が複数ある、などの理由から、アルファベットよりも視覚的な処理への負荷が大きいと思われます。

　漢字音読については、文字形態のおおよその再認ができれば読めることから、視覚的認知能力よりも**語彙力**の影響のほうが大きいという報告があります。一方、漢字書字については、文字細部までの正確な視知覚力や視覚性記憶力が必要とされます。文字形態を正確にとらえ、再生することが難しいと、文字を正しく視写することができません。図形の長期的記憶力が十分でない場合は、漢字を覚えてすぐの漢字テストでは正解できるのに、しばらくたつと忘れてしまって書けない、という状況が起こりやすくなります。

　このほか、**視覚的注意スパン**の問題なども要因としてあげられています。

4 発達性読み書き障害の評価

発達性読み書き障害であるかどうかについては、全般的知能や読み書きの習得度、および読み書きに関連する要素的認知機能の評価結果から総合的に判断します。

知的発達の遅れはないか全般的知能を評価する

発達性読み書き障害かどうかを判断するためには、知的発達に遅れがないことを確認する必要があります。

全般的知能の評価には、**WISC-Ⅳ**や、非言語性の簡便な知能検査で、視覚類推課題の**レーヴン色彩マトリックス検査（RCPM）**を使用します。

正確性および流暢《りゅうちょう》性について読み書きの習得度を評価する

読み書きの正確性の評価に関しては、ひらがなとカタカナについては1文字および単語の、漢字については単語の、音読と書字の検査が必要です。ひらがな、カタカナ102モーラの音読と書き取りの課題では、正答数、自己修正後に正答した文字数、思い出すのに3秒以上時間のかかった文字数を数えます。

小学生読み書きスクリーニング検査（STRAW）では、学年別に課題が用意されており、漢字単語の課題では、所属学年の2学年下に配当されている漢字で構成された20単語が使用されています。ほかに、**KABC-Ⅱ**の習得検査の「ことばの読み」「ことばの書き」「文の構成」や、**学齢版言語・コミュニケーション発達スケール（LCSA）**の「音読」も利用できます。

流暢性の評価に関しては、**特異的発達障害　診断・治療のための実践ガイドライン**の中に、ひらがなの速読課題があります。

読解の評価に関しては、**KABC-Ⅱ**の「文の理解」、**LCSA**の「文章の読解」が使用できます。

読み書きに関連する認知機能を評価する

音声言語の能力に関しては、**WISC-Ⅳ**の「言語理解」の指標の成績から推測できます。語彙《ごい》力については、**絵画語い発達検査（PVT-R）**、**標準抽象語理解力検査（SCTAW）**、**KABC-Ⅱ**の「理解語彙」「表出語彙」を用い、評価します。

音韻認識の評価に関しては、音韻抽出、単語の逆唱、非語の復唱などの課題が使用されます。**LCSA**の「音韻意識」には、語中音の抽出、語尾音からの語想起、逆唱、特殊拍の位置、音韻の置換の各課題が含まれています。

自動化能力の評価に関しては、線画、数字などの名前をすばやく呼称し

発達性読み書き障害の評価の流れ

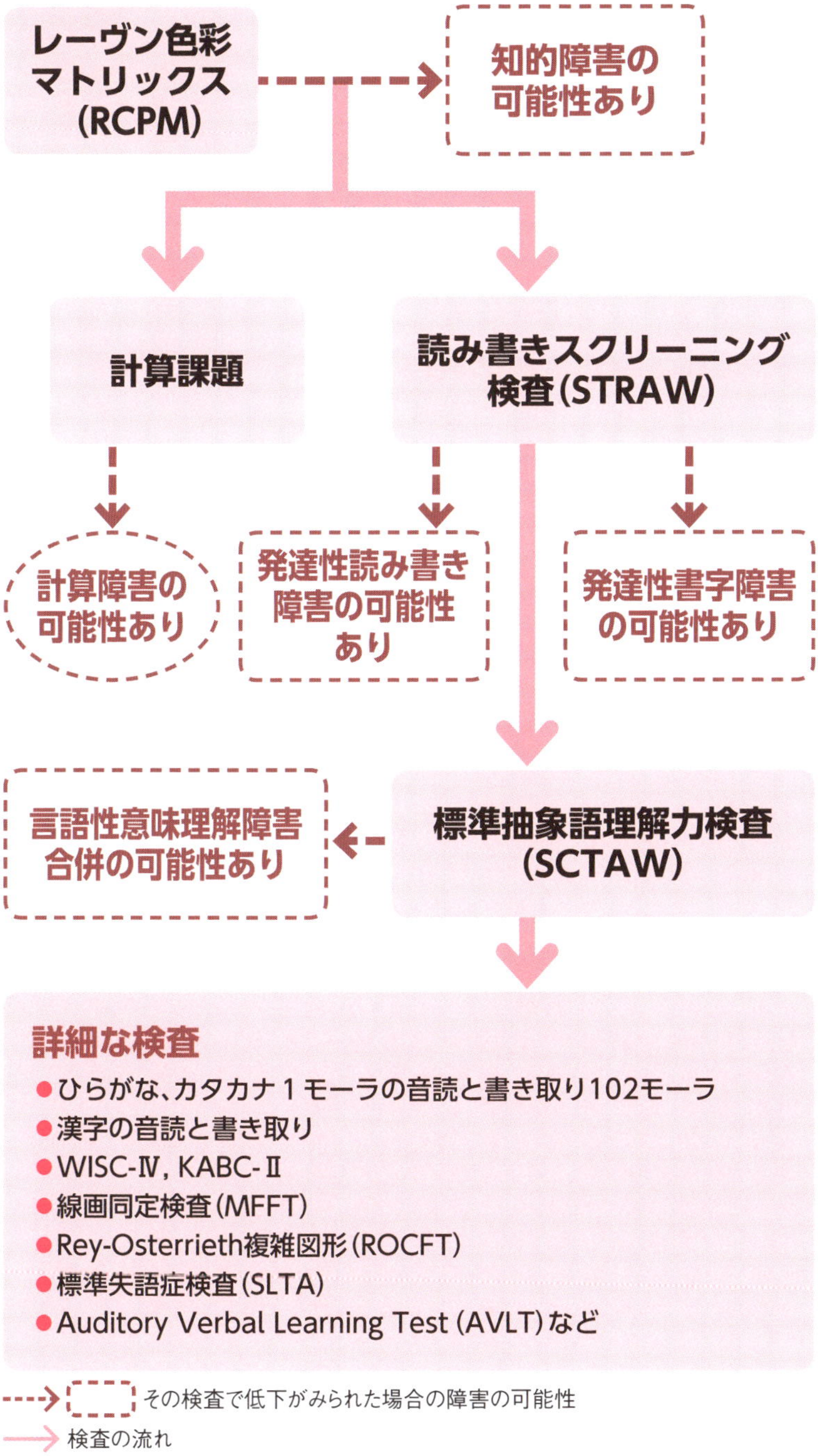

＊宇野彰ほか『小学生の読み書きスクリーニング検査―発達性読み書き障害（発達性dyslexia検出のために―』p19（インテルナ出版, 2006年）を一部改変

ていく**RAN課題**を用います。

視覚的認知の評価に関しては、立方体（非透視図・透視図）の模写、**レイ・オステリートの複雑図形**（**ROCFT**）の模写、**フロスティッグ視知覚発達検査**、**線画同定検査**（**MFFT**）などが使用されます。視覚的な記憶に関しては、**ROCFT**の即時再生や遅延再生、**ベントン視覚記銘力検査**を用います。

適切な訓練方法を探すための検査も行う

適切な訓練方法を探すためには、良好な機能は何かを見つけ出すことも必要です。**AVLT**は15単語のくり返し学習と、干渉を入れた後の再生、遅延再生、および再認を測る検査です。音声言語の長期記憶が良好であれば、漢字書字練習に文字形態を音声言語化して覚える方法（**聴覚法**）を活用することができます。

5 学習障害への支援

学習障害の支援においては、その子どもが自己有能感を損なうことなく、生きていくための力を身につけていけるよう、学校内外の連携を図っていくことが重要です。

通常の学級では子どもの特徴に配慮した指導を行う

学習障害児の多くは通常の学級に在籍していることから、通常級の担任がその子どもの発達の特徴を理解し、**合理的配慮**をして指導することが求められます。複数の教員が協力し、少人数による指導や個別指導を行う**ティームティーチング**を活用することも有効です。また、授業時間外の個別指導や、特定の教科について**通級**による指導が行われる場合もあります。

専門家チームの巡回指導と特別支援教育コーディネーター

学習障害児の指導は担任だけにまかせるのではなく、学校全体で取り組むことが重要です。担任や保護者からの申し出により、**校内委員会**が実態把握を行い、必要な場合は**巡回相談員**や**専門家チーム**に**巡回指導**を依頼します。

巡回指導では、授業中の子どもの様子などの行動観察や、保護者との面談を実施します。専門家チームは学習障害かどうかの判断や、望ましい教育的対応について、専門的意見を示します。学校は、専門家チームの意見をふまえた適切な対応を行います。

各校に配置されている**特別支援教育コーディネーター**は、保護者や関係機関に対する学校の窓口となり、学校内の関係者や福祉・医療などの関係機関との連絡調整を担当します。

また、特別支援学校は、地域における特別支援教育のセンター的機能を果たし、各校からの要請に応じて、助言、支援を行います。

個別指導の場を確保し、ＩＴの利用を検討する

読み書きの困難さを早期に発見し、対応することは、二次障害を防ぐためにも重要です。将来を見据え、社会人として生きていくうえでの必要な能力を獲得することを目標に、個々の認知機能の評価に基づいた個別指導を受ける場を確保することが必要です。

電子辞書、ｉＰａｄ、読み上げソフトなどの活用も有用です。読み書きそのものの力をつける取り組みを補う形で利用するとよいと考えられ、学校現場への導入が試みられています。

仮名や漢字の読み書きの指導は丁寧に行う

評価結果に基づき、ひらがなやカタ

カナの書字練習↓漢字の音読練習↓音読可能で意味がわかっている漢字単語の書字練習、という順で行います。

ひらがなやカタカナの練習では、50音表を用いた練習から始めます。特殊音節の表記は困難な場合が多く、丁寧な指導が必要になります。たとえば、拗音《ようおん》では「きゃ」は「〈き〉と小さい〈や〉」というように、構成文字を口頭で分解させる練習、促音《そくおん》では、単語の文字列のどの位置に「っ」が入るか、答えさせる練習などを行います。また、文章中の「え」と「へ」、「お」と「を」、「は」と「わ」の書き分けの確認も必要です。

漢字の音読では、語彙《ごい》力の影響が大きいことから、文脈を利用した練習が有効と考えられます。漢字の書字では、視知覚力や視覚性記憶力に問題がある場合、音声言語の長期記憶力が良好であれば、文字形態を部分に分け、唱えて覚える**聴覚法**が活用できます。

ひらがな・カタカナの書字練習法の例

❶ 50音表を用いた方法（宇野彰ほか，2015年）

ん	わ	ら	や	ま	は	な	た	さ	か	あ
		り		み	ひ	に	ち	し	き	い
		る	ゆ	む	ふ	ぬ	つ	す	く	う
		れ		め	へ	ね	て	せ	け	え
	を	ろ	よ	も	ほ	の	と	そ	こ	お

1.50音表を音だけで覚える

①あ段を順に唱える練習
「あ、か、さ、た、な、は、ま、や、ら、わ、を、ん」

②50音表を各列の最初の音とその行を唱える練習
「ああいうえお
あか　かきくけこ
あかさ　さしすせそ
あかさた　たちつてと…」

2.50音表を書字可能にする量を調整して段階的に進める

3.50音表をすべて正しく書けるようになったら、文字想起の速度を上げる
小学校３年生までは2分以内、４年生以上は１分半を目標に練習

❷ 文字形態を音声言語化

（例）「す」はヨコタテくるっと下に伸ばす

❸ 拗音の口頭分解

（例）「きゃ」は「き」と「小さいや」

❹ 促音の位置を意識化させる方法

（例）「かけっこ」は「け」と「こ」の間に「小さいつ」

漢字の書字練習法の例

❶ 視覚法

見本の漢字を複写し、くり返し書いて覚える

❷ 聴覚法

文字形態をことばにして唱えて覚える
（例）おや　親は木の上に立って見ている

❸ 筆順から覚える

コラム

後天性小児失語症

●小児失語症の定義

小児失語症とは、正常な言語発達をしていた小児期に、大脳に損傷を受けることによって生じた後天性の言語障害です。ある一定量の発話が認められ、安定した言語理解力を示し、大脳損傷後の変化が評価できる2歳ごろから診断可能で、上限は12～13歳ごろまでとすることが一般的です。かつて発達性失語症と呼ばれていた特異的言語発達障害や、先天性の知的障害にともなう言語発達遅滞などとは区別されます。

●原因疾患

原因疾患は、成人失語例では脳血管障害が90%を占め(日本失語症学会、2002)、限局病巣例が多くみられます。一方、小児失語症では、頭部外傷40%、脳梗塞《のうこうそく》30%、脳炎21%、脳出血9%であった(進藤ら、2006)との報告があります。頭部外傷は、幼児期は歩行中、児童期は自転車乗車中の交通事故によるものが多く、脳が局所性だけでなくびまん性にも損傷されるため、その症状は多彩で、失語症以外にも記憶障害や注意障害などが認められます(栗原、2006)。

●臨床像

以前は小児失語症の臨床像について、発話は非流暢《りゅうちょう》で発話量の減少が著しい、新造語やジャルゴンはみられない、発達の途上にある子どもの脳は可塑性《かそせい》に富んでいるので、言語障害はすみやかかつ完全に回復する、といわれてきました。しかし、1978年にウッズらによって発話が流暢な小児失語例が報告されて以来、小児失語症でも成人例と同様に、さまざまなタイプの失語症が存在することが知られるようになりました。予後についても、全般的な改善到達度は成人例と比べて高いものの、代償能力に限界があるために後遺症が残存し、学業不振をきたす例が多いことが指摘されるようになりました。

●小児失語症研究の限界点

小児失語症では、症例数が少ないこと、頭部外傷例が多く限局病巣例が少ないことから、病巣の場所や広がりを統制した群研究が難しく、大脳の損傷部位と言語症状との関連や、発症年齢と回復との関連などについては、まだ十分な検討がなされていません。

●評価

日本では、現在のところ、小児失語症用に標準化された検査は作成されていません。成人用の失語症検査、子ども用の発達検査、知能検査、言語検査を、適宜組み合わせて評価します。

成人用の「標準失語症検査(SLTA)」は、小児においても、学習到達度ではなく言語機能そのものを評価する検査として、未学習の漢字課題を除けば、適用可能な検査です。読み書きについては、「小学生読み書きスクリーニング検査(STRAW)」を用いて補完します。

●訓練・支援

小児失語症例に対する言語訓練では、言語発達からの視点と、高次脳機能障害に対する視点とをあわせ持った、長期的な取り組みが必要です。評価結果に基づき、言語発達に即し、成人の失語症訓練に準じた言語訓練を実施します。

小児失語症例は、損傷を受けた脳で新たに多くのことを学習し、社会の一員として自立することをめざす存在です。失語症の影響は学校の成績にとどまらず、人格や社会性の発達にまでおよび、発症前のセルフイメージから自己有能感の低下が起こり、不登校になる例もあります。小児失語症例の学校への適応、進学、さらにその先の就労にあたっては、保護者の了解を得た上で、関係諸機関に障害について理解を仰ぎ、地域で一貫した適切な支援を受けられるように、連携を図っていくことが求められます。

第Ⅱ部　子どもの言語障害

第7章

自閉症スペクトラム障害 社会性、コミュニケーション、および想像力の問題

自閉症スペクトラム障害は、発達早期に発症する神経発達障害の1つです。その特徴として、複数の状況で社会的コミュニケーションおよび対人的相互反応における持続的な質的障害があること、限定され反復する行動・興味を示すこと（こだわり）があげられます。

1

自閉症スペクトラム障害の歴史・診断基準・有病率

共通する「三つ組」の症状が現れる障害

自閉症スペクトラム障害とはどのような障害なのでしょうか。まず、その歴史や診断基準、有病率などからみていきましょう。

最初に症例報告をしたのはカナーとアスペルガー

1943年にアメリカの精神科医カナーによって、「情緒的交流の障害」「極端な孤立」「同一性に対する強い願望」「言語の欠如あるいは異常」を示す11例が紹介されたのが、自閉症の最初の症例報告です。彼は翌年2例を追加して、この症状を**早期自閉症**と名づけました。

ほぼ同時期の1944年、オーストリアの小児科医アスペルガーは、「人との距離感がわからない、など社会性の問題」「収集癖など、特定の物への限局した強い興味」「一方的に話す傾向があり、相互的な会話ができない」という、カナーの症例と非常に類似していながら別の行動パターンを示す4例を、「小児期の自閉的精神病質」と題した論文の中で紹介しました。アスペルガーの報告は、ドイツ語で書かれていたために長い間注目されませんでしたが、1981年にイギリスの児童精神科医ウィングが、アスペルガーの記述した群と共通した特徴をもつ症例を、**アスペルガー症候群**としてとりあげました。さらに、彼がアスペルガー症候群の臨床的特徴をまとめた論文を発表したことから、知られるようになりました。

日本では、1952年に名古屋大学医学部精神科の鷲見《すみ》たえ子が、「レオ・カナーのいわゆる早期幼年性自閉症の症例」を報告したのが最初です。

「ウィングの三《み》つ組《くみ》」の障害を示す点が共通

ウィングは、カナーとアスペルガーの記述した群は、表現型は異なって見えますが、「**社会性**」「**コミュニケーション**」「**想像力**」における質的な障害の「**三つ組**」を示す点において共通であると述べています。そして、自閉症の特徴が最も顕著に現れたカナーの自閉症から、「三つ組」の現れ方が微妙なアスペルガー症候群までを、連続する状態像ととらえ、**自閉症スペクトラム**と名づけました。

原因は特定されておらず、診断は行動特徴から行われる

自閉症スペクトラムは、神経生物学的障害とする見解が広く支持されており、遺伝的要因が強く関与するとされていますが、原因の特定には至っていません。診断は行動特徴から行われます。現在使用されている診断基準

DSM-5の自閉症スペクトラム診断基準

A	複数の状況で社会的コミュニケーションおよび対人的相互反応における持続的な欠陥があり、現時点または病歴によって、以下により明らかになる。 ❶相互の対人的-情緒的関係の欠落 ❷対人的相互反応で非言語的コミュニケーション行動を用いることの欠陥 ❸人間関係を発展させ、維持し、それを理解することの欠陥
B	行動、興味、または活動の限定された反復的な様式で、現在または病歴によって、以下の少なくとも2つにより明らかになる。 ❶常同的または反復的な身体の運動、物の使用、または会話 ❷同一性への固執、習慣への頑ななこだわり、または言語的、非言語的な儀式的行動様式 ❸強度または対象において異常なほど、きわめて限定され執着する興味 ❹感覚刺激に対する過敏さまたは鈍感さ、または環境の感覚的側面に対する並外れた興味
C	症状は発達早期に存在していなければならない。
D	その症状は、社会的、職業的、または他の重要な領域における現在の機能に臨床的に意味のある障害を引き起こしている。
E	これらの障害は、知的能力障害(知的発達症)または全般的発達遅延ではうまく説明されない。

＊日本精神神経学会(日本語版用語監修),高橋三郎・大野裕(監訳)『DSM-5　精神疾患の診断・統計マニュアル』p49-50（医学書院, 2014年）

(**DSM-5**)は、上に示すとおりです。状態像は年齢とともに変化しますが、生涯にわたって続く発達障害です。

これまでは、自閉症スペクトラム全体について、有病率は0.1%で、そのうち80%に知的障害があると考えられてきました。しかし、近年の診断基準の変化やこれらの障害がより広く知られるようになったことによって、この考え方も大きく変わりました。近年では有病率は1~2%とされ、全般的知能に著しい遅れのない**「高機能」自閉症スペクトラム**がその70%以上を占めるとの報告があります。

男女比は男3~4対女1で、男性に多く認められるとされてきましたが、より軽症の子どもまで含む自閉症スペクトラムでは、女児は従来の報告よりももっと多いのではないかといわれはじめています。

また、「三つ組」に加え、感覚の異常、不器用、注意欠陥/多動性障害、学習障害、チック、抑うつ、不安障害など、さまざまな症状や障害を合併することが多く、状態像は多様です。

2 自閉症スペクトラム障害のメカニズム

自閉症スペクトラム障害の症状を説明する仮説である「心の理論障害説」「弱い中枢性統合説」「実行機能障害説」について、具体的にみていきましょう。

発現機序は主に3つの認知理論が重要と考えられている

自閉症スペクトラム特性の発現機序を説明する主な認知理論には、次の3つの仮説があります。この3つの理論を合わせることで、自閉症スペクトラムの主要な症状のほとんどを説明できると考えられています。

❶心の理論の障害仮説

これは、自閉症スペクトラム障害の人は、他者の願望や意図などの心的状態を直感的に理解することが難しい、とする仮説です。

「**心の理論**」は、もともとチンパンジーの他者認知能力を調べる研究で登場した概念です。1985年にバロン-コーエンらがこの仮説を提唱し、自閉症スペクトラムの社会・コミュニケーションの問題を理解する有用な手がかりとして、研究が進められました。

「心の理論」を持っているか調べるための、基本的な方法として知られているのが、「**誤信念課題**」です。これは、他者の誤信念（現実の状況とは異なることを事実だと思っていること）を理解する能力を調べる課題です。1次の「心の理論」とは、「Aは○○と思っている」というように、ある信念を他者に帰属させる能力をみる課題であり、定型発達（通常の発達パターン）では4歳ごろに理解します。2次の「心の理論」とは、「Aは○○と思っている、とBは思っている」というもので、定型発達では6～7歳で理解します。

バロン-コーエンらは、1次の誤信念課題である「**サリーとアンの課題**」を行い、精神年齢が4歳を超えた自閉症スペクトラム児の80%が不合格だったことを報告しています。自閉症スペクトラム児は、自分が見ていた現実に判断が引きずられ、サリーは散歩に行っていて、ビー玉がかごから箱に移されたのを見ていないことを考慮に入れられず、他者の心を推測することができないために誤信念課題に失敗する、と考えました。

また、ハッペは、言語年齢が9歳2か月になると、自閉症スペクトラム児も、1次の誤信念課題を50%が通過することを報告しました。そして、彼らは人の心を理解するのに言語を媒介に獲得している可能性が高く、彼らの「心の理論」は定型発達とは質的に異なる可能性があることを示唆しました。

❷弱い中枢性統合仮説

1989年にウタ・フリスが打ち出

心の理論

1次の「心の理論」

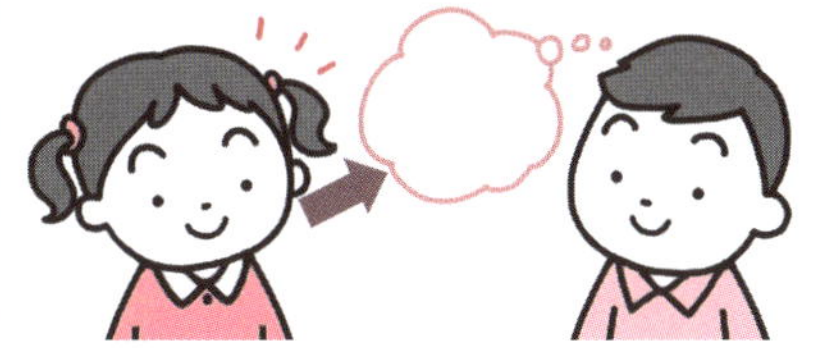

あなたは○○と思っている

2次の「心の理論」

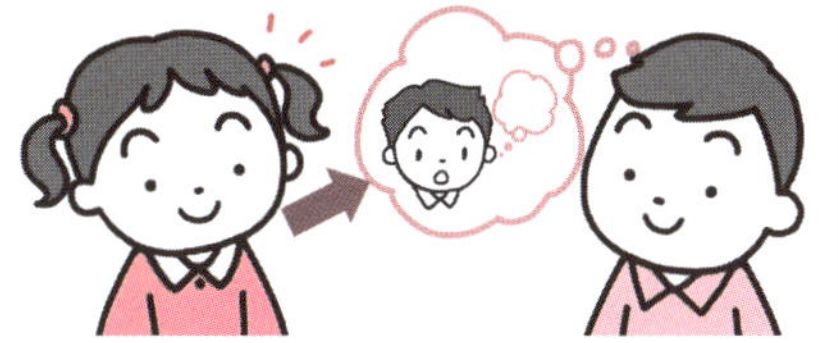

彼は○○と思っている、とあなたは考えている

3次の「心の理論」

「彼は○○と思っている、と彼女が考えている」とあなたは思っている

1次の誤信念課題（サリーとアンの課題）

（Baron-Cohenら、1985年）

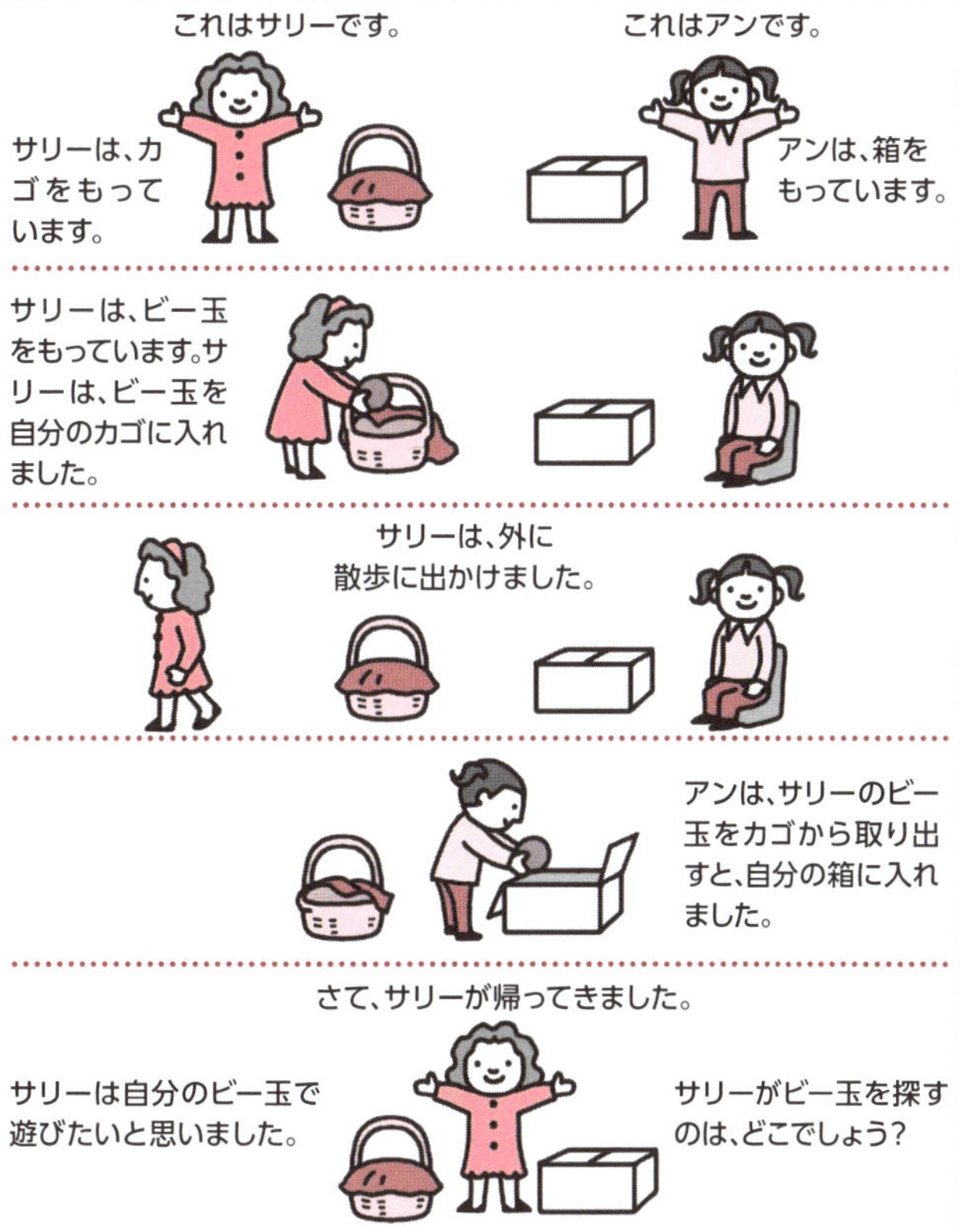
これはサリーです。
これはアンです。
サリーは、カゴをもっています。
アンは、箱をもっています。
サリーは、ビー玉をもっています。サリーは、ビー玉を自分のカゴに入れました。
サリーは、外に散歩に出かけました。
アンは、サリーのビー玉をカゴから取り出すと、自分の箱に入れました。
さて、サリーが帰ってきました。
サリーは自分のビー玉で遊びたいと思いました。
サリーがビー玉を探すのは、どこでしょう？

した概念で、自閉症スペクトラムの人は、さまざまな情報を統合して全体を意味づける能力が弱く、全体を無視して細部に焦点をあて、情報を分離して考える傾向がある、という仮説です。

この仮説によって、会話の全体的な流れをとらえることができずに、一部の情報で判断して誤った思い込みをすること、部分的な情報を過去の記憶と照合し、過去と同様の行動を選択してパターン的に対処する方法を身につけ、こだわりが生じることなど、自閉症スペクトラムにみられる行動特徴が説明できます。

❸実行機能障害仮説

これは、自閉症スペクトラムでは、将来の目標のために適切な問題解決を行う精神的な構えを維持する能力に障害がある、とする仮説です。

この説によって、興味を引く物があると当初の目的を忘れてそれに没頭してしまう、すべき行動に優先順位をつけられない、思い込むとなかなか考えを変えられない、などの行動特徴が説明できます。

3

自閉症スペクトラム障害の支援のポイント①

社会性の質的障害への支援

自閉症スペクトラムにおける社会性の質的障害にはどのような特徴があるか、その支援にはどのような方法があるかをみていきましょう。

社会性の質的障害は3つのタイプに分けられる

自閉症スペクトラムの社会性の質的障害は、あやしたときの反応が少ない、母親を求める行動が乏しい、まねをしない、人見知りをしない、反対に人見知りがひどい、相手を見たり物を見せたりして相手の注意を促し、関心を分かち合おうとする行動が乏しい、集団行動ができない、同年齢の他児と年齢相応の友だち関係をつくれない、などの形で現れます。この障害は就学前までが最も強く、発達とともに社会的応答性が改善するケースが多くみられます。

ウィングらは、自閉症スペクトラム児の人々への働きかけのタイプを、**孤立型**、**受動型**、**積極・奇異型**の3つに分けて考えました。

❶孤立型

孤立型の子どもは人への関心が薄く、名前を呼ばれても顔を上げることもなく、一人遊びに没頭します。取ってほしい物があるときは、相手の手を引き、人を道具のように扱います。

❷受動型

受動型の子どもは、人からの接触を避けようとすることはありませんが、自発的にかかわろうとはしません。従順なために、無理に周囲の要求に合わせようとしてストレスがたまり、二次的な障害が出現することがあります。

❸積極・奇異型

積極・奇異型の子どもは、他者に積極的にかかわりを示しますが、一方的です。相手の反応には無頓着であるため、相互的な対人関係を築くことができません。

社会的状況を理解できるよう支援を行う

自閉症スペクトラム児は、相手の意図や感情を暗黙のうちに了解することや、その場に合った社会的に望ましい行動を判断することが困難です。そのために行動を誤解されやすく、わがままな子と思われ、からかいやいじめの対象になりやすいです。

不適切な行動をしてから「○○してはダメ」と教えるのではなく、行動を開始する前に、視覚的な手がかりも使って、「○○しよう」と肯定的な言い方で、してほしい行動を明確に伝えることが大切です。他者の気持ちや社会的ルールなど、直感的・本質的理解が難しいことは、知識としての理解を支援し、周囲との折り合いのつけ方を学べるように援助します。

発達に合わせて行う ソーシャルスキルトレーニング

グレイが考案した**ソーシャルスキルトレーニング**は、社会生活や対人関係を営んでいくために必要とされる技能を学ぶトレーニングです。子どもの発達年齢と生活年齢を考え、ステップを踏みながら具体的に教えていきます。

子どもの関心が高い遊びや活動を通して社会的な場面の理解を促し、身につけさせたいスキルを教示する、モデリングを示して適切な行動を学ばせる、リハーサルやロールプレイによってスキルを練習させる、そのリハーサルの状態についてフィードバックを行う、獲得したスキルが日常生活場面でも般化するようにホームトレーニングをする、などの取り組みを行います。

幼児期には、基本的生活習慣の確立、学習態度の形成、集団行動時のルール理解を促すことを行います。小学校低学年では、学校や教室のルールの確認、状況の流れの理解を、「○○だから××なのです」のように理由とセットにして教え、感情の理解を、ほかの人は「○○なときには××と思う」のように教えます。小学校高学年では、イライラが爆発する前に対処できるようにする、自分の得意なことに目を向ける、などの自己理解を促す課題に取り組み、相手の気持ちを誤解すると自分にどのようなことが起こるか、あわせて説明などを行います。自分と他者との違いに気づくようになる中高生では、仲間づくりが大切なテーマです。思春期には異性への対処、社会人になるとストレス発散、リラックス、などが課題になります。

絵カードを用いたソーシャルスキルトレーニング

絵カードを材料にして、子どもとこのようなやりとりをすることを通じ、社会性を身につける練習をすることがあります。

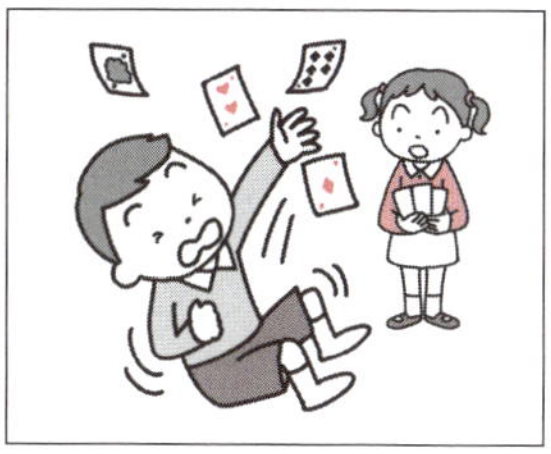

「何をしているの?」「トランプ」

「男の子はどうしている?」「トランプを放り投げた」

「いっしょにトランプをしていた女の子はどんな顔をしている?」「びっくりしている」

「どうして男の子はトランプを投げたのかな?」「わからない」

「勝ちたいのに、トランプで負けそうになったから投げたのかな」

▼

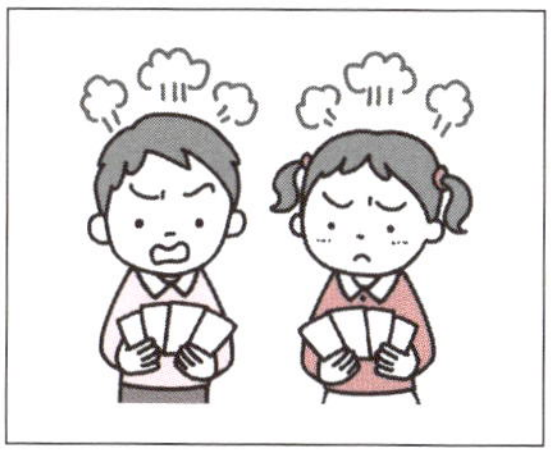

「いっしょにトランプをしていた子たちは、どうしている?」「怒っている」
「どうして?」「男の子が途中で勝手にやめたからだよ」
「男の子はどうしたらよかった?」「うーん、難しい」

▼

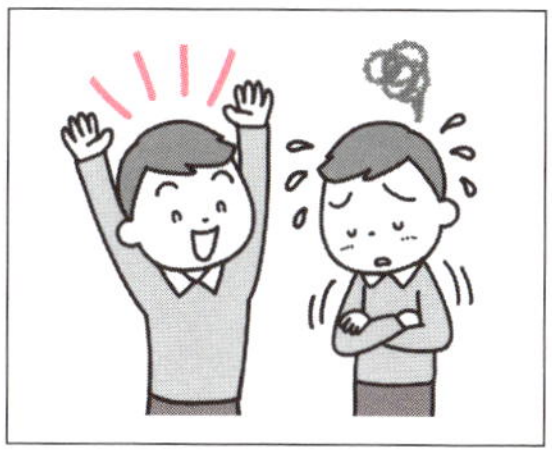

「男の子がトランプで負けたときの顔はどっち?」「右」

「そうだね。トランプで負けたら悔しいものね」

「左の男の子は?」「勝ったのかな?」

「そうだね。勝ったらうれしいよね」

「ゲームでいつも勝つことはできる?」「ううん」

「ずっと負け続ける?」「ううん」

「そうだね。勝つことも負けることもあるのが、ゲームだね。ゲームで負けそうになって悔しくても、最後までやるようにしたらいいよね」


*エスコアールHP(http://escor.co.jp/products/products_list15.html)を参考に作成

自閉症スペクトラム障害の支援のポイント❷

4 ことば・コミュニケーションの質的障害への支援

自閉症スペクトラムの子どもの、ことば・コミュニケーションの質的障害にはどのような特徴があるか、その支援にはどのような方法があるかをみていきましょう。

ことばの意味理解や使用に質的な障害がある

自閉症スペクトラムの子どもは、言われたことばをそのままおうむ返しする、くり返し同じ質問をする、自分の思いを適切なことばで伝えることが難しい、一方的に話して会話がやりとりにならない、話がとぶ、「行ってきます」と「ただいま」、「あげる」と「もらう」のような視点があることばを正しく使えない、意味が微妙にずれる、発話の背景にある意図がくみ取れない、比喩《ひゆ》・皮肉・冗談がわからない、などのことばの意味理解や使用に関する質的な障害があります。

その結果、話しているほどにはわかっていない、コミュニケーションにずれが生じる、という問題が起こります。

障害特性を理解してことば・コミュニケーションを支援する

自閉症スペクトラムへの支援の基本は、周囲の大人が障害特性を理解し、子どもが困っている問題をともに解決するという視点で、視覚的・具体的・肯定的にかかわることです。大人の都合で子どもを一方的にコントロールするような介入にしないことが重要です。

自閉症スペクトラムの子どもは、文脈の中でのことばの理解が困難です。したがって、周囲の大人は、不完全な発話は避ける、意味のあいまいなことばは使わない、子どもに伝わる「キーワード」を探す、間接的な表現は使わない、子どもが発話の意図を誤解したときはことばにして説明する、子どもが急な話題変更をしたら警告する、などの支援をすることが有効です。

わがままで指示に応じないのではなく、わからなかったのかもしれないと考え、説明を加えていくことで、混乱を少なくできます。周囲の大人には、自分が何をことばにして伝え、何を言わなかったかを振り返ること、どのような表現をすれば自閉症スペクトラムの子どもによりわかりやすいか工夫を重ねていくことが求められます。

自閉症スペクトラムの子どもたちが指示を正確に理解し、安心して課題に取り組み、達成感を感じることができるように支援することにより、二次障害を予防しましょう。

困ったときにことばで助けを求める練習をする

課題が難しいときや疲れたときに、

自閉症スペクトラムの子どもが理解しにくいことば

❶ 人を表すことば	• おねえさん、おばさん、おばあさん • あなた、きみ • 仲よし、お友だち、みんな、親友、知り合い、近所の人、よその人
❷ 感情・雰囲気を表すことば	• 楽しい、おもしろい、うれしい • 寂しい、悲しい、つらい、苦しい、せつない • 和やかな雰囲気、重苦しい雰囲気、張りつめた空気 • ウキウキ、ドキドキ、ワクワク、ルンルン、ビクビク、ゾクゾク
❸ 時間・距離・空間を表すことば	• 朝、昼、夕方、晩、夜、夜中 • さっき、あとで、久しぶり、少し待っていてね • さっさとしなさい、ぐずぐずしない • ここ、そこ、あそこ、すぐそこ、すぐ近く、ほんのそこまで • 適当に間をあけて
❹ 比喩表現	• 冷たい人、温かい人、口が堅い、頭が切れる、頭が柔らかい、心が躍る、心に染みる、石頭、燃える瞳、熱い眼差し • 手を貸して、足が棒になる、骨が折れる仕事、目が飛び出るほど値段が高い、水に流す、まっすぐ帰る
❺ 意味があいまいなことば	• いい子でいるのよ　• きちんとしなさい　• きれいにしてね
❻ 間接的なことば・相手の視点に立つことば	• これ、合っている？　• なんでそんなことをするの？ • お兄さんなのに恥ずかしい　• そんなことをしたら笑われますよ • 他の人が困るでしょう　• 人のことも考えなさい

パニックになることなく、ことばで助けを求める練習も大切です。

「パス」「ヒントをください」「教えて」「手伝って」「休みたい」などのことばを適切に使えるように、リマインダーとして援助の要求や困難の表明を示す絵シンボルを机上に置きます。子どもが伝えてきたら大人は受け止め、子どもが「これを言ってもいいんだ」と実感できるように支援していきます。

会話を視覚化するコミック会話

グレイが開発した**コミック会話**は、簡単な線画と吹き出しを使い、外に現れた行為や発言と、ことばの背景に隠された自分や相手の気持ちや意図との関係を図解することによって、なぜコミュニケーションのすれ違いが起きたのかを理解し、解決策を考えるための方法です。

声の大きさを文字のサイズや濃さで表したり、気持ちや雰囲気を色で表したりして、コミュニケーションを視覚化していきます。

5

自閉症スペクトラム障害の支援のポイント③

想像力の質的障害への支援

自閉症スペクトラムの子どもの想像力の障害とはどのようなものか、いわゆる「こだわり」の問題と、それに対してどのような支援が有効かをみていきましょう。

想像力の障害がこだわりとして現れる

自閉症スペクトラムの子どもの想像力の障害は、幼児期にはごっこ遊びや想像的な遊びの乏しさとなって現れます。ミニカーで遊ぶとき、車として遊ばずタイヤを回して見ている、一定の順に一列に並べることに没頭する、というひとり遊びになります。子ども同士で遊べるようになっても、遊びのレパートリーが限られ、ごっこ遊びが単なる経験の断片的な再生に終わり、相手に合わせて柔軟に遊びを展開していくことが難しいです。

経験していないことや目に見えないものを想像することが難しいので、行動は反復的になり、変化を最小限にとどめようとします。いつもと道順が違うと怒る、物の配置が変わると元に戻そうとする、新しいことに取り組むことが困難である、ルーチンを変更するとパニックになる、などのこだわりが生じます。

わかりやすい環境を用意して想像力の障害を支援する

自閉症スペクトラムの子どもが安心して行動できるようにするには、予測可能性を高めることが有効です。

わかりにくい環境に放置されると、不安や混乱から行動上の問題を起こしやすくなり、過去の記憶に基づいて行動するので、こだわりを強めてしまいます。わかりやすい環境を用意することで、周囲の環境から意味を読み取る力が育ちます。わかるからパターンにこだわらなくてすむようになり、新しい学習に取り組めるようになって、変化に対応できるようになっていきます。

「構造化」によって環境を整え、安心して活動できるようにする

自閉症スペクトラムの子どもが環境の意味をとらえやすくなるように、環境を整える手法が**構造化**です。

❶物理的構造化

活動と場所を1対1に対応させ、それぞれの場所が何をするところか即座にわかるようにする方法です。

❷視覚的スケジュール

活動の時間的順序を視覚的に伝え、見通しをもつことができるようにする方法です。スケジュールの形態には、子どもの発達のレベルによって、実物・写真/絵・絵記号・文字などが使用されます。スケジュールの長さは、

提示された1コマの実物や写真が次の行動を予告するものだとわかり、2コマが上から下（または左から右）に進むものだという時間的順序性が理解できていることを確認してから、コマ数を増やしていきます。スケジュールは、子どもが自分から活用できるように指導することが重要です。また、予定の変更を予告するのにも役立ちます。

❸ワークシステム

1つの活動の開始から終了までの内容について、①何を、②どのくらい（量）、③いつ終わるのか、どこまで進んでいるのか、④終わったら次に何をするのか、を視覚的・系列的に提示する方法です。

❹視覚的構造化

視覚的に情報をわかりやすく伝える方法です。見本や手順を視覚的に示す**視覚的指示**、大切な情報を目立たせる**視覚的明瞭化**、材料や道具を整理し、どのように扱うのかをわかりやすくする**視覚的組織化**があります。子どもがひとりで課題を達成できるように設定し、自己有能感をはぐくみます。

パニックへの対処を練習して集団に適応できるようにする

5段階表を用いて、自分の感情をモニターする練習や興奮しても気持ちを静める練習をすることも、自閉症スペクトラムの子どもの集団への適応を助けます。

構造化の方法

視覚的スケジュールの例

活動の時間的順序を視覚的に伝える

・絵と文字によるスケジュール

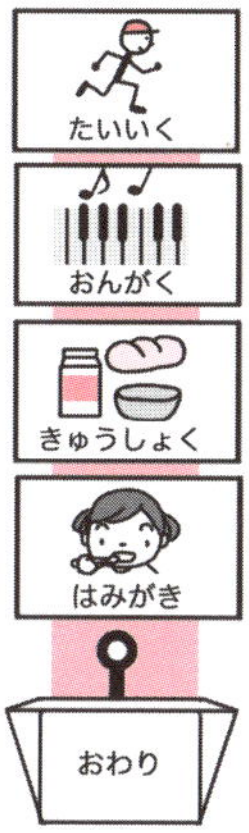
たいいく
おんがく
きゅうしょく
はみがき
おわり

・文字のリスト

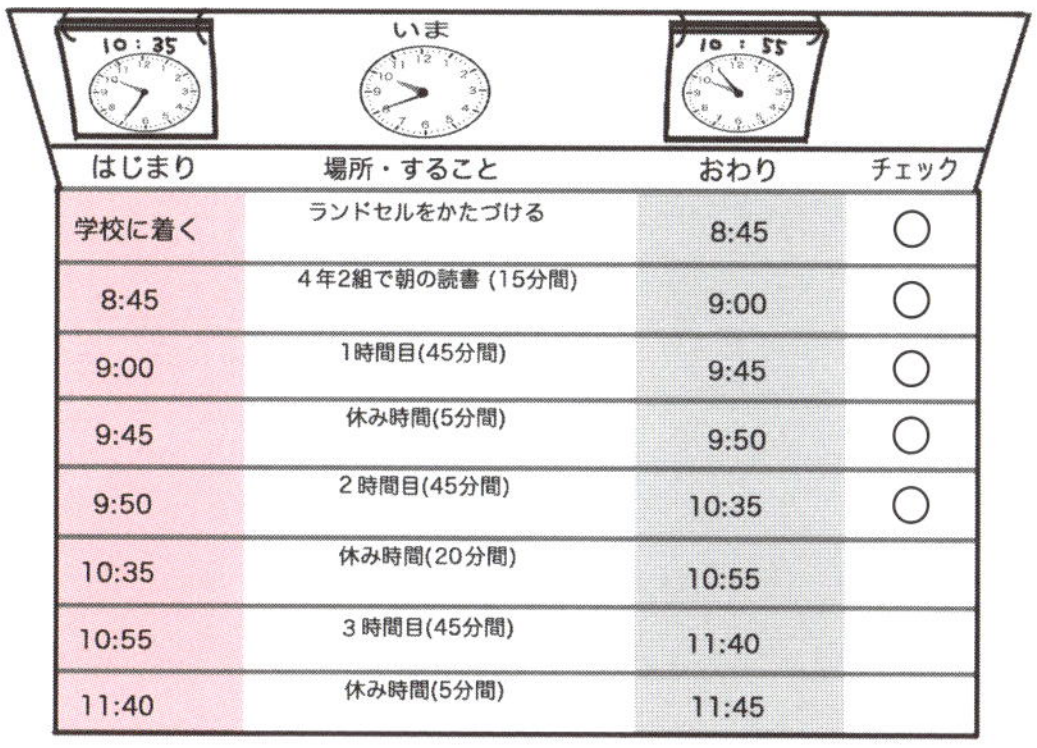

はじまり	場所・すること	おわり	チェック
学校に着く	ランドセルをかたづける	8:45	○
8:45	4年2組で朝の読書（15分間）	9:00	○
9:00	1時間目(45分間)	9:45	○
9:45	休み時間(5分間)	9:50	○
9:50	2時間目(45分間)	10:35	○
10:35	休み時間(20分間)	10:55	
10:55	3時間目(45分間)	11:40	
11:40	休み時間(5分間)	11:45	

ワークシステム

ある活動の開始から終了までの内容や時間的見通しを、視覚的・系列的に提示する

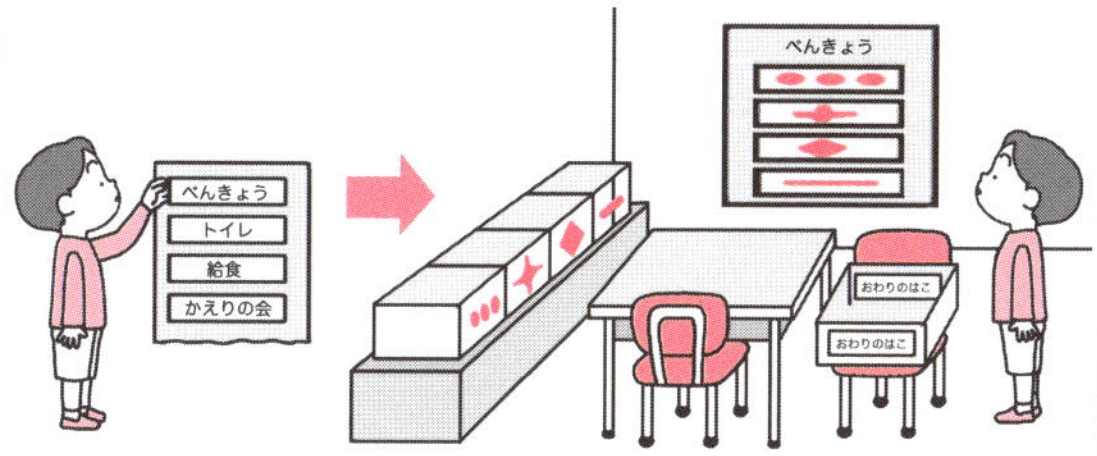

コラム

注意欠如／多動性障害（ADHD）

●ADHDの定義

ADHDとは、年齢や発達の水準に相応でない「不注意さ」「多動性」「衝動性」を特徴とする神経発達障害で、このような症状が12歳以前から、たとえば学校と家庭というような２つ以上の状況で、６か月以上持続し、日常生活や学習に支障をきたしている状態をいいます。

周囲からは「しつけのできていない子」「すぐキレる子」と誤解されがちですが、育て方の問題ではなく、注意や行動をコントロールする脳の働きの偏りが関係すると考えられています。しかし、詳しい原因はまだわかっていません。

学童期には男児に多く（多動／衝動性優勢型）、年齢が高くなるにしたがって女性の割合が増える（不注意優勢型）という報告があります。

●不注意・多動性・衝動性の現れ方

ADHDの３つの特徴のうち「不注意」は、たとえば気が散りやすく集中力が続かない、テストでケアレスミスをよくする、忘れ物が多く物をなくしやすい、ぼーっとしていて話を聞いていない、約束や締め切りの期日を忘れる、片づけられない、などという症状として現れます。

また、「多動性」は、たとえば授業中などの座っているべきときに立ち歩いてしまう、体がモゾモゾ動いてじっとしていられない、姿勢が崩れる、手遊びをする、過度にしゃべる、などという症状として現れます。

そして、「衝動性」は、たとえば質問が終わらないうちに出し抜けに答える、順番を待つのが難しい、他の人が持っている物に突然手を出す、などという症状として現れます。

●日常生活で起こりやすい問題

ADHDの子どもは、教師や保護者の指示に従えず、逸脱した行動をとることが多いためにしかられることが多く、自分に対して肯定的なイメージがもてなくなる場合があります。とくに衝動性が強いと、友だちとトラブルになりやすく、集団の中で孤立したり、いじめにあったりする場合があります。周囲の理解がないと二次的な問題が生じ、反抗的になって非行にはしったり、無力感や不安から情緒不安定になり、抑うつ状態に陥ったりする危険性もあります。

●SSTや環境調整によって支援する

支援方法としては、ADHDの子どもが「ソーシャルスキル・トレーニング」を受けることや、保護者が子どもへの理解を深め、適切な対処法を学ぶ「ペアレント・トレーニング」を受けることが有効です。また、「環境調整」も重要です。

「不注意」に対しては、生活環境から不必要な刺激を減らし、課題に集中しやすい環境を整えます。課題を厳選し、集中力の続く時間内でできる内容にして、できることを積み上げ、自信がもてるようにします。忘れ物をしないよう、持ち物のチェックリストを作成し、確認しながら用意するようにします。「多動性」への対応では、授業の前に十分に運動させる、プリントの配布係にして動いてもよい活動を取り入れる、などがあげられるます。「衝動性」に対しては、待たなければならないときにはやることを用意し、子どもが飽きない工夫をします。

ADHDの子どもが適切な行動をしたときは、その場ですぐほめることが大切です。逆に望ましくない行動をしたときは、その行動を無視します。子どもに近づいて、穏やかな落ち着いた声で、どうしたらよいか話しかけます。

ADHDの子どもの得意なことを見つけ、伸ばしていけるよう、支えていくことが大切です。

また、脳内の神経伝達物質の不足を改善する薬（アトモキセチン、メチルフェニデート）による治療を行う場合もあります。

第Ⅱ部　子どもの言語障害

第8章

吃音
ことばの滑らかさが得られないための困りごと

この章では、「吃音」とはいったいどのようなものなのかを解説し、吃音のある子どもや人、その家族はどのように過ごしていけばよいのか、そして、周囲の人はどのように支援していくことができるのかを考えていきます。社会に対して吃音の理解を促すための方法や、その責任についてもふれたいと思います。

1

吃音の定義と症状

流暢性の障害とそれにともなう症状がみられる

ことばがスムーズに話せない状態は、吃音《きつおん》の症状の1つです。吃音にはこのような中核《ちゅうかく》症状と、それによって生じるさまざまな二次的症状があります。

吃音とは流暢《りゅうちょう》性の障害で通常は幼児期から始まる

吃音（**stuttering**）とは、どもって滑らかに話すことができない状態のことで、**流暢性の障害**（**fluency disorder**）といわれます。しかし、吃音の症状は、スムーズに話せないことだけではありません。その状態によって生じるさまざまな随伴《ずいはん》症状や二次的症状があり、それらについて正しく知ることが重要となります。

吃音には、通常は幼児期から始まる**発達性吃音**と、発達性吃音のなかった人に脳の疾病や精神的・心理的な問題によって起こる**獲得性吃音**とがあります。一般に吃音という場合は発達性吃音をさすことが多く、この章でも発達性吃音について解説します。

吃音の中核症状には連発《れんぱつ》・伸発《しんぱつ》・難発《なんぱつ》がある

吃音というと、「あ・あ・あ・ありがとう」のように、ことばの最初の音をくり返すことを思い浮かべる人が多いでしょう。これを**連発**（**くり返し**）といい、最初の音をくり返すだけではなく、「あり・あり・あり・ありがとう」「ありがと・と・と・と」のような表現もあります。

また、「あーーーりがとう」のように音を伸ばして言うことがあり、これを**伸発**（**引き伸ばし**）といいます。さらに、最初のことばがスッと出せず、「・・・ありがとう」のように、詰まって言えない状態があります。これを**難発**（**ブロック**／**阻止《そし》**）といいます。

連発・伸発・難発という3つの状態を、**吃音の中核症状**と呼びます。

吃音の症状は連発から始まり、伸発を経て難発へと進行する

吃音の出始めの多くは、「あ・あ・あ・ありがとう」のような力が入らない軽い連発の症状です。やがて伸発や難発へと進行していきます。

最初にみられる連発は自然に生じる表現方法なので、本人としては言いにくさを感じることもなく、ためらわずにそのまま話します。しかし、周囲の人から話し方を指摘されたり、修正されたりすることで連発に気づき、そうならないように気をつけて話そうとします。その最初の工夫した話し方が伸発なのです。連発を途中で伸発に代えようと試み、「これ、か・か・か・かーーーしてくれる？」などと言う様

子が観察されます。

　このように工夫をして話していくうちに、今度は「どうして伸ばして言うの？」「変な言い方」と指摘を受けるようになります。そこで、連発も伸発も出さないようにさらに構えて話そうとします。連発にならないように息をこらえたり、心の中で「せーの」と唱えたり、息を軽く吸ったり、身体に力を入れたりするのがその例です。

　最初はそれがうまくいくので、その方法を多用し、治ったかのようにスラスラと話せる時期があります。また、吃音症状が多く現れる時期と、あまり現れない時期、消えてしまったかのように思われる時期とが交互に訪れることもあり、これを**吃音の症状の「波」**といいます。あとで詳しく説明します。

吃音の３つの中核症状

連発《れんぱつ》（くり返し）

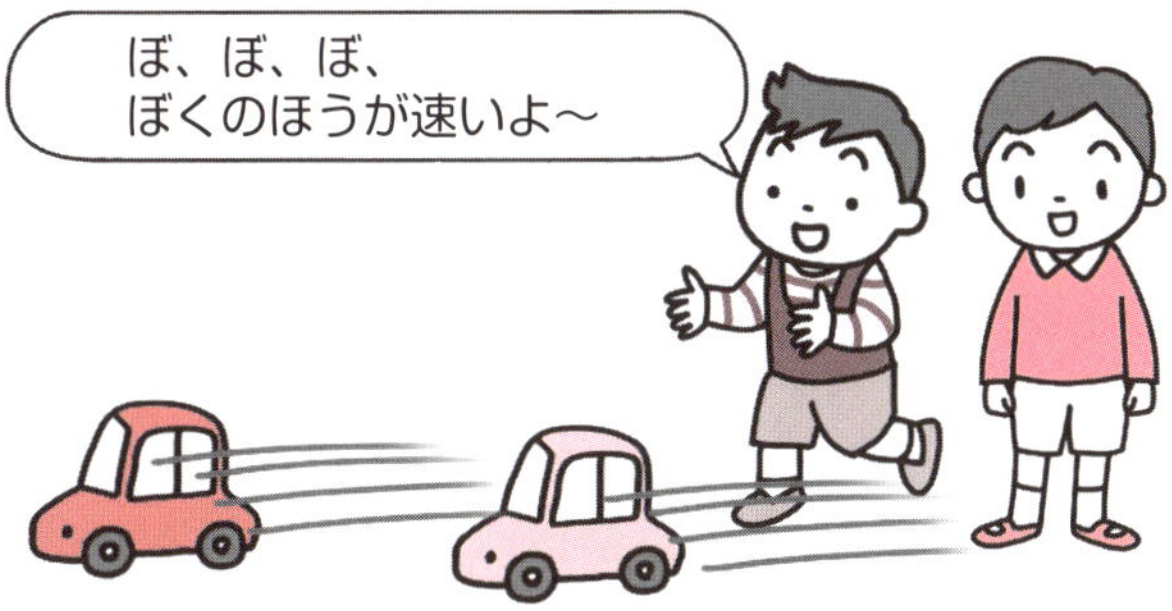

連発は語頭だけでなく、語中や語尾にみられたり、ことばそのものをくり返したりすることもある

伸発《しんぱつ》（引き伸ばし）

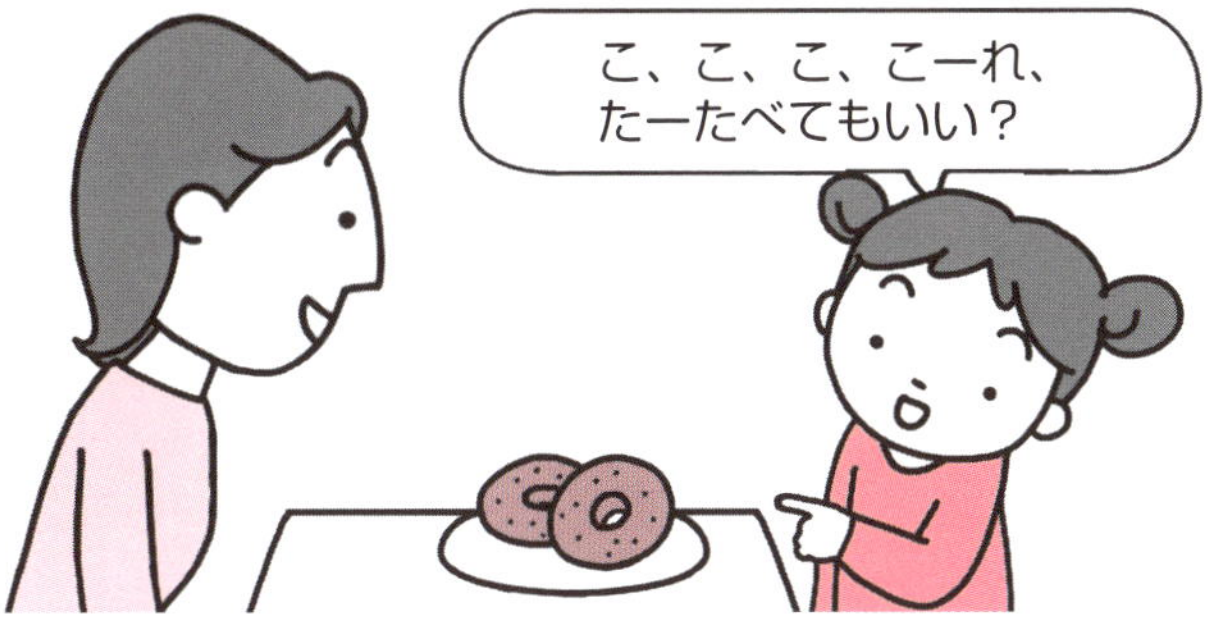

伸発は単独でみられることもあるが、連発にともなってみられることもある

難発《なんぱつ》（ブロック／阻止《そし》）

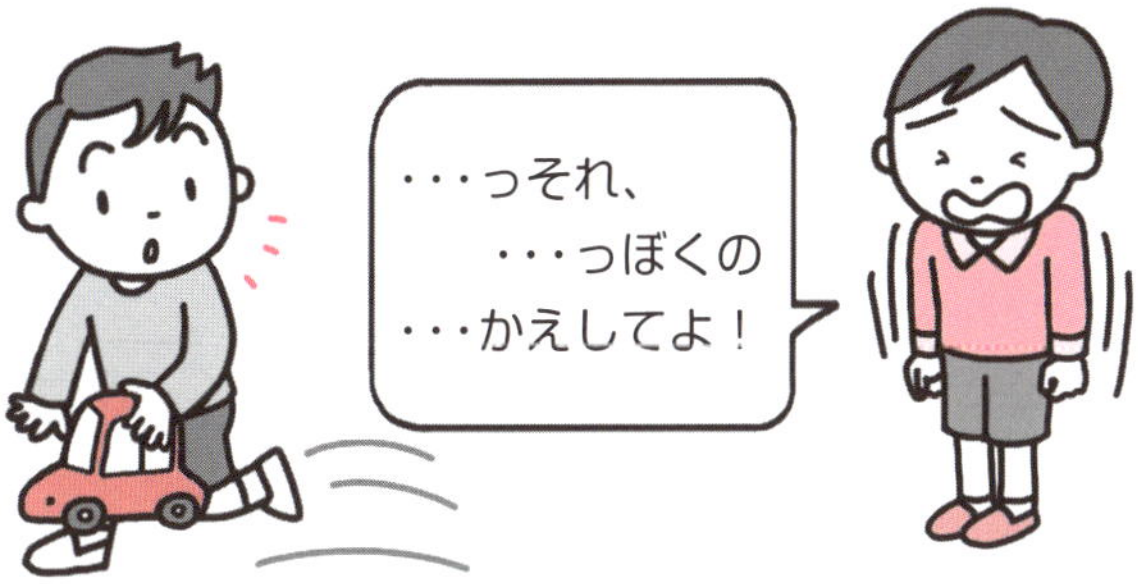

連発や難発を避けようとして、構えて話そうとした結果、力んで声が出づらくなった状態。連発や伸発がなくて、いきなり難発様の状態になる場合もある

「話しにくさ」にともなって さまざまな二次的症状が起こる

吃音《きつおん》の症状の進行と関連して、話し方以外にも症状が現れます。「難発《なんぱつ》」の様子を例に、みていきましょう。

難発の状態になると、喉《のど》のあたりが締めつけられるように感じ、息が詰まるような苦しさをともないます。そして、言いたくてもスッとことばが出せなくなり、何とかこの状態から抜け出そうと試みます。たとえば、足を踏み込むなどしてタイミングを取ろうとしたり、上体を動かしたり、手を振り下ろしたりする、口のまわりに力を入れる、飛び上がるなど、さまざまな方法で言おうとする様子が観察されます。

このような行動を、**随伴《ずいはん》症状**または**随伴運動**といいます。随伴症状は、連発や伸発にともなってみられることもありますが、多くの場合は難発の苦しさから抜け出すための対処法として用いられます。このような工夫のことを、**逃避《とうひ》行動**と呼びます。次に説明する回避とあわせて、これらを**吃音の二次的症状**といいます。

周囲が判断を誤ると 吃音症状がさらに進行する

ここにあげたような逃避行動は、「どもらないように話そう」と考え、努力することによって生じるものです。ところが、本人が努力し、苦しみながら連発や伸発を出さないようにしているのに、その状態を見た周囲の人は、「吃音が治った」「もう大丈夫」と考えてしまいがちです。

このような状況が放置されたままだと、吃音症状はさらに進行（悪化）していきます。話しづらさが強まり、言いにくいことばを別のことばに置き換えたり、言うことそのものをやめてしまったり、話す場を避けようとしていきます。こうした行動を、**回避《かいひ》行動**と呼びます。

うまく回避をすることで吃音症状が目立たなくなるので、周囲の人はいっそう、「吃音がなくなった、治った」と勘違いします。そのような評価に反し、本人の苦しさやつらさ、悔しさは強まっていき、自己《じこ》有能感・自尊《じそん》感情が揺らいでいきます。思春期以降になると、どもる自分を恥ずかしく思い、「こんな自分はダメな人間ではないか」と自己評価を低くしていきます。そして、だれにも相談できないまま孤立していき、人格形成に重大な影響をおよぼします。

正しい知識と情報を持って 早期からかかわっていく

子どもがどもり始めたとき、保護者はまず、地域の保健センターやかかりつけの小児科、通っている園や学校の先生などに、相談するでしょう。しかし、実際には、このような施設に相談に行くこと自体をためらう人も少なくありません。

それは、「相談に行くことで、かえって吃音症状がひどくならないだろうか」「吃音を意識させてしまう」と考えるためです。実際に相談に行っても、吃音を経験した子どもたちの多くが自然治癒《ちゆ》しているという現象があるため、とくに年齢が小さいうちは、「様子をみましょう」という対応で終わることがよくあります。そこで大切なことは、「何を、どのように様子をみるのか」を、専門家と保護者の間で共有できているかどうかです。つまり、いざというときの対処法を知ったうえで、「様子をみていく」ということです。

吃音の支援をするためには、単に「ことばがどもる」という話し方に現れる症状をみるのではなく、それによって生じる「感情」「態度」「暮らし」の問題について考え、配慮していく働きかけが欠かせません。

二次的症状が進行していく様子が予想されるにもかかわらず、「様子をみましょう」「そっとしておくほうがいい」「吃音には触れず、知らないふりをしましょう」と専門家に助言され、これで本当によいのかと悩みながら時を過ごしている家族は少なくありません。吃音の症状が出はじめたときから正しい知識と情報を持ち、それに基づくかかわり方を知っていれば、その後の本人の暮らしはどれだけ楽なものになるでしょうか。それを支えていく専門家の役割は、大変重要であるといえるでしょう。

吃音の二次的症状

逃避《とうひ》行動（随伴《ずいはん》症状）

難発の苦しい状態から抜け出そうとしてさまざまな方法で言おうとする

足ぶみしながら言う

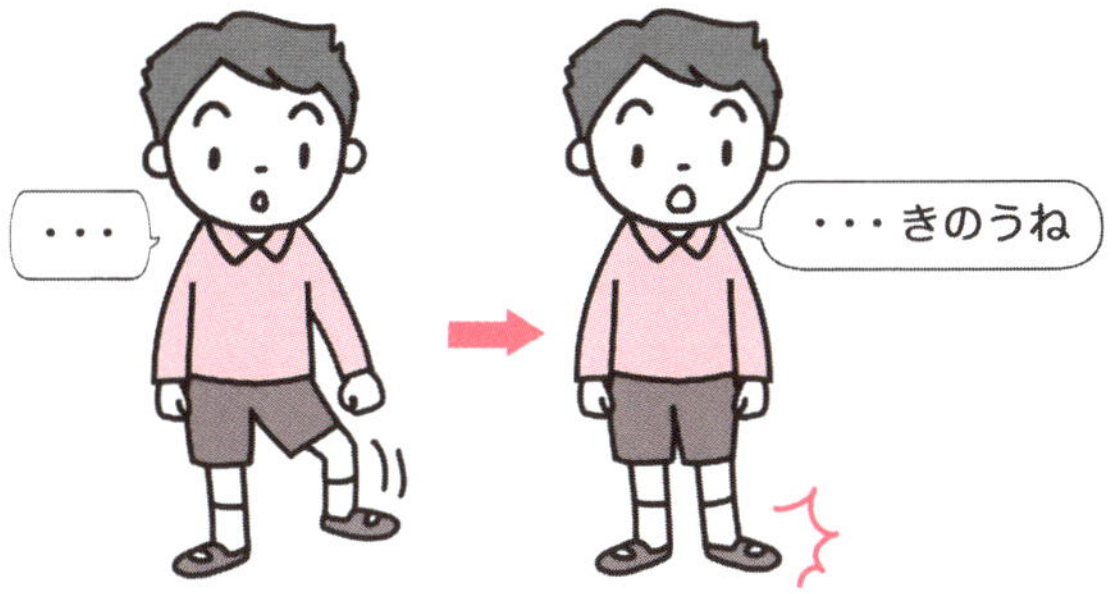
・・・
・・・きのうね

顔をしかめて話す

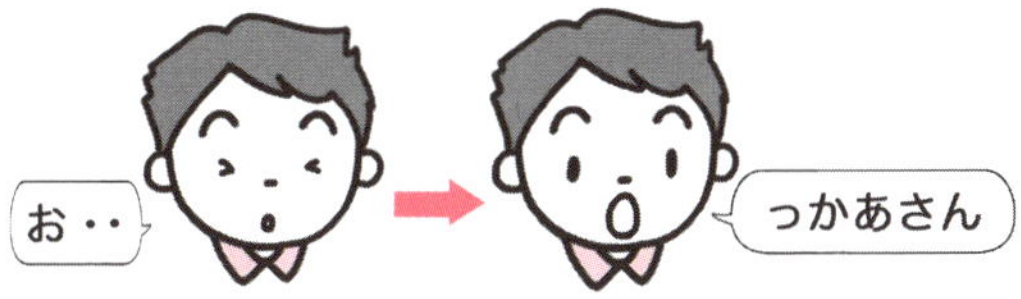
お・・
っかあさん

回避《かいひ》行動

逃避行動を放置すると吃音症状がさらに進行し、話すことを避けようとする

言いにくいことばを別のことばに置き換える

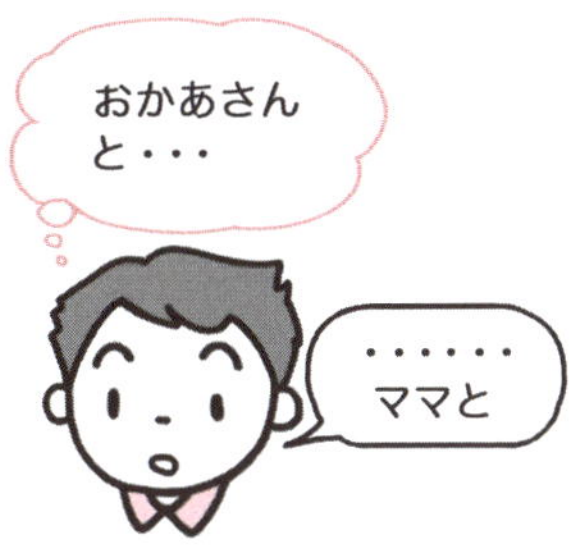
おかあさんと・・・
・・・・・・ママと

言うのをやめてしまう

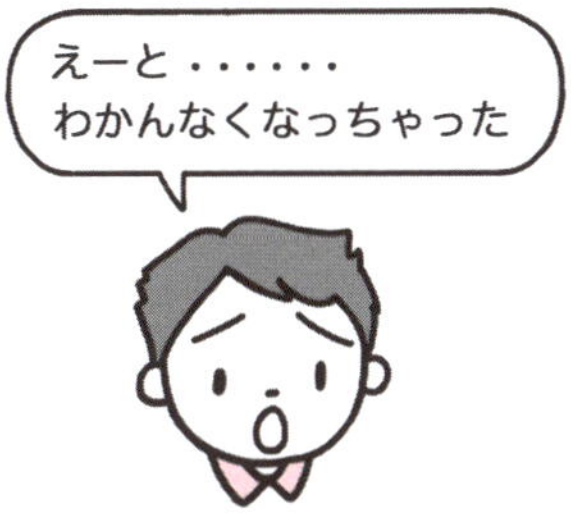
えーと・・・・・・
わかんなくなっちゃった

2

吃音の発症率と有症率

約5％の子どもが吃音を経験する

吃音《きつおん》は、どれくらいの割合でみられる症状なのでしょうか。発症率や有症率、その男女差などについて、みていきましょう。

発症率は約5％で有症率はその5分の1ほど

吃音は人種・言語を問わず、共通して生じることばの症状であることが知られています。では、どれくらいの割合でみられるのでしょうか。

発症率（incidence）とは、一生のうちのある時期に特定の疾病《しっぺい》にかかったことがある人の、人口に対する割合です。一方の**有症率**（prevalence）とは、ある時点で特定の疾病がある人の、人口に対する割合です。たとえば、一生のうちに風邪をひいたことのある人の割合が発症率で、現在風邪をひいている人の割合が有症率ということです。

吃音の発症率の調査では、5％前後という結果が報告されています。つまり、100人のうち5人の人が、生涯のどこかでどもった経験があるということです。それに対して有症率の調査では、1％前後という数値が報告されています。人口100人のうちで、現在どもっている人は1人くらいいるということになります。

このようにみると、有症率は発症率の約5分の1ということになります。したがって、生涯のある時点において吃音を経験した人のうち、約8割の人は吃音が消失していると考えることができます。しかし、どのような子どもは吃音が消失し、どのような子どもは症状が継続するのかという点については、まだ明らかにされていません。

女性よりも男性のほうが吃音が生じやすい傾向がある

それでは、吃音の生じやすさに男女の差はあるのでしょうか。

吃音のある成人の男女比を調べた研究によると、約3対1の割合で、男性のほうに吃音が多くみられる傾向があると報告されています（Guitar, 2007, 2013）。

しかし、どもりはじめて間もない幼児期の男女比を調べた研究では、男女比は約1～2対1の割合であるといわれており、成人のような大きな差はないことが知られています（Yairi, 1999; Kloth, 1999; Mansson, 2000）。これは、女子のほうが男子に比べて、吃音症状が消失しやすい、つまり自然治癒《ちゆ》しやすいということを表していると考えることができます。

ただし、その他の条件もあわせて考える必要があり、安易に断定することはできません。

特別な治療をしなくても自然治癒することもある

「言いたいことがいっぱいあるのに、まだその力がついていないだけです」「成長とともに治っていきます」などと、吃音の理由として発達の未熟さをあげることがよくあります。それは、特別な治療や対応を行わなくても自然に症状が消失するという現象が一部の子どもにみられるためです。これを**自然治癒**といいます。

前ページで解説した、吃音の有症率と発症率の差から考えると、発症した人の8割程度は吃音が消失すると考えられます。その多くは幼児期に自然治癒したものと推測されます。残りの2割程度の人は、その後も吃音が続いていくということになります。

しかし、どのような子どもの吃音は消失し、どのような子どもの吃音はその後も続いていくのかがわかっていません。幼児期に吃音がみられた子どもの追跡調査によると、自然治癒がみられた子どもは、親族に吃音のある人がいない、どもり始めた時期が早い、発音の習得に問題がない、言語能力や認知能力が高い、女児である、などの一定の要因が指摘されています。ただし、それらは、いま目の前にいる子どもがこれからどのような経過をたどるかを予測するための、決定的な材料になるとはいえません。

吃音相談への対応のしかた

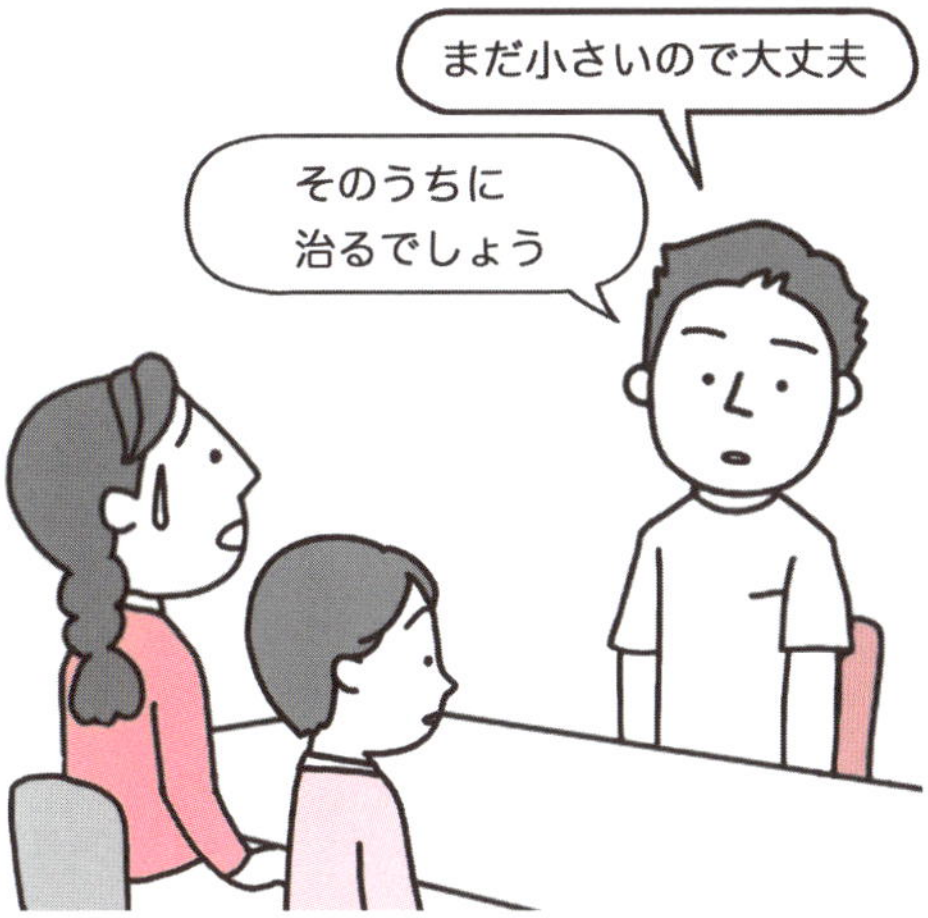
まだ小さいので大丈夫
そのうちに治るでしょう

約8割の子どもは吃音が自然治癒《ちゆ》する可能性があるといっても、目の前にいる子どもが自然治癒するかどうかを予測できる決定的材料はない

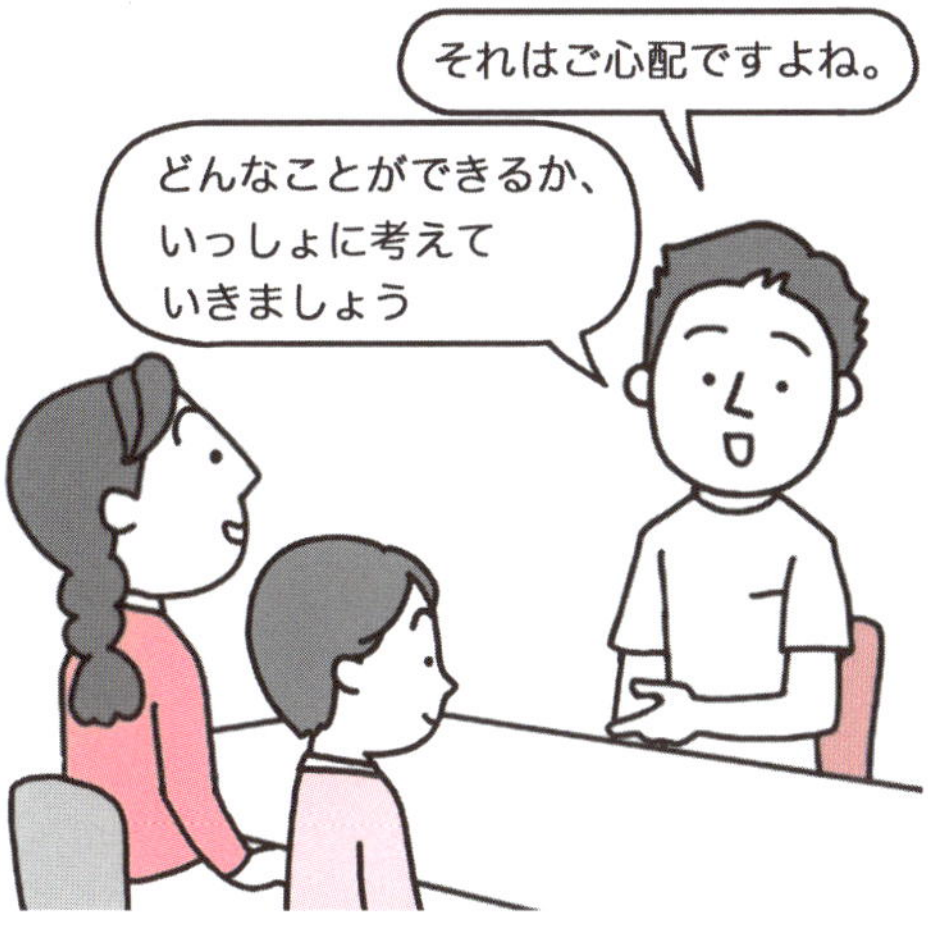
それはご心配ですよね。
どんなことができるか、いっしょに考えていきましょう

単に「様子をみる」のではなく、本人や親の不安を受け止め、具体的な対応をいっしょに考えていくことが大切

3

吃音の始まる時期

成長発達が著しい2～5歳で始まることが多い

吃音《きつおん》のある人は、何歳ごろからどもり始めたのでしょうか。一般的な傾向と、その時期の生活の特徴についてみていきましょう。

吃音が現れる時期は小学校就学前が多い

どもり始めることを**発吃**《はっきつ》といいます。その時期について調べた研究では、発吃する子どもが最も多くみられるのは2歳から4歳の間、次に多くみられるのが6歳から7歳の間であると報告されています（Andrews, 1983）。

吃音についての相談の場で保護者に発吃の時期を質問すると、ほとんどが2歳から5歳前後に集中しています。つまり、多くの子どもは、小学校就学前の時期にどもり始めることが多いといえるでしょう。

吃音の始まる時期は子どもの生活に変化が生じる

子どもがどもり始めることが多い2歳から5歳ごろは、どのような時期にあたるのでしょうか。

まず、子ども自身の成長段階としては、言語をはじめとする全般的な成長発達が著しい時期です。とくに言語表出においては、単語による発話から、二語文、多語文へと進み、次第にさまざまな語彙《ごい》を使用し、長い複雑な文を話そうと試みるようになります。

また、この時期には、家庭や社会生活のうえでも変化が生じます。それまでは「食べた」「立った」「歩いた」で大喜びされていたのに、年齢に応じたさまざまなしつけが加わり、できて当然、できなければ叱《しか》られる、ということになってきます。保護者をはじめとして、周囲の大人からの要求や期待が高まってくるのです。

さらに、この時期にはきょうだいが生まれることも多く、兄や姉になる喜びとともに、心理的な葛藤《かっとう》や負担を経験することがあります。そして、保育園や幼稚園に入り、先生や友だちとの集団生活を通して、決まり事に従うことや、社会に適応していくことを学んでいきます。

生まれてまだ数年しかたっていない子どもたちは、大人が想像する以上に大きな変化を、この時期に集中して経験することになります。

生活の変化が吃音の原因とはいえない

多くの子どもたちがどもり始める時期に、子どもたちの生活にどのような変化が起こっているのか、理解しておくことは大切です。しかし、ここには大きな問題がひそんでいます。

それは、子どもたちがこの時期に経験するさまざまな出来事、そして変化の数々を、吃音の原因と考えてしまうことです。「ストレス説」や「しつけ説」などの過去にいわれてきたことを正しい解釈と思っている人は、いまも少なくありません。

また、「ことばの成長発達段階でだれにでも生じる一過性《いっかせい》の現象だから、気にしなくてもよい」と決めつけることも危険です。その結果、周囲から吃音を指摘されて本人が苦しんでいる状況に目を向けず、症状を悪化させてしまうという事態が多く見受けられます。

吃音の原因にまつわるこうした根拠のない解釈は、本人だけでなく家族も苦しめることにつながるので、注意が必要です。

吃音が始まる時期に子どもたちが経験する変化

❶ 誕生～2歳前後

周囲の大人はすべてに対して寛容で、何をしても喜び、ほめてくれる

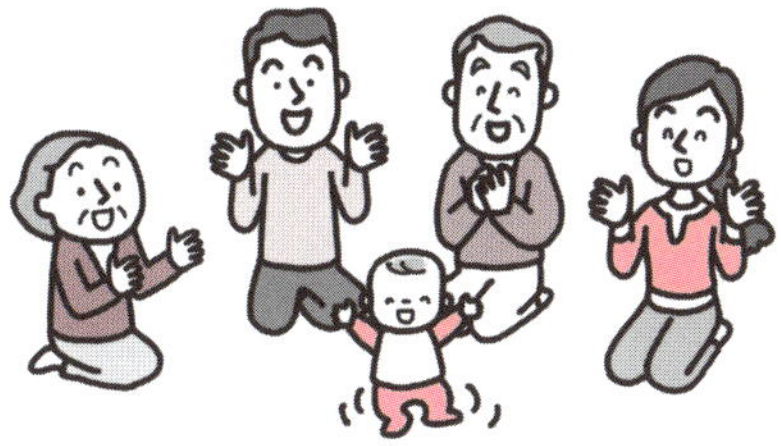

↓

❷ 3～4歳ごろ

年齢に応じたしつけが始まり、できないときは周囲の大人に叱られるようになる

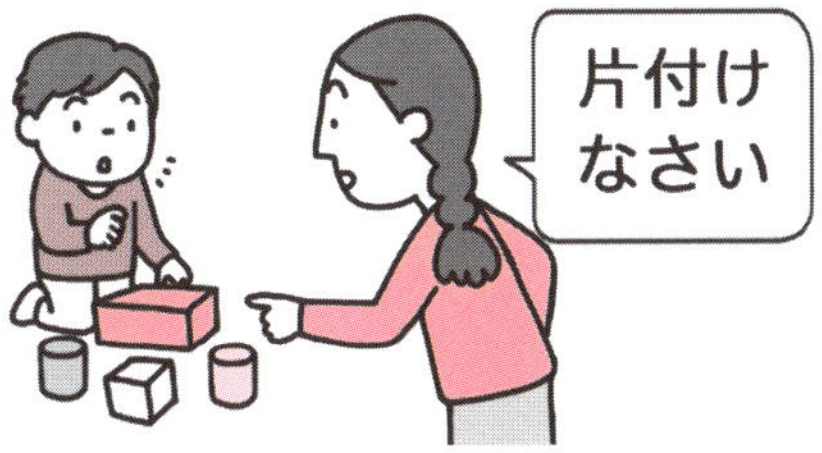

↓

❸ きょうだい誕生

兄・姉になるという心理的葛藤や負担を経験する

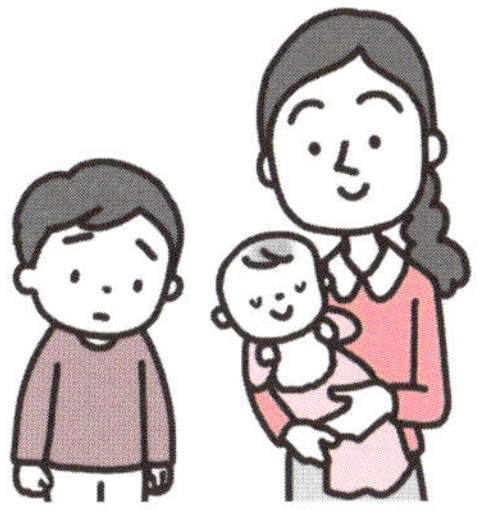

↓

❹ 幼稚園・保育園入園

集団生活を通して、ルールに従うことや社会への適応を学び始める

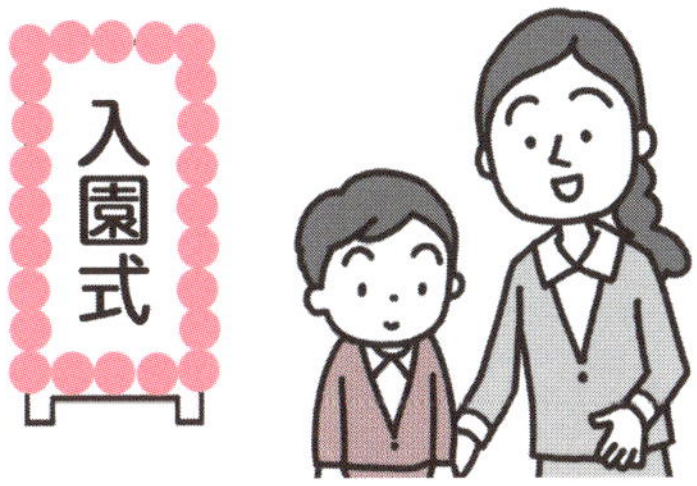

ただし、これらの変化は吃音のない子どもも経験することなので、吃音の原因と結びつけないことが大切

4

吃音の症状の現れ方

吃音には共通してみられる特徴がある

吃音《きつおん》の症状は一人ひとりさまざまですが、一般的には、主に3つの特徴が共通してみられます。それはどのようなものか、みていきましょう。

どもるときもあれば、滑らかに話せるときもある

吃音には、いくつかの不思議な現象がみられます。その代表的なものの1つが、吃音のある子どもや人は、常にどもっているわけではないということです。話す場面や相手、話の中身、さらに時期によっても、どもり方は異なります。

だれかと声を合わせて言う場合や、いっしょに声をそろえて読む斉読《せいどく》では、あまりどもりません。歌うときや独り言、怒りにまかせて言い放つことばも、スムーズであることが多いのです。

一般的には、人前での発表や音読、自己紹介などはどもりやすいのですが、人前のほうがスラスラと言いやすい、と感じる人もいます。このことからも、吃音が緊張や早口によって生じるものとはいえないことがわかります。

初対面の人と話すときに、適度な緊張感が生じることでどもりにくくなる人もいますし、気を遣わない相手やリラックスできる状況のほうが、よくどもる人は珍しくありません。家ではたくさんどもるのに、学校ではあまりどもらない子どもが、その例です。もちろん、その反対の子どもも大勢います。つまり、どもりやすい・どもりにくいという条件は、一人ひとり異なるといえるでしょう。

吃音の症状の現れ方には時期によって波がある

吃音の症状は、現れ方に「波」があることが知られています。とくに、どもりはじめて間もないころは、吃音が消えたかと思えるほど滑らかに話しているときもあれば、また徐々にどもりはじめるときもある、という状態をくり返します。

波の周期については、朝・昼・晩で変化がみられる場合から、週単位、月単位、そして年単位で変化が生じる場合まであります。小学校入学後、数年にわたって吃音がみられなくなったので、もう治ったものだと思っていたら、高学年になって再びどもりはじめたという事例もあります。

このように吃音に波があることで、家族は一喜一憂しがちです。どもらずに過ごせているわが子をうれしく思っていたのに、その翌日に突然ひどくどもり始めるという事態を経験し、落ち込んだり、悲しんだりします。わが子の吃音を気にしないように心がけてい

たとしても、親の様子や振る舞いの微妙な変化を子どもが感じ取り、罪悪感や無力感を抱いてしまう可能性は、否定できません。

多くの吃音にみられる症状の波は、その理由が明らかではありません。ですから、「昨日、厳しく叱ったから」「行事が多くてストレスになったのでは」「友だちとけんかしたから」などと、単純に日々の出来事と結びつけないようにしたいものです。波があるという事実を理解し、症状は変化するものだということを、「いまはどもってしまう時期のようだけど、しばらくしたらまたスラスラと言えるようになるから」のようなことばで、本人にも教えていくとよいでしょう。

吃音の症状の進展

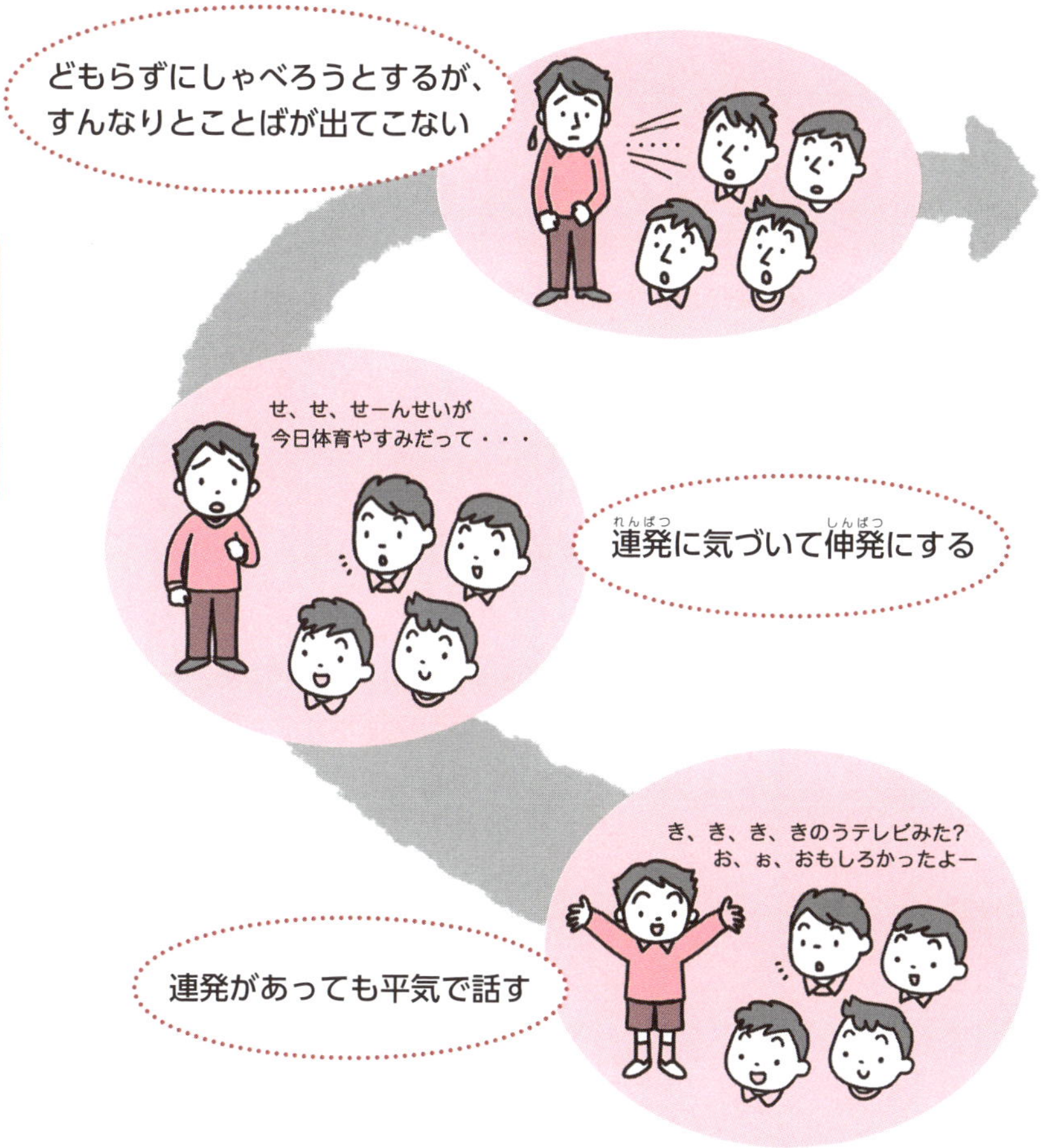
どもらずにしゃべろうとするが、すんなりとことばが出てこない
せ、せ、せーんせいが
今日体育やすみだって・・・
連発《れんぱつ》に気づいて伸発《しんぱつ》にする
き、き、き、きのうテレビみた?
お、ぉ、おもしろかったよー
連発があっても平気で話す

吃音の症状は時間とともに進展する

吃音のもう1つの大きな特徴として、中核《ちゅうかく》症状や二次的症状、または吃音の受け止め方や思いなどの心理的な問題が、時間の経過とともに、つまり個々の成長にともなって徐々に膨らんでいき、複雑なものへと変化していくことがあげられます。具体的には218ページの「吃音の二次的症状」をごらんください。このように症状が進行して重度化していくことを、**吃音の進展**と呼びます。

吃音は、**連発**《れんぱつ》や**伸発**《しんぱつ》から始まり、徐々に**難発**《なんぱつ》へと進展することが多いようです。なかには、最初から難発が生じる場合もあります。その多くは、症状が消失するか、本来の連発が現れてきます。

5

吃音の原因

複数の要因の交互作用で生じると考えられる

親の対応が吃音《きつおん》の直接の原因であるとする考え方は、長い間、親を苦しめてきました。その考え方は現在否定されています。ただし、原因はまだ特定されておらず、複数の要因が関与するという説が有力です。

吃音の原因として過去にいわれてきたこと

吃音の原因については、俗説を含め、さまざまなことがいわれてきました。「どもる人のまねをしたためにうつった」「小さいときにどんぐりを食べた」「いけないことをして罰が当たった」「左利きを右利きに矯正《きょうせい》した」などが原因とされたことがありました。現在はいずれも否定されています。

また、1930年代から1965年までの間、米国言語病理学において大きな影響力をもった言語病理学者のウェンデル・ジョンソンは、「吃音は、子どもの口からではなく、親の耳から始まる」という**診断起因《きいん》説**を唱え、日本で広まりました。吃音は親の対応が原因で起こるのだ、という考え方に多くの親が苦しみました。

診断起因説は現在否定されています。発吃時期の生活上の「変化」が吃音の原因であるかのような説を唱える人たちは、いまもあとを絶ちません。「母親が仕事をしているから愛情が足りない」「きょうだいの世話に手をとられてかかわりが希薄《きはく》になっている」「親のしつけが厳しすぎるのではないか」のように、親の態度や子育てに原因を求める見方が、まだ幅を利かせています。そのために、大勢の親が自分たちの対応が悪いためだと考え、子育てに自信をなくし、自分自身を責めることになります。

現在は複数の要因によって吃音が生じると考えられている

現在のところ、吃音の原因は特定されていません。近年の脳研究や遺伝研究などの進歩によって吃音の原因を明らかにする研究も進みつつあり、新しい知見や理論が発表されています。

それらによると、吃音のある人と吃音のない人とでは、話しているときの脳の活動に違いがあることが指摘されています。つまり、吃音の出現に何らかの脳の活動が関与している可能性があるということです。

現在考えられているのは、吃音の出現には遺伝的な要因の関与も一部に含め、複数の要因が重なり合っているとする**多要因モデル**です。どもりやすい体質、発達的な要因、気質など、子どもの持って生まれた遺伝的素因と、心理的な負担や言語的な要求水準などの環境的要因との交互作用の結果として、そのバランスが崩れたときに生じるのではないかというものです。ただし、これはまだ仮説として考えられている段階です。

吃音と子どもの気質を結びつけることは要注意

これまでに多くの研究者たちが、吃音のある子どもについて、「気質と情動機能のもろさ」が多数みられることを指摘してきました。具体的にいうと、「細かいことはあまり気にせず、多少のことがあっても動じない、楽観的な子」よりも、「繊細で、いろいろなことの影響を受けやすく、すぐに気にしてしまう子」に、吃音のある子が多いというものです。

しかし、実際に吃音のある子どもが、皆同じような気質や感情を共通してもっているといえるでしょうか。まわりの人に吃音を指摘されたときに、その受け止め方は子どもによってもさまざまです。したがって、吃音のある子どもに共通の気質があるとはいえず、ある種の気質をもつことが吃音の原因になるとは考えられません。

吃音のある子どもが、どのような気質や感情の傾向をもっているかを理解しようとすることは原因探しをするためではありません。その子どものどこをどのように支援していけばよいか、そのヒントを探るための1つの資料を得るためのものです。成長にともなう変化をみていくことも、大切です。

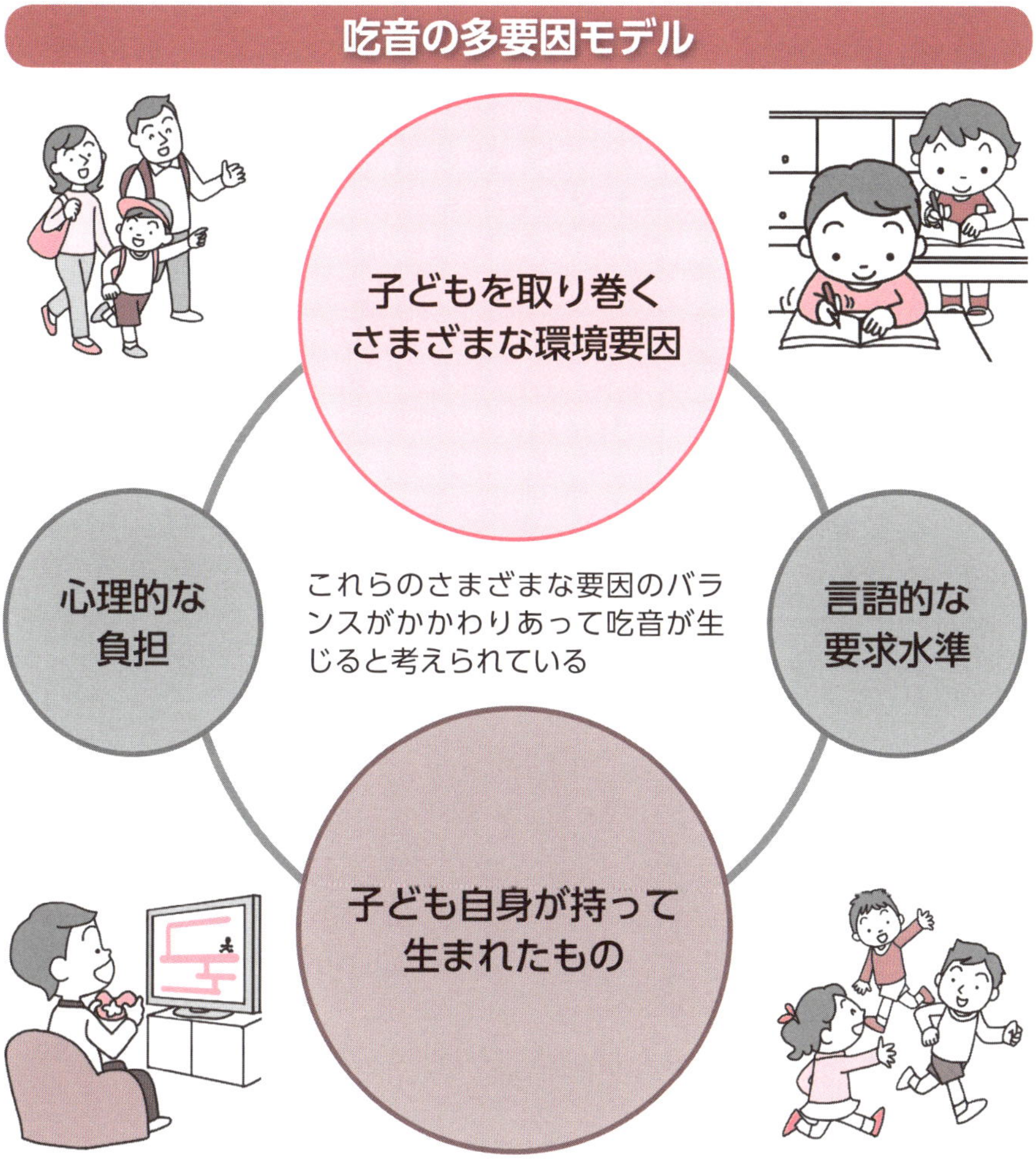

6

吃音のある子どもの支援のポイント

直接的な言語指導や間接的な指導を行う

吃音《きつおん》について、専門家はどのような支援を行うのでしょうか。直接的な言語指導や間接的な指導、周囲の人にできる支援について、みていきましょう。

吃音による問題の改善をいっしょに考えるのが専門家

吃音のある子どもや人、その家族の不安や悩みをできるだけ軽くしていきながら、吃音によって生じているさまざまな暮らしにくさ、問題事項を小さくするための工夫をいっしょに考えていくこと、それが吃音の相談を受ける専門家の役割です。

何らかの原因でどもるようになった子どもが、そのことを「悪いことが起こった」と否定的に感じないようにかかわることが重要です。まず、「あなたは、あなたの話し方でちゃんと伝えられているよ」とことばできちんと本人に伝えることです。また、家族や親族、幼稚園や学校の教師など、周囲の大人への働きかけも不可欠です。

言語指導では周囲の環境や吃音の受け止め方も支援する

専門家の一人である言語聴覚士は、吃音のある子どもや人に**言語指導**を行います。言語指導の目的は、苦しい難発状態から脱出する工夫をいっしょに考えることであり、さらに、どもっていても話せる相手や環境をつくるための作戦を練り、経験を積み上げていきます。

吃音によって引き起こされる問題は、「ことばを滑らかに話せない」ことによるものではなく、そのことを「周囲がどう理解し、どう対応しているか」によるものなのです。言語指導では、本人がそれをどのように受け止めていけばよいか、その方向づけを援助します。楽な声の出し方や話し方を練習する直接的な指導も行いますが、本人や周囲に吃音についての正しい理解を促し、吃音に寛容《かんよう》な環境づくりをしながら、本人が吃音について肯定的な気持ちを持てるように支援する間接的指導も行っていきます。

直接的な指導としては声の出し方などを練習する

吃音のことばの症状そのものを軽減させることは、まったくできないわけではありません。言語聴覚士が声の出し方などを提案し、自分に合ったものを練習してもらうことで、自信を取り戻し、結果として話しやすさにつながることがあります。

具体的には、吃音のことばの症状に対して、どもりにくい楽な話し方を選択して練習していくことや、どもったときにより楽に話すことができる方法を身につけてもらいます。話す速度の調整、軟らかい声の出し方、力を入れない発声法などです。楽に話せる新しい話し方のパターンを覚えながら、実際の会話で必要なときに使っていくための練習です。

また、どもったときや、どもりそうになったときに、力を入れて無理に声を出そうとするのではなく、楽な声の出し方に切り替える方法を身につけておくこと、どもっても平気だという気持ち、つまりどもることへの心理的な耐性《たいせい》をつけておくことも大切です。

現在、言語臨床の場では、個人の状態に合わせてさまざまな方法を組み合わせて行う「統合的アプローチ」が多く用いられています。つまり、「どもりにくい楽な話し方を心がけながら、実際にどもってしまったときにも対処できる」方法を探していきます。

吃音の直接的な指導

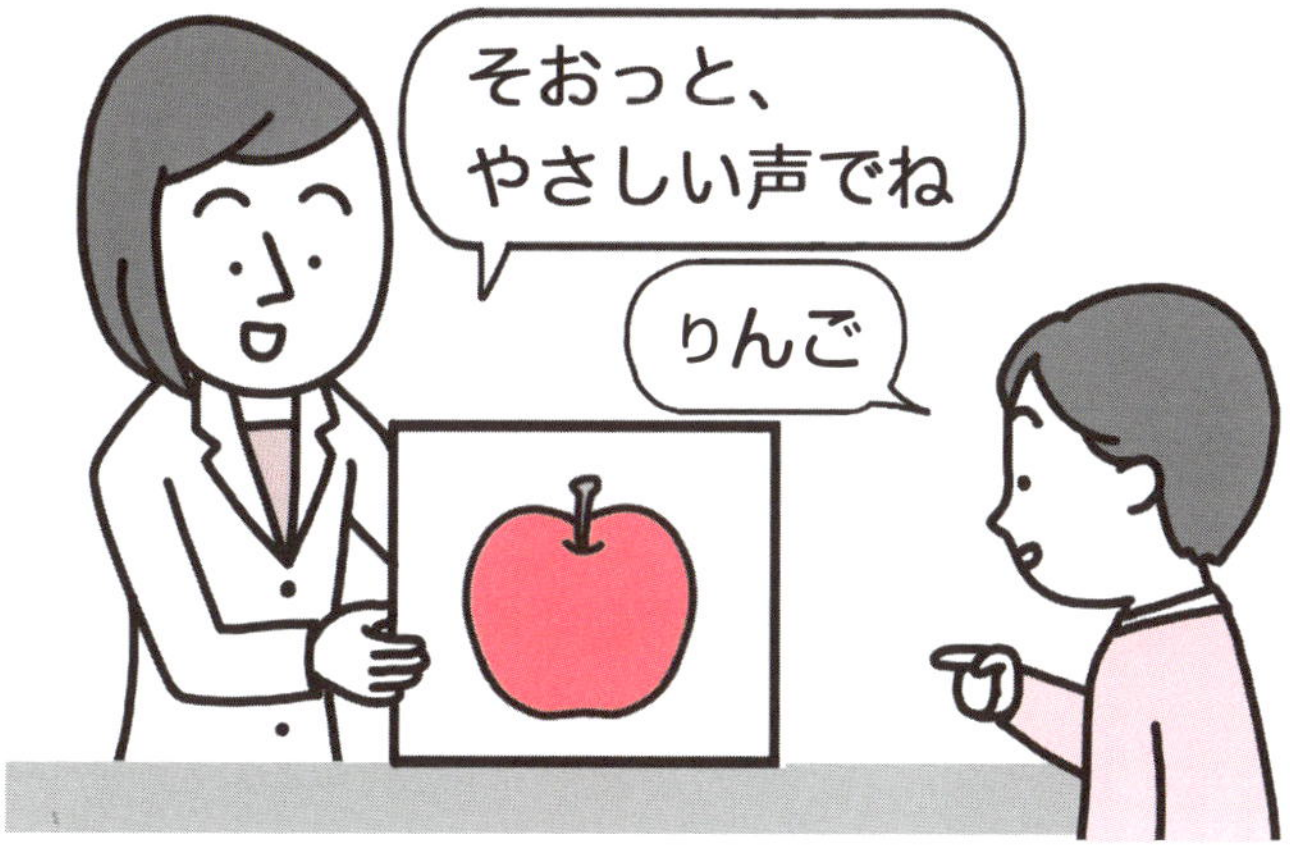
そおっと、
やさしい声でね
りんご

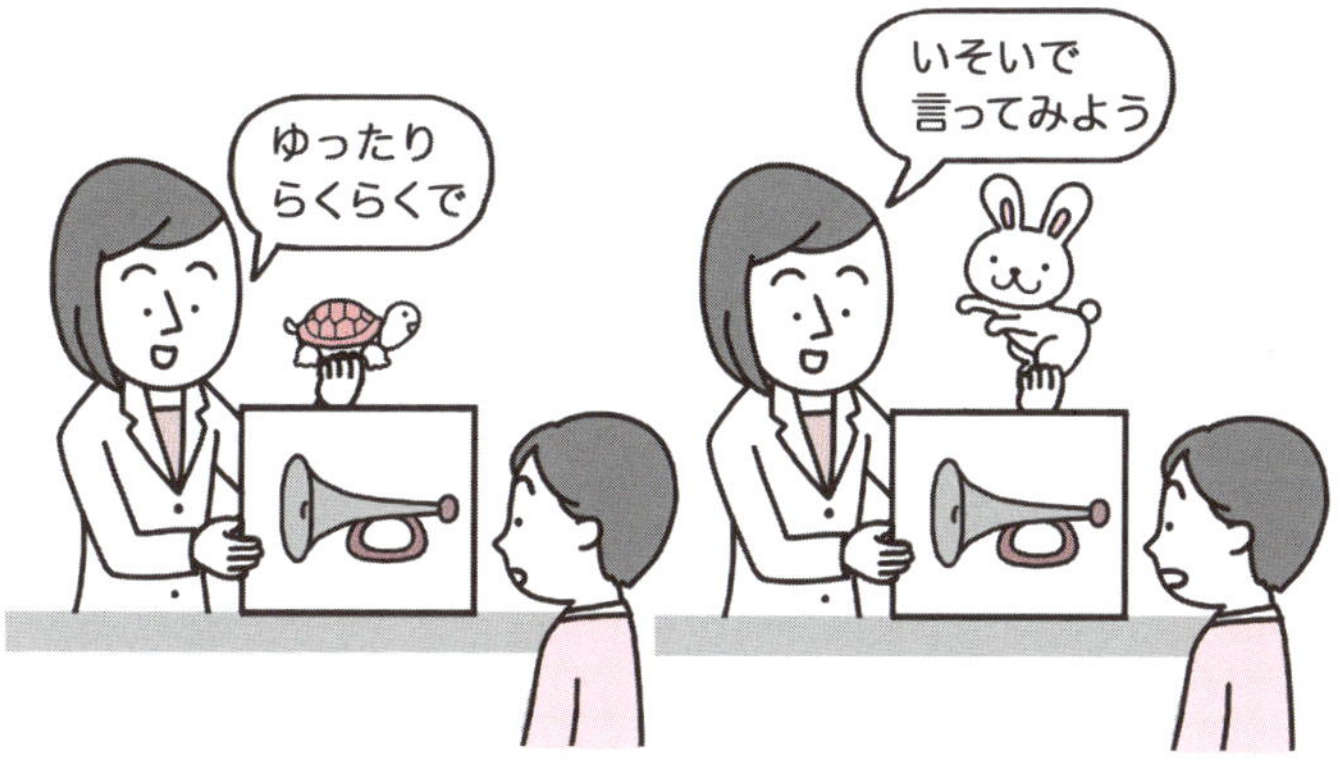
ゆったり
らくらくで
いそいで
言ってみよう

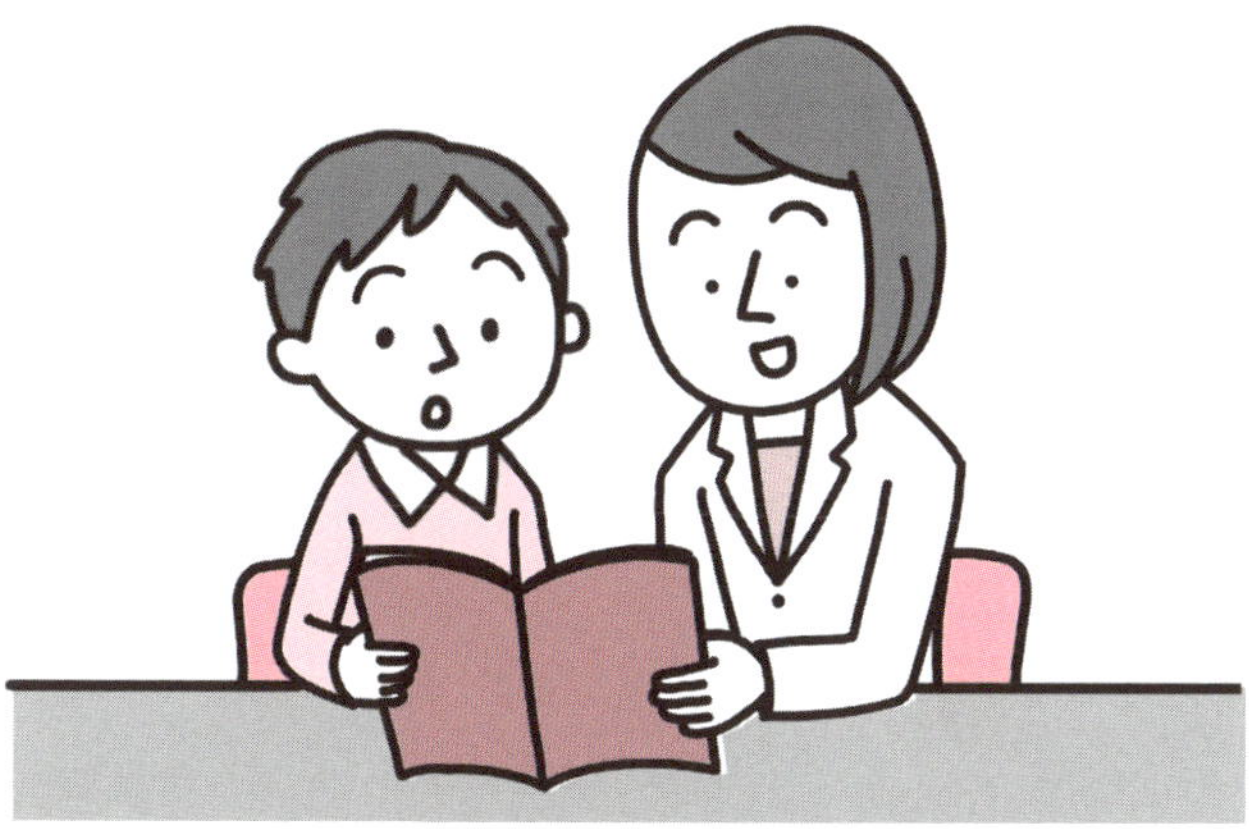

いっしょに本を読みながら声の高低・速度、声まねなど、表現の幅を練習する

話し方の練習以外に間接的な指導も行う

話し方の練習という直接的な指導以外にも、吃音《きつおん》のある子どもや人を支援する方法があります。

❶吃音ガイダンス

間接的な指導の1つめとして、本人や保護者に吃音を理解してもらう**吃音ガイダンス**があり、支援の重要な柱になります。私たちは、正体不明のものほど怖く感じます。ある程度正体が明らかになれば、それほど恐れたり不安に思ったりしなくなるものです。吃音についての正しい情報を持っていないことで、本人やその家族が将来に対する不安を抱えている場合が少なくありません。吃音の本態《ほんたい》を知れば対処法も考えやすくなり、親は子育てに対する自信を持ち続けることができます。

波があることや原因など、吃音についていて現在わかっていること、わかっていないことを整理しながら伝え、情報不足からくる不安を取り除いていきます。吃音の本態について解説しながら、自分の吃音とどのように向き合っていくか、吃音のある人にどのように接していけばよいのか、いっしょに考えていきます。

❷本人と吃音の話をする

吃音を話題にすることをタブーにせず、積極的に吃音に触れていくことも重要です。一般的に保護者をはじめ、幼稚園や学校などの教師、言語聴覚士やことばの教室の指導者は、吃音について直接本人と話すことをためらってしまう傾向があります。吃音に触れることで症状が悪化しないだろうかと考えるためです。

しかし、吃音について本人と話すことを避け、触れずによそよそしい態度をとるよりも、話題にすることで、今後はどうしていくべきかを話し合うことができます。自分の話し方をどのように感じているのか、どのように工夫しているのか、またはしていないのか、これからどうしたいと思っているのか、生活のなかで困っていることはないか、などについて、丁寧に聞いていきましょう。ときには話しづらさを訴えてくることがありますが、そうした心情を身近な人に打ち明けられることは、重要です。話すことの苦労や友だちにからかわれるつらさをだれにも聞いてもらえない孤立感から、早く解放してあげてほしいと思います。

❸周囲に吃音を知ってもらう

吃音の進展の最も大きな要因は、周囲からの吃音の指摘です。「どうしてそんな話し方をするの？」と素朴な疑問をぶつけられると、うやむやにしたまま過ごすことはできません。「どもっていても大丈夫」という確信は、周囲の理解があってはじめて得られるものだからです。

吃音とはどういうものなのか、そのつき合い方について、クラスや学年、習い事の仲間に伝えていくことは、話しやすい場をつくるという点で大変重要です。伝えるかどうか本人に意思を確認しがちですが、はじめての試みについては、そうしたほうがよいのかどうか、本人は判断のしようがありません。たいていは「やめておく」という返事になり、現状が変わらないまま過ごすことになります。学校であれば、「先生にまかせて。みんなにわかってもらうと今よりも話しやすくなるから」「『どうしてそんな話し方をするの?』って聴かれなくなるから」というように、担任の教師が主導して進めていくことが望まれます。その際は「○○さんのこと」ではなく、「吃音」について解説することが重要で、そのポイントを左に示しました。

うまく伝えるためには、焦点をしぼって解説する必要があります。得意・不得意という個性の問題や、人の嫌がることを言わない・しないという道徳的な問題にしてしまうと、吃音そのものがぼやけてしまい、理解に結びつかなくなるおそれがあります。そして、「吃音がある」という事実だけが興味を引いてしまうと、本人に原因を問うことや、まねをする行為が改善されません。「学習」という位置づけで、リーフレットや書籍を使って教えていくなどの方法で、正しい理解につなげていきます。

連続的・継続的な支援が必要となる

幼いころに発吃《はっきつ》し、吃音があるまま小学生・中学生・高校生・大学生、そして社会人へと成長していく場合、吃音が本人にとってどのような意味をもつのかは年齢とともに変化していきます。置かれている環境や立場、周囲の人たちとのかかわり、本人の気持ちや考え方の変化などにともない、吃音の問題や悩みが軽減したり深刻になったりします。

吃音があることで自分自身への肯定的な気持ちが持てなくなったり、さらには社会参加を回避したり、自己実現の道を自ら閉ざしてしまったりすることがあります。吃音に関する問題を少しでも軽くするために、子どもだけではなく、幅広い年齢層に対する相談窓口が開かれていることが重要です。

吃音について解説するときのポイント

❶ 話し方の特徴

- 人と話そうとするときに現れる
- どんなときにどもりやすいかは、人によって違う
- よくどもる時期や、ほとんどどもらない時期(波)がある

❷ 原因

- 緊張や早口が原因ではない
- 口や舌などの発声発語器官の問題ではない
- これが原因だというものが、まだ特定されていない

❸ 対処

- 連発の話し方はその人なりの表現のしかたであり、必ずしも直す必要はなく、そのまま聞いてあげる
- すぐに言えないときは、待ってあげる

吃音についてのリーフレット

- 『吃音相談シリーズ・幼児編　うちの子はどもっているの？　お子さんの話し方が気になる方へ』
- 『吃音相談シリーズ・学童編　どもる子どもがクラスにいたら　学校の先生方へ』

（ことばの臨床教育研究会編　NPO法人全国言友会連絡協議会　http://zengenren.org/）

7 吃音の啓発活動が求められている

吃音を取り巻く社会状況

一般の人ばかりでなく専門家にも、吃音《きつおん》のことをよく知らずに、安易なアドバイスをするケースがみられます。それが吃音のある人や家族につらい思いをさせています。

専門家も吃音の知識を十分に持っていないことがある

吃音の子どもを持つ親が最初に相談に行くのは、かかりつけの小児科医や耳鼻科医、または保健センターの子育て相談が多いようです。通っている保育園・幼稚園、小学校の先生に相談することも少なくありません。しかし残念ながら、そこで対応してくれる医師や保健師、心理士、保育士、教師という職種の人たちが、吃音について十分な知識を持っている可能性は高くありません。

そのため、「小さいころはどもっていても、大人になるまでに治る子がたくさんいる」「意識させずにそっとしておくのがよい」というアドバイスに終わることが多く、「せっかく相談に行ったのに、何も得られなかった」「親の子育てを非難されただけだった」と不満を抱く親は少なくありません。

社会的な認知度の低さが吃音のある子や家族を苦しめる

吃音の子どもを持つ親から話を聞くと、子どもがどもっていることの不安やつらさと同じくらい、周囲の人たちの無理解に苦しんでいるといいます。いわゆる「ママ友」に悩みを打ち明けると、「えー、全然気にならないし、大丈夫だよ」「まだ小さいからでしょう。そのうち上手にしゃべれるようになるわよ」などと言われ、自分の不安をわかってもらえず、かえってつらさが増したという話をよく聞きます。一般の人であれば、このような無理解もしかたのないことなのかもしれません。しかし、保育士や教師などの専門家が「大きくなればそのうち治りますよ」と言った場合は話が違います。吃音の知識を多少は持っているだろうと親が期待してしまうからです。その助言の重みと責任はママ友とはまったく異なります。そのため、吃音についてよく知らないにもかかわらず、無責任な助言は結果として、親子や家庭を混乱させることになります。

さらに、このような立場の人には、その子どもがその後どのような暮らしをしていくか、想像しようとする姿勢が欠けていることがあります。安易な助言をしたために、早期に対策をとってもらえなかった子どもが、やがて吃音に悩み、苦悩のなかで学生時代を過ごすことになるとしたら、それは大きな責任問題といえるでしょう。

吃音を理解する人が増えれば暮らしやすい社会になる

一般の人が、一人でも多く吃音について正しい知識を持っていれば、吃音のある子どもや人、その親の悩みやつらさは、かなり小さくなることでしょう。少なくとも、緊張や早口で生じるものではないことや、家庭環境や親のしつけが原因で起こるものではないことだけでも知ってくれていたら、ずいぶんと違ってきます。

ある一人が吃音の知識を持ち、その人が数十人の知人にそれを伝えれば、吃音について理解する人の数は大変な勢いで増えていくでしょう。皆が吃音を当たり前に知っている世の中になれば、どんなによいでしょうか。

吃音について保護者会で説明するための資料例

私はB病院で言語指導を担当しております、言語聴覚士の□□□□と申します。A保育園の○○○○ちゃんについて皆さんにお伝えしたいことがあり、このような機会をいただきました。お読みくださり、感謝申し上げます。

現在の○○ちゃんには、お話をするときに単語や文節のはじめの音をくり返す「あ、あ、あ、あ、アイス」、ことばの音を引き伸ばす「あぁーーいす」、ことばのはじめが詰まる「…っあいす」などの吃音の症状がみられ、「ぼ、ぼ、ぼーくね、あー、あー、アイス、たーぁべるよ」のように、それらが組み合わさる症状もみられます。ことばがとくに出にくいときには、言い始めるまでに長く間が空いたり、力んだ声になったり、顔をしかめながら話すこともあります。このような症状は、比較的少なく落ち着いているときもありますが、話したいことがたくさんあるときや、新しいことへの興奮や緊張などで増加する傾向があります。

○○ちゃん本人は、自分の症状を「ことばが、あ、あ、あ…ってなったり、あーって伸びたりする」とはっきり自覚していて、気にしたり、不安になったりすることもあり、できれば治したいという気持ちも持っています。保育園ではお友だちから、「なんで、て、て、…とかゆうの？」と聞かれることもあるそうです。不思議に思ったことを質問するのは悪いことではありませんが、聞かれた○○ちゃんは困ってしまうのです。どうしてそうなってしまうのか、○○ちゃん自身もわからないからです。

吃音の原因については現在のところ特定されておらず、治療法もさまざまです。言語を含む全体的発達とともに症状が軽減される傾向がありますが、吃音の症状が継続した状態で成長していくお子さんもいます。症状の悪化を防ぎ、軽減させていくためには、周囲が吃音について正しい知識を持ち、適切なかかわり方をするという応援も必要です。年中から年長にかけては「ことばについての認識」が変化してくる時期でもあり、お子さんたちはもしかしたらご家庭で、「○○ちゃんって、どうしてああいうしゃべり方なの？」と尋ねることがあるかもしれません。その際は「そんなこと言っちゃいけません」と注意せず、疑問にきちんと答えてあげていただければと思います。

- **○○ちゃんがどうしてあのようなしゃべり方になるのかは、いろんな人が調べているけれど、どうしてかはわからないのです。だから、○○ちゃんに「なんで？」と聞くと、○○ちゃんも困ってしまいます。**
- **病気ではないし、ベロとかお口もみんなとおんなじです。**
- **あわてているから、早口だから、緊張しているから、ではないのです。**
- **不思議なことに、いつもではなくて、なったりならなくなったりします。**
- **今の話し方が○○ちゃんにとっては自然なので、そのままお話を聞いてあげてください。そうすると○○ちゃんも話しやすくなるのです。**

ご家庭では、それぞれのお子さんに合わせて、わかりやすい表現を使って説明していただければと思います。○○ちゃんが安心して保育園生活を過ごせるようになるために、どうぞ皆さんのお力をお貸しください。もしわかりづらいことや疑問点がありましたら、○○ちゃんのお母さんや保育園の先生にお尋ねいただければと思います。どうぞよろしくお願いいたします。

教師・言語聴覚士養成課程で吃音《きつおん》を学ぶ機会が少ない

吃音を取り巻く状況の背景には、保育士や幼稚園・小学校の教員養成の課程において、吃音についてきちんと学ぶ機会が少ないという現状があります。「子どものストレスによる一過性の現象」「発達途上でだれにでも起こる現象」のような、不正確で不十分な説明で終わってしまうことが多いのが現実なのです。したがって、吃音に関する知識や情報が保育士や教員に不足しているというのも、しかたのないところがあります。

また、言語の専門家である言語聴覚士の養成校においても、養成課程や担当教官によって、指導内容にばらつきがあるというのが現状です。悲しいことですが、言語聴覚士でさえ、吃音についての助言・指導を含めて基本的な知識を持ち合わせていない場合が、少なからずみられます。そして、吃音臨床に苦手意識を持っている人が多数いるのです。

吃音の相談機関を増やし、専門家の教育の充実をめざす

言語聴覚士や言語通級指導教室（ことばの教室）の先生方から、「吃音臨床は敬遠されがちである」という話が多く聴かれています。現在、吃音臨床を手がける数少ない機関に吃音の相談が殺到し、相談を必要とする人に対して十分な支援が提供できていないという事態が生じています。

その最大の原因は、吃音臨床の教育・実習・研修制度が不十分であるためです。さらに、各臨床家が独自の臨床スタイルを実践していることで、あとに続く人が学ぶ内容に一定の基準が設けられていない面があることが、原因の1つとしてあげられます。

書籍やインターネット上からさまざまな情報が得られるようになった現在、膨大な情報から何を選択し、どのように活用していけばよいかを判断することは、現場にいる臨床家にとっても難しいといえます。このような現状が改善されないままだと、吃音の悪化が放置される可能性があり、吃音のある子どもや人、家族を支援できなくなるといっても大げさではありません。

吃音を取り巻くさまざまな問題を解決するために、吃音臨床の底上げと、吃音臨床に積極的に取り組もうとする臨床家や相談窓口の増加が望まれています。最近、日本吃音・流暢性《りゅうちょうせい》障害学会で、吃音臨床の一定の指標となる「吃音臨床ガイドライン―幼児期から学童期用―」が作成されました。このようなガイドラインを臨床の基準としながら、言語聴覚士の養成校で吃音に関する教育・研修の充実、言語通級指導教室担当教員の研修を保障するシステムづくりを急ぐ必要があります。

さらに、健診に携わる保健師・医師・心理士・ケースワーカー・保育士・教師に対する学習の場を設けることの必要性についても、声に出していかなければなりません。それが日本の吃音臨床の発展につながり、吃音のある人や家族を救うことになります。最大限の準備のもとに、すみやかに整備されることを願うばかりです。

吃音について正しく理解するために

吃音について信頼できる情報の得られるウェブサイト

- 日本吃音・流暢性障害学会　(http://www.jssfd.org/)
- 吃音ポータルサイト　小林宏明のホームページ　(http://www.kitsuon-portal.jp)
- NPO法人全国言友会連絡協議会　(http://zengenren.org/)
- 小中高生の吃音のつどい　(http://tsudoi.irdr.biz/)
- 日本吃音臨床研究会　(http://kituonkenkyu.org/)
- NPO法人全国ことばを育む会　(http://b.zkotoba.jp/)
- Stuttering Foundation　(http://www.stutteringhelp.org/)

吃音について知るための入門書

- 『もしお子さんがどもったら』　長澤泰子訳　全国言語障害児を持つ親の会(1986年)
- 『子どもがどもっていると感じたら』　廣嶌忍・堀彰人編著　大月書店(2004年)
- 『どもる君へ いま伝えたいこと』　伊藤伸二著　解放出版社(2008年)
- 『吃音のある子どもたちへの指導 子どもに届けるメッセージ』　青山新吾著　明治図書出版(2009年)
- 『子どもの吃音Q&A　第3版』　長澤泰子・中村勝則訳　NPO法人全国ことばを育む会(2011年)
- 『(吃音のある)子どもに向き合うために』　中村勝則著　NPO法人全国ことばを育む会(2011年)
- 『特別支援を難しく考えないために』　堅田利明　海風社(2011年)
- 『エビデンスに基づいた吃音支援入門』　菊池良和著　学苑社(2012年)
- 『吃音とともに豊かに生きる』　伊藤伸二著　NPO法人全国ことばを育む会(2013年)
- 『吃音のこと、わかってください クラスがえ、進学、就職。どもるとき、どうしてきたか』　北川敬一著　岩崎書店(2013年)

ミニ知識　吃音臨床ガイドライン

吃音のある人とその家族は、吃音についての説明はもちろん、具体的な助言や指導を早急に得られることを望んでいます。書籍やインターネット上で多くの情報が得られるようになった半面、吃音観や臨床スタイルの違いから、その内容や対応方法などは多様なものとなっています。

膨大な情報から何を選択し、どのように活用していけばよいか判断することは、現場の臨床家にとっても難しいといえます。このような現状が改善されないままであることは、吃音の悪化を放置しているのと同じです。

このような現状をふまえ、日本吃音・流暢性障害学会(上記参照)では、吃音臨床の底上げと、吃音臨床に取り組もうとする医療従事者の増加、相談窓口の拡大に寄与できることを期待し、「吃音臨床ガイドライン」を作成しました。吃音の治療や支援に取り組む人向けに、幼児期から学童期を中心に、初回面談の組み立て方、基本情報の提供法、指導法など、吃音臨床発展のためのヒントを記しています。思春期から成人期用の作成にも、着手していきます。

ガイドラインの入手方法や、実際に使うための講習会については、日本吃音・流暢性障害学会のホームページをごらんください。

コラム

小学生の吃音相談例

これは、吃音《きつおん》の相談に来てくれた小学５年生の男の子とのやりとりです。

—ユウトくん、今日は、どうして病院に来てくれたのかな？

学校で日直をするとき、みんなに掃除の当番を言うんだけど、そのときにことばが止まっちゃうんだ。みんなの前でしゃべるとき、止まっちゃう。休み時間に友だちと話すときとかは止まらないんだけど……。

—いつごろから「止まっちゃう」ようになったの？

えーと……、２年生のときからかなぁ……。

—そうかぁ、２年生のときからなんだ。ところで、ユウトくんはだれかに、ことばが止まっちゃうこと、相談したことがあるのかな？

うん。ちょっと前、ちょうど相談週間っていうのがあって、連絡ノートに書いてみた。

—そうなんだね。なんて書いたの？

「みんなの前でしゃべるときに、ことばが止まっちゃうことがあります」って。

—そんなふうに書いたんだ。そしたら、先生はなんてお返事くれたの？

「子どものときにはそういうことがよくあります。でも、大人になったらなおるから大丈夫だよ」って。

—そうかぁ……。で、ユウトくんはそれを読んでどう思ったの？

大人になったらなおるって言ってもらって、うれしかった……。

—そうなんだね。それで、今困っていることは解決しそう？

うーん……、うれしかったけど……でも止まっちゃうからなぁ……。

いかがでしょうか。担任の先生は、吃音について調べたり、勉強されたりしたわけではなさそうです。自分なりの知識に基づいて、このような助言をされたのではないかと想像します。児童を安心させたい、という気持ちが働いたからかもしれません。

しかし、本人がどう困っているのかを話題にしないまま、「大丈夫」と宣言してしまうと、その児童は先生のことばを信じて生活するしかありません。しかも、以後はこの話題を先生に相談しにくくなってしまう可能性もあります。吃音は自然治癒《ちゆ》してしまう場合がある一方で、小学生以降も症状が続く人もいます。なかには、吃音とともに大人になっていく場合も一定数あるのです。吃音が治るかどうかが先ではなく、児童・生徒が困っていることをいっしょに考えようとする、先生の姿勢が求められます。

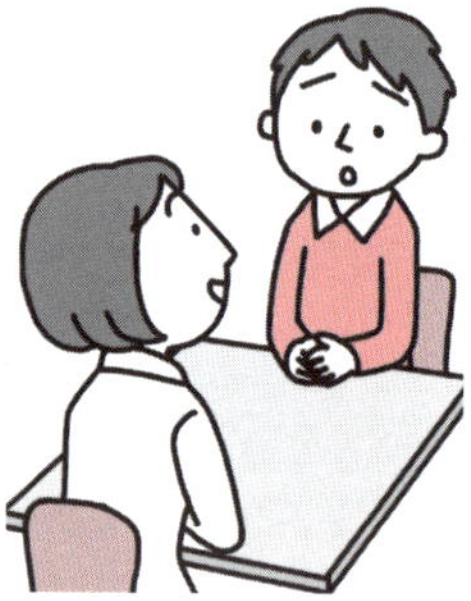

吃音がテーマになっている物語

吃音を、本人とまわりの人たちに知ってもらいやすい物語です。

- 『キラキラ　どもる子どものものがたり』堅田利明　海風社（2007年）
- 『続編　キラキラ　どもる子どものものがたり 少年新一の成長記』堅田利明　海風社（2013年）

第Ⅱ部　執筆者

第１章・第６章・第７章　狐塚順子（武蔵野大学人間科学研究所）

第２章　進藤美津子（上智大学名誉教授）

第３章　清水加奈子（埼玉県立小児医療センター保健発達部）

第４章　大塚満美子（耳鼻咽喉科クマダ・クリニック／東京大学医学部附属病院耳鼻咽喉科）

第５章　高見葉津（東京都立北療育医療センター訓練科）

第８章　堅田利明（関西外国語大学短期大学部）

第８章　餅田亜希子（東御市民病院リハビリテーション科）

第Ⅱ部　引用文献

〈正常なことばの発達〉

- Tomblin, J. Bruce, et al. (1997) Prevalence of Specific Language Impairment in Kindergarten Children. Speech, Language, and Hearing Research 40, 1245-1260.

〈機能性構音障害〉

- 福迫陽子ほか（1988）『口蓋裂の言語治療』医学書院

〈学習障害〉

- Wydell, T.N. & Butterworth, B. (1999) A case study of an English-Japanese bilingual with monolingual dyslexia. Cognition, 70, 273-305.
- 宇野彰編著（2007）『ことばとこころの発達と障害』永井書店，pp130-141
- 宇野彰ほか（2015）発達性読み書き障害児を対象としたバイパス法を用いた仮名訓練－障害構造に即した訓練方法と効果および適応に関する症例シリーズ研究（音声言語医学，56, 171-179）
- 粟屋徳子ほか（2013）発達性読み書き障害児における聴覚法を用いた漢字書字訓練方法の適用について（高次脳機能研究，32, 294-301）
- 日本失語症学会失語症全国実態調査委員会（2002）全国失語症実態調査報告（失語症研究，22, 241-256）
- 進藤美津子ほか（2006）後天性小児失語症の臨床像・評価法・指導の現状について．小児失語症の言語・評価法の開発と言語指導・教育に関する研究（平成14～17年度科学研究費補助金研究成果報告書 pp1-15）
- 栗原まな（2006）脳外傷（小児看護，29, 1059-1062）
- Woods, B.T. & Teuber, H.L. (1978) Changing patterns of childhood aphasia. Annals of Neurology 3, 273-280.

〈自閉症スペクトラム障害〉

- Baron-Cohen, S., Leslie, A.M., & Frith, U. (1985) Does the autistic child have a "theory of mind"? Cognition, 21, 37-46.
- Happe, F. (1995) The role of age and verbal ability in the theory of mind task performance of subjects with autism. Child Development, 66, 843-855.
- Frith, U. (1989) Autism　Explaining the Enigma.　Oxford,　Basil Blackwell.　ウタ・フリス, 冨田真紀・清水康夫訳（1991）『自閉症の謎を解き明かす』東京書籍
- Wing. (2005) Problems of Categorical Classification System.　In: Volkmar FR, et al. (eds.) Handbook of Autism and Pervasive Developmental Disorders. 3rd edition, New York: John Willet & Sons, pp583-605.
- Gray, C.A. & Garand, J.D. (1993) Social stories: improving responses of students with autism with accurate social information. Focus on Autistic Behavior, 8, 1-10.
- キャロル・グレイ, 門眞一郎訳（2005）『コミック会話　自閉症など発達障害のある子どものためのコミュニケーション支援法』明石書店

〈吃音〉

- Guitar, B. (2013) Stuttering: An integrated approach to its nature and treatment, 4th edition. Lippincott Williams & Wilkins.　長澤泰子監訳『吃音の基礎と臨床－統合的アプローチ－』学苑社, pp21-22
- Yairi, E. & Ambrose, N.G. (1999) Early childhood stuttering I : Persistency and recovery rates. Journal of Speech, Language, and Hearing Research, 42, 1097-1112.
- Kloth, S.A.M., Kraaimaat, F.W., & Janssen, P., et al. (1999) Persistence and remission of incipient stuttering among high-risk children. Journal of Fluency Disorders, 24, 253-265.
- Mansson, H. (2000) Childhood stuttering: Incidence and development. Journal of Fluency Disorders, 25, 47-57.
- Andrews, G., Craig, A., & Feyer, A.M., et al. (1983) Stuttering: A review of research findings and theories circa 1982. Journal of Speech and Hearing Disorders, 48, 226-246.

た~と

な~の

は~ほ

ま~も

や~よ

ら~ろ

欧文